实用传染病防治技术

郑芸鹤 编 著

天津出版传媒集团

天津科技翻译出版有限公司

图书在版编目（CIP）数据

实用传染病防治技术 / 郑芸鹤编著 . — 天津 : 天津科技翻译出版有限公司 , 2018.5（2024.4重印）

ISBN 978-7-5433-3833-3

Ⅰ . ①实… Ⅱ . ①郑… Ⅲ . ①传染病防治 Ⅳ . ① R183

中国版本图书馆 CIP 数据核字（2018）第 097831 号

出　　版：天津科技翻译出版有限公司

出 版 人：刘子媛

地　　址：天津市南开区白堤路 244 号

邮政编码：300192

电　　话：022-87894896

传　　真：022-87895650

网　　址：www.tsttpc.com

印　　刷：三河市华东印刷有限公司

发　　行：全国新华书店

版本记录：787×1092　16 开本　14.25 印张　300 千字

　　　　　2018 年 5 月第 1 版　2024 年 4 月第 2 次印刷

　　　　　定价：88.00 元

作 者 简 介

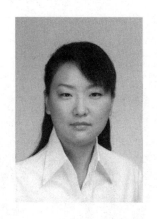

郑芸鹤，1984 年 10 月生，2010 年毕业于山东大学，同年进入甘肃省疾病预防控制中心工作，2011 年 7 月在急性传染病防治科工作至今，主管医师。一直从事省内疫情监测、急性传染病督导等工作。工作期间发表专业文章 2 篇，完成著作 1 部。

前　言

　　传染病一直是人类健康的主要杀手，是人类生存的大敌。近年来，一些严重威胁人民健康的传染病已得到了有效控制，但随着社会环境、人类人口学特征及行为因素的变化以及病原微生物的不断进化，各种新发和再发传染病的研究与控制工作仍不断面临新的挑战。随着社会文明的不断发展，人们越来越清楚地认识到，掌握尽可能多的保健知识对于提高自身健康水平有着十分重要的意义。特别是随着社会生活水平的提高，越来越多的人已经不再满足于以往的只要活着就行的生存标准，而是对自己的生活质量提出了越来越高的要求。为了总结传染病防治的新技术、新方法、新理论，编者在广泛参考国内外最新文献资料的基础上，结合自己多年的临床经验编写了这本《实用传染病防治技术》。

　　本书共六章，详细介绍了传染病基本常识、传染病的预防与控制、呼吸道传染病、肠道传染病、病毒性肝炎、自然疫源性疾病等方面的内容。本书在编写过程中从实践出发，理论联系实际，力求深入浅出，简便易懂，结构严谨，一目了然，目的是普及传染病防治技术，为临床提供参考。

　　由于编者水平有限，书中难免存在不足之处，希望读者批评指正。

目　录

第一章 传染病基本常识

传染病是由病原微生物(病毒、衣原体、支原体、立克次体、细菌、螺旋体、真菌等)和寄生虫(原虫和蠕虫等)感染人体后产生的有传染性的疾病。两者都属于感染性疾病,但感染性疾病不一定有传染性,其中有传染性的疾病才称为传染病。

历史上传染病和寄生虫病曾给人类造成极大的灾难,成千上万的人因而患病死亡。在我国,鼠疫、霍乱、天花曾频频流行;疟疾、血吸虫病、黑热病等广泛存在,导致民不聊生、赤地千里。新中国成立以后,贯彻"预防为主"的卫生方针政策,许多传染病、寄生虫病都被消灭或基本消灭、控制或减少,天花已从我国消失,黑热病、回归热基本上绝迹,其他许多传染病和寄生虫病已经大幅度下降。但是,还有一种传染病,如病毒性肝炎、流行性出血热和感染性腹泻等仍然广泛存在,对人民健康危害很大;已被消灭的传染病仍有死灰复燃的可能;新发现的传染病,如艾滋病、埃博拉出血热、军团病、拉沙热、莱姆病、O139 血清型霍乱和出血性大肠杆菌 O157:117 感染等,其中以艾滋病最引人关注,目前,已成为严重威胁人类健康的传染病。因此,我们应坚持不懈地加强对传染病和寄生虫病的防治研究,以求达到更有效地控制和消灭传染病和寄生虫病的目的。

传染病学就是研究传染病和寄生虫病在人体内、外环境中发生、发展、传播和防治规律的科学。其重点在于研究这些疾病的发病机制、临床表现、诊断和治疗方法,同时兼顾流行病学和预防措施的研究,以求达到防治结合的目的。

传染病学与流行病学有着十分密切的关系,传染病学是以个体为主要研究对象,流行病学则是以群体为主要研究对象。只有坚持贯彻"预防为主""防治结合"的方针,才能最终达到控制、消灭传染病和寄生虫病的目的。

随着分子生物学、生物化学、微生物学、免疫学、药理学和相关临床医学的发展,必将为传染病学的发展创造良好的条件。这些学科的研究方法已广泛应用于传染病学的研究。传染病学工作者应具备这些学科的基本知识和技能,以提高其工作和研究的质量。

中国医学对传染病和寄生虫病有着丰富的诊治经验,深入发掘、应用中医药治疗传染病和寄生虫病,也将为提高防治效果做出新贡献。

第一节 感染与免疫

一、感染的概念

感染是病原体侵入人体,人体与病原体相互作用和相互斗争的过程。在漫长的进化过程中,有些微生物和寄生虫与人体宿主之间达到了互相适应、互不损害对方的共生状态,例如,肠道中的大肠杆菌。但这种平衡是相对的,当某些因素导致宿主的免疫功能受损(艾滋病)或机械损伤使寄生物离开其固有寄生部位而到达非正常寄生的部位，如大肠杆菌进入腹腔、血流、尿道时，平衡不复存在。而引起宿主的损伤，则可产生机会性感染。

构成感染的必备条件是病原体、人体和两者所处的环境三个因素。病原体进入人体能否发病，主要取决于人体，当人体的防御能力低下时，病原体便在人体内生长、繁殖，使人致病。当人体免疫功能正常时，肌体便有足够的防御能力，使病原体被消灭或排出体外。病原体作为外因只是一种发病的条件，能否发病主要取决于内因，即人体的免疫、防御能力。

二、感染过程的各种表现

病原体通过各种途径进入人体，就开始了感染过程。由于病原体的致病力和人体免疫功能的不同，产生不同的感染过程。

1. 病原体被清除

病原体进入人体后，可被处于机体防御第一线的非特异性免疫屏障，如胃酸（霍乱弧菌）所清除，也可以被存在于体内的特异性被动免疫（来自母体或人工注射的抗体）所中和，或被特异性主动免疫（通过预防接种或感染后获得的免疫）所清除。

2. 隐性感染

隐性感染又称亚临床感染，是指病原体侵入人体后，仅引起肌体发生特异性的免疫应答，而不引起或只引起轻微的组织损伤，因而在临床上不显出任何症状、体征，甚至没有生化改变，只能通过免疫学检查才能发现。在大多数传染病中，隐性感染最常见，其数量远远超过显性感染(10倍以上)。隐性感染过程结束后，大多数人获得不同程度的特异性主动免疫，病原体被清除。少数人转变为病原体携带状态，病原体持续存在于体内，则成为病原携带者，而成为传染原，如伤寒、菌痢、乙型肝炎等。

3. 病原携带状态

按携带病原体种类不同，病原携带状态分为带病毒者、带菌者与带虫者等。病原携带者一般分为健康携带者、潜伏期携带者、恢复期携带者。恢复期携带者按其携带时间的长短（一般以 3 个月为限）分为暂时和慢性携带者两种。各种病原携带者都不显露临床症状而排出病原体，如伤寒、痢疾、霍乱、内喉、流行性脑脊髓膜炎和乙型肝炎等，而成为重要传染原。但并非所有传染病都有病原携带者，如麻疹和流感，病原携带者极为罕见。

4. 潜伏性感染

潜伏性感染又称潜在性感染。病原体感染人体后，寄生在人体中某些部位，由于机体免疫功能足以将病原体局限化而不引起显性感染，但又不足以将病原体清除时，病原体便可长期潜伏起来，等待机体免疫功能下降时，才引起显性感染。常见的潜伏性感染有单纯疱疹、带状疱疹、疟疾、结核等。潜伏性感染期间，病原体一般不排出体外，这是与病原体携带状态不同之点。潜伏性感染并不是在每个传染病中都存在。

5. 显性感染

显性感染又称临床感染，是指病原体进入人体后，不但引起机体发生免疫应答，而且通过病原体本身及其毒素的作用或肌体的变态反应，而导致组织损伤，引起病理改变和临床表现。在大多数传染病中，显性感染只占全部受感染者的一小部分，犹如海上冰山露出水面的一个小尖峰。在少数传染病中（如麻疹、天花），大多数感染者表现为显性感染。显性感染结束后，病原体可被清除，而感染者获得巩固免疫力 (如伤寒)，不易再受感染。有些传染病 (如细菌性痢疾) 的感染者，其病后免疫并不巩固，容易再受感染发病。小部分显性感染者则转变为恢复期病原携带者，成为传染原。

上述感染的 5 种表现形式在不同传染病中各有侧重，一般来说，隐性感染最常见，病原携带状态次之，显性感染所占比重最低，一旦出现，则容易识别。上述感染的 5 种表现形式不是一成不变的，在一定条件下可相互转变。

三、感染过程中病原体的作用

病原体侵入人体后能否引起疾病，取决于病原体的致病能力和肌体的免疫功能这两方面的因素。致病能力包括以下 4 个方面。

1. 侵袭力

侵袭力是指病原体侵入肌体并在肌体扩散的能力。有些病原体可直接侵入人体，如钩端螺旋体通过皮肤入侵，而痢疾杆菌且必须侵袭到肠黏膜内才会发病。

2. 毒力

毒力由毒素和其他毒力因子所组成，毒素包括外毒素与内毒素，前者以白喉、破伤风毒素和肠毒素为代表；后者以革兰阴性杆菌的脂多糖为代表，外毒素通过与靶器官的受体结合，进入细胞内而起作用。内毒素通过激活单核 - 巨噬细胞释放细胞因子而起作用。其他毒力因子的作用有穿透能力 (钩虫丝状蚴)、侵袭能力 (痢疾杆菌)、溶组织能力 (溶组织内阿米巴) 等。

3. 数量

同一种传染病中，入侵病原体的数量一般与致病能力成正比。但在不同传染病中，能引起疾病发生的最低病原体的数量差别很大，如在伤寒杆菌为 10 万个菌体，志贺菌为 10 个，霍乱弧菌 100 亿个也不能导致健康人发病。

4. 变异性

病原体可因环境或遗传等因素而产生变异。一般来说，在人工培养的环境下多次传代，可使病原体的致病力减弱，如卡介苗 (BCG)；在宿主之间反复传播可使致病力增强，如肺鼠疫。病原体的变异可逃避机体的特异性免疫作用而继续引起疾病 (如流行性感冒病毒、丙型肝炎病毒和人类免疫缺陷病毒)。

四、感染过程中机体免疫反应的作用

人体的免疫反应可分为有利于抵御病原体入侵和消灭病原体的保护性免疫反应 (抗感染免疫) 和促进病理生理过程及组织损害的变态反应两类，保护性免疫反应又分为非特异性与特异性免疫反应两种。变态反应则都是特异性免疫反应。

1. 非特异性免疫

在抵御感染过程中非特异性免疫首先发挥作用，这是人类在长期进化过程中形成的、出生时即有的较为稳固的免疫能力，是肌体对进入人体的异物的一种清除机制。它不牵涉对抗原的识别和二次免疫应答的增强。

(1) 天然屏障：包括外部屏障，即皮肤、黏膜及其分泌物 (胃酸、溶菌酶等) 与附属器 (鼻毛、气管黏膜上皮细胞的纤毛)，以及内部屏障，如血 - 脑脊液屏障和胎盘屏障等。

(2) 吞噬作用：单核 - 吞噬细胞系统，包括血液中的游走大单核细胞和肝、脾、骨髓、淋

巴结中固定的巨噬细胞和各种粒细胞（尤其是中性粒细胞）都具有非特异的吞噬功能。

（3）体液因子：包括存在于体液中的补体、溶菌酶、各种细胞因子和干扰素等，对清除病原体都起着重要作用。

2. 特异性免疫

特异性免疫是指由于对抗原进行特异性识别而产生的免疫。由于不同病原体所具有的抗原绝大多数是不相同的，故特异性免疫通常只对一种传染病。感染和预防接种均能产生特异性免疫。特异性免疫是通过细胞免疫和体液免疫的相互作用而产生免疫应答，分别由 T 淋巴细胞与 B 淋巴细胞来介导。

（1）细胞免疫：致敏 T 淋巴细胞与相应抗原再次相遇时，通过细胞毒性因子和淋巴因子来杀伤病原体及其所寄生的细胞。细胞免疫在对抗病毒、真菌、原虫和部分在细胞内寄生的细菌（如伤寒杆菌、布氏杆菌、结核杆菌、麻风杆菌）的感染中起重要作用。T 淋巴细胞还具有调节体液免疫的功能。

（2）体液免疫：致敏 B 淋巴细胞受抗原刺激后，即转化为浆细胞并产生能与相应抗原结合的抗体，即免疫球蛋白，如 IgG、IgM、IgA、IgD、IgE，各具不同的功能。在感染过程中 IgM 最早出现，但持续时间不长，是近期感染的标志，有早期诊断意义。IgD 在临近恢复期时出现，并持续较长时间。IgG 在体内含量最高，占免疫球蛋白的 80%，能通过胎盘，是用于防治某些传染病的丙种球蛋 A 及抗毒血清的主要成分。IgA 主要是呼吸道和消化道黏膜上的局部抗体。IgE 则主要作用于原虫和蠕虫。

（3）变态反应：变态反应在传染病和寄生虫病的发病机制中起重要作用。许多病原体通过变态反应而导致组织损伤，产生各种临床表现，其中以Ⅲ型变态反应（免疫复合物型）和Ⅳ型变态反应（细胞介导）损伤为最常见。

第二节　传染病的特征

一、传染病基本特征

传染病与其他疾病的主要区别在于具有下列 4 个基本特征，但对这些基本特征不要孤立地而要综合地加以考虑。

1. 有病原体

每一种传染病都是由特异的病原体所引起的，包括各种致病微生物和寄生虫。历史上许多传染病都是先认识临床和流行病学特征，然后才认识病原体的。随着研究水平的不断提高和深入，对各种传染病病原体的认识也不断加深。由于新技术的应用，有可能发现新的传染病病原体。目前还有一些传染病（如丙型肝炎）的病原体仍未能充分认识。

2. 有传染性

有传染性是传染病和其他感染性疾病的主要区别，如耳源性脑膜炎和流行性脑膜炎，在临床上表现同为化脓性脑膜炎，但前者无传染性，无须隔离，后者则有传染性，必须隔离。传染性意味着病原体能通过某种途径感染他人。

传染病患者有传染性的时期称为传染期。它在每一种传染病中都相对固定，可作为隔离患者的依据之一。

3. 有流行病学特征

传染病的流行过程在自然和社会因素的影响下，表现出各种特征。

在质的方面有外来性和地方性之分，前者指在国内或地区内原来不存在，而从国外或外地传入的传染病，如霍乱。后者指在某些特定的自然或社会条件下，在某些地区中持续发生的传染病，如血吸虫病。

在量的方面有散发性、流行性和大流行之分，散发性发病是指传染病在某地近年来发病率的一般水平，当其发病率显著高于一般水平时，称为流行。当某传染病的流行范围甚广，超出国界或洲界时，称为大流行。当传染病例发病时间的分布高度集中于一个短时间之内时，称为暴发流行。

传染病发病率在时间上（季节分布）、空间上（地区分布）、不同人群（年龄、性别、职业）中的分布，也是流行病学特征。

4. 有感染后免疫

人体感染病原体后，无论是显性或隐性感染，都能产生针对该病原体及其产物（如毒素）的特异性免疫即感染后免疫。通过血清中特异性抗体的检测可知其是否具有免疫力。感染后获得的免疫力和疫苗接种一样都属于主动免疫。通过注射或从母体获得抗体的免疫都属于被动免疫。感染后免疫力的持续时间在不同的传染病中有很大差异。有些传染病，如麻疹、流行性乙型脑炎等，感染后免疫力持续时间长，往往保持终身。但有些传染病则感染后免疫力持续时间短，如流行性感冒、细菌性痢疾等。血吸虫病、钩虫病等蠕虫感染只产生部分免疫力，易于重复感染。

二、传染病临床特点

（一）病程发展的阶段性

急性传染病的发生、发展和转归，通常分为 4 个阶段。

1. 潜伏期

从病原体侵入人体起至出现最初的临床症状为止的这段时间称为潜伏期。各种传染病潜伏期的长短不一。潜伏期一般相当于病原体在机体内繁殖、转移、定位、引起组织损伤和功能改变、导致临床症状出现之前的整个过程。每种传染病的潜伏期都有一个相对不变的范围（最短、最长）。潜伏期是确定传染病检疫期限的重要依据，对一些传染病的诊断也有一定参考意义。

2. 前驱期

从起病至症状明显期的一段时间，称为前驱期。在前驱期中临床表现通常是非特异性的，如头痛、发热、疲乏、食欲缺乏、肌肉酸痛等，为许多传染病所共有，一般持续 1～3 天。起病急骤者可无前驱期。

3. 症状明显期

在症状明显期，不同种类传染病各自出现具有特征性症状、体征及实验室检查所见。病情多初轻转重，到达高峰，然后随肌体免疫力的产生，病情减轻进入恢复期。本期可分为上升期、极期与缓解期。此期易发生并发症。

4. 恢复期

在恢复期，临床症状及体征基本消失，体力和食欲恢复，直至完全康复。患者血清中的特异性抗体效价上升，并逐渐达到最高水平。部分患者可转为慢性或留有后遗症。

复发指有些传染病患者进入恢复期后，已稳定退热一段时间，由于潜伏于组织内的病原体再度繁殖至一定程度，使初发病的症状再度出现，见于伤寒、疟疾等病。当病程进入缓解期，体温尚未降至正常时，发热等病初症状再度出现，称为再燃。

(二) 常见的症状和体征

1. 发热

发热是许多传染病共有的最常见症状，常见热型有以下 5 种。

(1) 稽留热：体温升高达 30℃ 以上且 24 小时相差不超过 1℃，见于伤寒、斑疹伤寒等的极期。

(2) 弛张热：24 小时体温相差超过 1℃，但最低点未达正常水平，见于伤寒等的缓解期。

(3) 间歇热：24 小时体温波动于高热与常温之下，见于疟疾、败血症等。

(4) 回归热：骤起高热，持续数日退热，间歇数日后发热再现，见于布氏杆菌病、回归热等；多次重复出现，并持续数月之久时，称为波状热。

(5) 马鞍热：发热数日，退热 1 天，又再发热数日，见于登革热。

2. 发疹

发疹是多种传染病的特征性体征，称为发疹性感染。发疹包括皮疹(外疹)和黏膜疹(内疹)两大类。疹子出现时间和先后次序对诊断和鉴别诊断有重要参考价值。如水痘、风疹多发生于起病第 1 天，猩红热于第 2 天，天花于第 3 天，麻疹于第 4 天，斑疹伤寒于第 5 天，伤寒于第 6 天等，虽有例外，但基本上是按上述时间规律发疹。水痘的疹子主要分布于躯干；麻疹的皮疹先出现于耳后、面部，然后向躯干、四肢蔓延，同时有黏膜疹 (科普利克斑)。

疹子的形态可分为 4 大类。

(1) 斑丘疹：多见于麻疹、风疹及斑疹伤寒，其中玫瑰疹见于伤寒，红斑疹见于猩红热。

(2) 出血疹：多见于流行性脑脊髓膜炎、流行性出血热、登革出血热、败血症等。

(3) 疱疹：多见于水痘、单纯疱疹、带状疱疹等，若疱疹呈脓性则称为脓疱疹。

(4) 荨麻疹：见于血清病、寄生虫病或食物、药物过敏者。

(三) 全身扩散

传染病在发病过程中可以出现病原体蔓延和扩散，以及其毒素由炎症区域经血管或淋巴管进入血液循环，甚至病原体侵入血液内繁殖，引起全身扩散，可分以下 4 类。

1. 毒血症

病原体的各种代谢产物，包括细菌毒素在内，可引起除发热以外的多种症状，如疲乏、全身不适、厌食、头痛，肌肉、关节、骨骼疼痛等。严重者可有意识障碍、谵妄、脑膜刺激征、中毒性脑病、呼吸及外周循环衰竭 (感染性休克) 等表现，有时还可引起肝、肾损害，表现为肝、肾功能的改变。

2. 菌（病毒）血症

菌（病毒）血症是指细菌（病毒）或其他病原体进入血流，在血中短暂停留，但不繁殖，并不久即由于人体的免疫作用，病原体被吞噬消灭，而在血内消失。但亦可长期存在血内，出现所谓慢性菌（病毒）血症，如布氏杆菌、脑膜炎双球菌、乙型肝炎病毒等。

3. 败血症

败血症是指病原体在全身防御功能大为减弱的情况下，不断侵入血液并在血液内繁殖，产生毒素，引起严重的中毒症状。

4. 脓毒血症

在败血症中，病原菌可随着血流到达全身各组织或脏器，在这些组织和脏器中引起转移性病灶，成为多发性脓肿，如在肝脏、肾脏、关节、皮下等，

（四）临床类型

根据传染病的临床表现特点和病程经过的长短，可分为急性、亚急性、慢性；轻型、中型、重型、暴发型；典型及非典型等临床类型。临床类型的识别对估计病情、判断预后、确定治疗方案及进行流行病学调查分析有着重要意义。

第三节 传染病的传播途径

由于生物性的致病原于人体外可存活的时间不一，存在人体内的位置、活动方式各有不同，因此，每一种传染性的病原通常都有特定的传播方式。例如，通过呼吸的路径，某些细菌或病毒可以引起宿主呼吸道表面黏膜层形态变化，刺激神经反射而引起咳嗽或喷嚏等症状，借此重回空气等待下一个宿主。但也有部分微生物则是引起消化系统异常，并随着排出物散布在各处，像是腹泻或呕吐。通过这些方式，复制的病原随患者的活动范围可大量散播。

一、空气传染

有些病原体在空气中可以自由散布，直径通常为 5 μm，能够长时间漂浮于空气中，做长距离的移动，主要借由呼吸系统感染，有时亦与飞沫传染混称。

二、飞沫传染

飞沫传染是许多感染原的主要传播途径，借由患者咳嗽、打喷嚏、说话时，喷出温暖而潮湿的液滴，病原体附着其上，随空气飘散，短时间、短距离地在风中漂浮，由下一位宿主因呼吸、张口或偶然碰触到眼球表面时黏附，造成新的宿主受到感染。例如，细菌性脑膜炎、水痘、普通感冒、流行性感冒、腮腺炎、结核、麻疹、德国麻疹、百日咳等。由于飞沫质量均小，难以承载较重的病原，因此寄生虫感染几乎不由此途径传染其他个体。

三、粪口传染

常见于发展中国家卫生系统尚未健全、教育倡导不周的情况下。未处理的废水或受病原沾染物，直接排放于环境中，可能污染饮用水及食物或碰触口、鼻黏膜之器具，以及如厕后清洁不完全，借由饮食过程可导致食入者感染。主要病原可为病毒、细菌、寄生虫，如霍乱、A 型

肝炎、脊髓灰质炎、轮状病毒、弓形虫感染症 (Tgondii)。于发达国家也可能发生。有时，某些生物因体表组织构造不足以保护个休，可能因接触患者之排泄物而受到感染。正常情况下在人类族群中不会发生这种特例。

四、接触传染

经由直接碰触而传染的方式。这类疾病除了直接触摸、亲吻患者，也可以通过共享牙刷、毛巾、刮胡刀、餐具、衣物等器材，或是因患者接触后，在环境中留下病原，达到传播的目的。此类传染病较常发生在学校、军队等物品可能不慎共享的场所。例如真菌感染的脚气、细菌感染的脓包症 (Impetigo)、病毒在表皮引起增生的疣，而梅毒通常是健康个体接触感染者的硬性下疳 (Chancre) 所致。

性传染疾病包含任何可以借由性行为传染的疾病，因此属于接触传染的一种。因艾滋病在世界流行状况甚为严重，医学中有时会独立探讨。性传染疾病通常主要感染原为细菌或病毒，借由直接接触生殖器的黏膜组织、精液、阴道分泌物或直肠所携带病原，传递至性伴侣导致感染。若这些部位存有伤口，则病原可能使血液感染带至全身各处。

五、垂直传染

垂直传染专指胎儿由母体得到的疾病。拉丁文以"inutero"表示"在子宫"的一种传染形式，通常透过此种传染方式感染胎儿的疾病病原体，多以病毒和活动力高的小型寄生虫为主，可以经由血液输送，或是具备穿过组织或细胞的能力，因此可以透过胎盘在母子体内传染，例如艾滋病和 B 型肝炎。细菌虽较罕见于垂直感染，但是梅毒可在分娩过程中，由于胎儿的黏膜部位或眼睛接触到母体阴道受感染的黏膜组织而染病，且有少数情况则是在哺乳时透过乳汁分泌感染新生儿。后两种路径也都属于垂直感染的范畴。

六、血液传染

主要透过血液、伤口的感染方式，将疾病传递至另一个个体身上的过程。常见于医疗使用注射器材、输血技术的疏失。因此，许多医疗院所要求相关医疗程序的施行，必须经过多重、多人的确认以免伤害患者。在捐血、输血时，也要针对捐赠者和接受者的相关生理状况做进一步检查，以减低此类感染的风险。但由于毒品的使用，共享针头的情况可造成难以预防的感染，尤其对于艾滋病的防范更加困难。

第四节 传染病的诊断

正确的早期诊断既是有效治疗的先决条件，又是早期隔离患者所必须。传染病的早期诊断要综合分析下列三个方面的资料。

一、流行病学资料

流行病学资料在传染病的诊断中占重要地位。由于某种传染病在发病年龄、职业、季节、地区及生活习惯方面有高度选择性，考虑诊断时必须取得有关流行病学资料作为参考。预防接种史和既往病史有助于了解患者免疫状况，当地或同一集体中传染病发生情况也有助于诊断。

二、临床资料

全面、准确地询问病史，进行系统的体格检查，对确定临床诊断极为重要。应力争在实验室检查结果报出之前做出初步诊断，并进行适当的隔离、治疗。起病方式有鉴别意义，必须加以注意。热型及伴随症状、腹泻、头痛、黄疸等症状都要从鉴别诊断的角度来加以描述。进行体格检查时不要忽略有诊断意义的体征，如玫瑰疹、焦痂、腓肠肌压痛、科普利克斑等。

三、实验室检查及其他检查

实验室检查对传染病的诊断具有特殊意义，因为病原体的检出和分离培养可直接确定诊断，及时免疫学检查亦可提供重要依据。对许多传染病来说，一般实验室检查对早期诊断也有很大帮助。

(一) 一般实验室检查

一般实验室检查，包括血液、尿液、粪便常规检验和生化检查。血常规检验以白细胞计数和分类的用途最广。如白细胞显著增多时多为化脓性细菌感染、百日咳和肾综合征出血热等病。分类中嗜酸性粒细胞减少、消失常表示有伤寒、败血症可能，增多时则可能为寄生虫感染；异常淋巴细胞增多常为病毒感染，如传染性单核细胞增多症、肾综合征出血热等。

尿及粪便检查，方法简便，易于操作，对确诊某些传染病和寄生虫病的诊断有重要价值。生化检查有助于病毒性肝炎的诊断。

(二) 病原学检查

1. 病原体的直接检出

许多传染病可通过显微镜或肉眼检出病原体而确诊。例如，从血液或骨髓涂片中检出疟原虫及利什曼原虫，从血液涂片中检出微丝蚴及回归热螺旋体，从大便涂片中检出各种寄生虫卵及阿米巴原虫等。血吸虫毛蚴经孵化法可以肉眼检出，绦虫节片也可在大便中用肉眼检出。

2. 病原体分离培养

细菌、螺旋体和真菌通常可用人工培养基分离培养，如伤寒杆菌、痢疾杆菌、霍乱弧菌、钩端螺旋体、隐球菌等；立克次体则需要动物接种或组织培养才能分离出来，如斑疹伤寒、恙虫病等；病毒分离一般用组织培养，如登革热、脊髓灰质炎等。

用于分离病原体的检材可采用血液、尿、粪、脑脊液、痰、骨髓、皮疹吸出液等。标本的采集应注意尽量于病程的早期阶段进行。当应用过抗病原体的药物治疗后，检出阳性率会明显下降，同时，应注意标本的正确保存与运送。

(三) 分子生物学检测

1. 分子杂交

利用同位素 32P 或生物素标记的分子探针可以检出特异性的病毒核酸，如乙型肝炎病毒DNA，或检出特异性的毒素如大肠杆菌毒素。

2. 聚合酶链反应 (PCR)

聚合酶链反应用于病原体核酸检查，能把标本中的 DNA 分子扩增 100 万倍以上。用于乙型肝炎和其他 DNA 病毒核酸检测，可显著提高灵敏度。反转录聚合酶链反应 (RT-PCR) 则用于检测 KNA 病毒核酸。

（四）免疫学检查

应用已知抗原或抗体检测血清或体液中的相应抗体或抗原，是最常用的免疫学检测方法。若能进一步鉴定其抗体是属于 IgG 或 IgM 型，对近期感染或过去发生过的感染有鉴别诊断意义。免疫学检测还可用于判断受检者的免疫功能是否有所缺损。

1. 特异性抗体检测

在传染病早期，特异性抗体在血清中往往尚未出现或滴度很低，而在恢复期或后期则抗体滴度有显著升高，故在急性期及恢复期双份血清检测其抗体由阴性转为阳性或滴度升高 4 倍以上时往往有重要意义。过去感染过某病原体或曾接受预防接种者，再感染另一种病原体时，原有抗体滴度亦可升高（回忆反应），但血清抗体滴度升高常在 4 倍以下，可资鉴别。特异性 IgM 型抗体的检出有助于现存或近期感染的诊断。

特异性抗体检测方法很多，包括凝集反应、沉淀反应、补体结合反应及中和反应等。此外，尚有免疫荧光检查、放射免疫测定 (K1 A)、酶联免疫吸附试验 (EL1 SA) 等。

2. 特异性抗原检测

病原体特异性抗原的检测有助于在病原体直接分离培养不成功的情况下提供病原体存在的直接证据。其诊断意义往往较抗体检测更为可靠，大多用以检测抗体的方法都可用于检测抗原，其原理相同，仅方法有所改进。

3. 皮肤试验

通过向受试者皮内注射特异性抗原的方法，了解其体内是否有相应抗体，有抗体时受试者发生变态反应，皮肤局部出现红、肿、痒、痛表现。常用于结核病和血吸虫病的流行病学调查。

4. 免疫球蛋白检测

血清免疫球蛋白浓度检测有助于判断体液免疫功能。降低者见于先天性免疫缺损疾患，升高者见于慢性肝炎、黑热病、艾滋病等。

5.T 淋巴细胞亚群检测

用单克隆抗体检测 T 淋巴细胞亚群可了解亚群的 T 淋巴细胞数量和比例，常用于艾滋病的诊断。

（五）其他检查

活体细胞病理检查对确定诊断有重要意义。内镜检查和影像学检查，如超声、计算机断层扫描 (CT) 和磁共振成像 (MRI) 等也对多种传染病、寄生虫病有一定辅助诊断价值。

第五节 传染病的治疗

一、治疗原则

治疗传染病的目的，不但在于促进患者的康复，还在于控制传染原，防止进一步传播。要坚持综合治疗的原则，即治疗、护理与隔离、消毒并重，一般治疗、对症治疗与特效治疗并重的原则。

二、治疗方法

1. 一般及支持疗法

一般疗法包括隔离、护理和心理治疗。患者的隔离按其传播途径和病原体排出方式及时间而异，并包括随时消毒在内，居室要卫生整洁、阳光充足、空气流通，做好基础护理及心理护理，消除患者的思想负担，使其安心休养。给予足够热量、维生素丰富易于消化的饮食，适当补充液体和盐类，维持水电解质平衡。

2. 病原治疗或特效疗法

病原治疗既可消除病原体，促进身体健康，又有控制与消除传染原的作用，是治疗传染病与寄生虫病的关键措施。常用药物有抗生素、化学合成制剂和免疫制剂等。

抗生素在治疗传染病中应用得最为广泛，并取得了良好疗效，但用药时必须有明确的指征，切忌滥用，以免增加患者的痛苦和经济负担。

化学合成制剂治疗细菌感染、寄生虫病时占有重要位置，如喹诺酮类药物在控制肠道细菌感染，吡喹酮在治疗血吸虫病等多种寄生虫病方面均具有良好疗效。抗病毒药的种类也较以前增加许多，近年来研制出的核苷类反转录酶抑制剂（齐多夫定、拉米夫定等）、非核苷类反转录酶抑制剂（尼维拉平、地拉夫定等）及蛋白酶抑制剂（沙托那韦、利托那韦等），联合应用时对人类免疫缺陷病毒（HIV）感染已显示出较好疗效。干扰素等免疫制剂已广泛用于治疗某些病毒感染性疾病。

常用的血清免疫制剂有白喉抗毒素和破伤风抗毒素等，因能发生过敏反应，治疗前应详细询问药物过敏史和做皮肤敏感试验，对血清过敏者必要时可用小剂量逐渐递增的脱敏方法。

3. 对症疗法

对症疗法不仅可以减轻患者的痛苦，而且通过调整患者各系统的功能，可达到减少机体消耗、保护重要器官、使损伤减低至最低限度的目的。例如，在高热时采取的各种降温措施，脑水肿时采取的各种脱水疗法，抽搐时采取的镇静措施，昏迷时采取的苏醒措施，心力衰竭时采取的强心措施，休克时采取的改善微循环措施，严重毒血症时采用肾上腺糖皮质激素疗法，都是基于上述原则，使患者能度过危险期，以使机体免疫功能及病原治疗得以发挥其清除病原的作用，促进和保证康复。

4. 康复疗法

某些传染病如脊髓灰质炎和脑膜炎等可引起一定程度的后遗症，需要采取针灸、理疗等疗法促进康复。

5. 中医中药及针灸疗法

对调整患者各系统功能起相当重要的作用，某些中药如黄连、鱼腥草、板蓝根等还有抗微生物作用。

第六节　法定传染病及其分类

由于已知传染性疾病中，部分可对人类造成重度伤害，或是可能引发大流行，许多国家因此借用政府的公权力，协助医疗体系严密监控这类疾病的发生及后续发展，避免疫情扩大。这些传染病特称为法定传染病。在相关法律下，通常医师有义务依照疾病分级，在指定的时间内或以规范的流程向卫生主管机关进行通报。

《中华人民共和国传染病防治法》根据传染病的危害程度和应采取的监督、监测、管理措施，参照国际上统一分类标准，结合我国的实际情况，将全国发病率较高、流行面较大、危害严重的 38 种急性和慢性传染病列为法定管理的传染病，并根据其传播方式、速度及其对人类危害程度的不同，分为甲、乙、丙三类，实行分类管理。

一、甲类传染病

甲类传染病又称强制管理传染病，包括鼠疫、霍乱。对此类传染病发生后报告疫情的时限，对患者、病原携带者的隔离、治疗方式以及对疫点、疫区的处理等，均强制执行。

二、乙类传染病

乙类传染病又称严格管理传染病，包括传染性非典型肺炎、艾滋病等病。对此类传染病要严格按照有关规定和防治方案进行预防和控制。其中，传染性非典型肺炎、炭疽中的肺炭疽、人感染高致病性禽流感和甲型 H1N1 流感这四种传染病虽被纳入乙类，但可直接采取甲类传染病的预防、控制措施。

三、丙类传染病

丙类传染病又称监测管理传染病，包括流行性感冒、流行性腮腺炎等病。除霍乱、细菌性和阿米巴性痢疾、伤寒和副伤寒以外的感染性腹泻病。对此类传染病要按国务院卫生行政部门规定的监测管理方法进行管理。

2008 年 5 月 2 日，卫生部已将手足口病列入传染病防治法规定的丙类传染病进行管理。

《中华人民共和国传染病防治法》还规定，国务院和国务院卫生行政部门可以根据情况，分别依权限决定传染病病种的增加或者减少。

第七节　传染病的流行及防御

当某种传染病影响到一个广大的地理区域，即为大流行，中文习惯称之为瘟疫。传染病的流行可造成人类及其他生物死亡，摧毁城市、政治、国家，瓦解文明，甚至可以歼灭族群、物种。如人类利用各种方法控制疫情，则有助于健全医疗质量、改革制度。

通常一种传染病首次流行时，由于医疗、公共卫生经验不足，死亡率将最为严重。但若是快速致死性疾病，宿主很可能在病原开始蔓延之前死亡，而病原毒力对宿主生理运作的改变，也将影响传播的结果，例如，呼吸道感染可促使患者将病原咳至空气散布，霍乱则可借由暴发性的腹泻增加分布的面积。

传染病的传播和流行必须具备 3 个环节，即传染原（能排出病原体的人或动物）、传播途径（病原体传染他人的途径）及易感者（对该种传染病无免疫力者）。传染病的预防应采取以切断主要传播环节为主导的综合措施。若能完全切断其中的一个环节，即可防止该种传染病的发生和流行。各种传染病的薄弱环节各不相同，在预防中应充分利用。除主导环节外，对其他环节也应采取措施，只有这样才能更好地预防各种传染病。

我国规定，责任报告单位对甲类传染病和乙类传染病中艾滋病、传染性非典型肺炎、肺炭疽、脊髓灰质炎的患者、病原携带者和疑似患者，城镇应于 2 小时内，农村应于 6 小时内通过传染病疫情监测信息系统进行报告。对其他乙类传染病患者、疑似患者和伤寒副伤寒、痢疾、梅毒、淋病、乙型肝炎、白喉、疟疾的病原携带者，城镇应于 6 小时内、农村于 12 小时内通过传染病疫情监测信息系统进行报告。对丙类传染病和其他传染病，在 24 小时内应进行报告。

第八节　近年全球十大疫情

一、传染性非典型肺炎

SARS 疫情于 2002 年 12 月在中国广东始发，随后迅速蔓延至越南、加拿大、新加坡、美国等 32 个国家，2003 年 7 月疫情得到控制，共造成全球 8 437 人感染，其中 813 人死亡。卫生部于 2003 年 8 月 16 日宣布中国非典型肺炎零病例。至此，中国共确诊病例 5 327 例，死亡 349 人。

二、禽流感

H5N1 型禽流感病毒自 2004 年始横扫亚洲各国。

最早的人禽流感病例于 1997 年出现在香港，当时感染 12 人，其中 6 人死亡。

据世界卫生组织统计，截至目前，全球共有 15 个国家和地区的 393 人感染，其中 248 人死亡，死亡率达 63%。中国从 2003 年至今共有 31 人感染，其中 21 人死亡。

三、手足口病

于 2008 年 1 月在中国的安徽阜阳大规模暴发。此后迅速波及广东、天津、宁夏等地，后得到有效控制。截至 2008 年 5 月，中国共报道手足口病 17.6 万余例，其中 40 人死亡。

2009 年 1 月，中国再度暴发手足口疫情。截至 4 月 23 日累计报道病例 230 362 人，其中 79 人死亡。

四、疯牛病

美国于 2003 年 12 月暴发疯牛病疫情，共造成千余人因进食染有疯牛病的牛肉而死亡。

席卷欧洲的疯牛病危机一度蔓延到西班牙，造成一片恐慌，全国牛肉销量也直线下降。西班牙内阁决定回收并销毁 4 000 吨牛肉和牛骨粉。

五、马尔堡出血热

安哥拉于 2004 年 10 月暴发马尔堡出血热 (Marburg) 疫情，共造成 252 人感染，其中 227 人死亡。

六、炭疽

一名英国人在 2006 年因接触未经处理的动物皮革感染炭疽病毒死亡，成为英国 30 年来首个死于炭疽病毒的患者。

七、埃博拉出血热

刚果于 2007 年暴发埃博拉出血热 (Ebola)，造成至少 160 人死亡。

八、登革热

巴西里约热内卢州于 2008 年暴发登革热传染病，共造成 12.7 万人感染，是 2007 年的 4 倍多。

九、霍乱

津巴布韦于 2008 年暴发霍乱疫情，至少造成 87 998 人感染，3975 人死亡。2009 年，疫情在索马里、肯尼亚、马拉维、津巴布韦等国再度暴发。

十、甲型 H1N1 流感

发端于北美洲的人感染甲型 H1N1 流感疫情在全球迅速蔓延。目前全球已有 29 个国家和地区报道有人感染猪流感的确诊病例，其中墨西哥、加拿大和美国报道有死亡病例。

世界卫生组织于 2009 年 4 月 29 日晚在日内瓦宣布，将全球流感大流行警告级别从此前的 4 级提高到 5 级。5 月 12 日，世界卫生组织 (WHO) 确认已发现病例 4 694，其中的 52 人死亡。

第二章 传染病的预防与控制

第一节 传染病的预防和预防技术

一、传染病的预防与控制

传染病的预防措施包括传染病报告和针对传染原、传播途径和易感人群的多种预防措施。

（一）传染病的预防原则

预防与控制传染病的工作在基层卫生服务和管理中处于非常重要的地位，必须坚持传染病的三级预防原则。

一级预防：即病因预防或初级预防，在传染病没有发生和流行前，主要是针对病因及其影响因素采取预防措施。

二级预防：又称"三早"预防，早发现、早诊断、早治疗，即传染病发生后防止其传播、蔓延，同时要做到早报告，甲类传染病和某些其他传染病要做到早隔离。

三级预防：积极治疗，预防伤残，做好康复工作。对于已转为慢性传染病的患者、病原携带者要登记、定期随访、检查、治疗，防止其作为传染原再传播。

（二）传染病的预防策略

1. "预防为主"是在传染病防治工作中必须遵循的主要原则。

2. 政府领导，依法管理，全社会参与，充分发挥各级疾病预防控制机构的作用，同时依靠科技进步，加强国际合作。

3. 建立健全的三级预防保健网络，社区卫生服务机构必须把预防保健工作放在首位。

（三）预防与控制措施

预防措施是在传染病未发病或暴发、流行前经常性的预防措施，通过落实这些措施，使得传染病不发生或少发生。控制措施是指疫情发生后，为防止疫情扩散，尽快平息疫情所采取的措施。传染病的防治必须针对流行过程的三个基本环节，采取以"抓主导环节"为主的综合性措施。

1. 建立、健全信息系统，加强传染病疫情监测

疫情报告是传染病发生和流行的重要信息，疫情报告的及时、准确与否，对传染病的分析、预测和控制起着关键作用。《中华人民共和国传染病防治法》中明确规定了应报告的法定传染病种类、责任报告人、报告时限、报告方式，以及发生重大疫情和自然灾害时疫情报告的要求。疾病预防控制机构、医疗机构和采供血机构及其执行职务的人员发现上述传染病疫情，或者发现其他传染病暴发、流行以及突发原因不明的传染病时，应当遵循疫情报告属地管理原则，按照国务院规定的或国务院卫生行政部门规定的内容、程序、方式和时限报告。任何单位和个人不得隐瞒、谎报和缓报传染病疫情。传染病疫情报告实行首诊医生负责制，医生发现传染病时，要按规定逐项填写传染病报告卡片。

2. 建立传染病监测和预警系统

监测工作是传染病防治的重要手段，包括基础监测和传染病流行病学、病原学、血清学监测、哨点监测。

3. 管理传染原

(1) 患者和疑似患者：早发现、早诊断、早报告、早隔离、早治疗是预防和控制传染病的重要步骤和措施。当发现甲类传染病和乙类传染病中的肺炭疽、SARS 患者时，应当及时采取下列措施。

1) 进行流行病学调查，调查内容应齐全，包括患者姓名、性别、年龄、职业、住址、联系方式、发病时间、临床症状、接触史、潜伏期以来的活动场所和密切接触者等。

2) 对患者、疑似患者、病原携带者予以隔离治疗，隔离期限根据医学检查结果确定；对疑似患者，确诊前在指定场所单独隔离治疗；对医疗机构内的患者、病原携带者、疑似患者的密切接触者，在指定场所进行医学观察和采取其他必要的预防措施。

对乙类或者丙类传染病患者应严格管理，并根据病情采取必要的治疗和控制传播措施，患者应及时住院隔离治疗。对一些传染性不特别强、扩散速度不太凶猛的传染病，在出现暴发流行时，若患者数量较多，应因地制宜，就地隔离治疗。对一些无条件进行住院隔离治疗的传染病，也可在社区预防保健人员的督导下在家隔离和治疗，但必须坚持定期随访。

(2) 病原携带者：某些传染病的病后携带者、慢性携带者或健康携带者可能感染周围人群甚至引起暴发。因此，对病原携带者应进行定期随访，经 2 ~ 3 次病原检查阴性时，方可解除管理；对于某些特殊的职业人群，切实做好病原携带者的管理工作具有特别重要的意义。特别要对食品制作供销人员、炊事员、保育员做定期带菌检查，及时发现、及时治疗或调换工作。预防保健机构和社区卫生服务机构应对病原携带者进行健康教育、登记、定期检查和督促治疗。严禁艾滋病、乙型肝炎和疟疾的病原携带者献血。

(3) 密切接触者：密切接触者是曾与传染原有过密切接触并有可能受感染者。如果接触了潜伏期较长的传染病，可给予应急接种，如麻疹等。有些传染病可给密切接触者药物预防，如霍乱等。不同传染病的密切接触者管理期限和管理方式不同，管理期限为该病的最长潜伏期，管理方式包括医学观察、留验。

1) 医学观察：对接触者每日通过询问、测量体温、检查咽部、饮食情况、大便性状等，注意观察有无早期症状，如发现可疑，应做进一步检查。

乙类和丙类传染病接触者可正常工作、学习，但需接受体检、测量体温、病原学检查和必要的卫生处理。

2) 留验 (隔离观察)：在指定场所进行观察，限制活动范围，不准接触其他人员，实施诊察、检验和治疗。常见于鼠疫、霍乱、SARS、肺炭疽。团体、居民区等特殊情况，也可留验，以免疾病蔓延。

(4) 动物传染原：根据需要予以检疫、捕杀、焚烧或深埋。对有经济价值而又造成危害不大的动物可隔离治疗。家畜和宠物应做好检疫和预防接种。

4. 切断传播途径

根据传染病的不同传播途径，采取不同的防疫措施。肠道传染病做好床边隔离，吐泻物消毒，加强饮食卫生及个人卫生，做好水源及粪便管理。呼吸道传染病，应使室内开窗通风，空气流通、空气消毒，个人戴口罩。虫媒传染病，应有防虫设备，并采用药物杀虫、防虫、驱虫。

(1) 消毒是切断传播途径的重要措施：消毒是为了杀灭和清除存留在各种传播因素上的病原体，以控制传染病的传播。消毒有疫源地消毒（包括随时消毒和终末消毒）和预防性消毒两大类。消毒的方法主要有物理消毒法、化学消毒法、生物消毒法。

疫源地消毒：是对现存传染原或曾经存在过传染原的场所进行消毒，从而防止传染原的传播。随时对传染原的排泄物、分泌物（如肺结核患者的痰、痢疾患者的大便等）及其污染的物品进行消毒为随时消毒。当传染原离开疫源地（如患者已转移、痊愈出院、死亡等）后，对其居留场所和被污染的物品进行彻底消毒为终末消毒。

预防性消毒：是指对无明显传染原存在但有可能遭到污染的场所及物品进行消毒以防止传染病发生，如饮水消毒、乳品消毒、医疗器械的消毒以及公共场所的餐具、饮具消毒等。

医疗机构对本单位内被传染病病原体污染的场所、物品以及医疗废物，必须依照法律、法规的规定实施消毒和无害化处置。

消毒方法的选择应考虑到病原体的种类、消毒对象的性质、消毒场所的特点、卫生防病的要求等，选择最适宜的消毒方法。物理消毒法在日常生活中应用广泛且容易操作，该法包括热力、微波、红外线、电离辐射和紫外线消毒法等。应用最普遍的是热力消毒和紫外线消毒。化学消毒法常用的消毒剂有含氯消毒剂（漂白粉、次氯酸钠、次氯酸钙、二氯异氰尿酸钠等）、过氧化物类消毒剂（过氧乙酸、过氧化氢、臭氧、二氧化氯等）、醛类消毒剂（甲醛、戊二醛）、醇类消毒剂、含碘消毒剂等。

(2) 杀虫、灭鼠：由病媒生物所致的鼠传疾病和虫媒传染病可对人体健康和生命安全造成严重威胁，如鼠疫、肾综合征出血热、斑疹伤寒、恙虫病、流行性乙型脑炎、登革热和疟疾等。对于病媒生物的防治，应采取综合措施，加强环境治理、改造。

常用的杀虫灭鼠药有敌百虫、敌敌畏、马拉硫磷、氯氰菊酯、溴氰菊酯、残杀威、磷化锌、溴敌隆、倍氯苯醚酯等。可根据具体情况按规定浓度选择使用。

(3) 改善卫生条件：提高整体卫生水平。管理水源、管理粪便、管理饮食和消灭苍蝇的"三管一灭"是我国多年提倡的感染性腹泻的预防措施，实践证明是有效的，可大大降低感染性腹泻的发病率。

(4) 保护易感人群

1) 加强人群免疫，提高人群免疫力

预防接种：预防接种是通过接种人工制备的生物制品，使人体获得对某种传染病的特异免疫力，以提高个体和群体的免疫水平，预防和控制相应传染病的发生和流行。免疫接种是最经济、最有效的预防措施。目前，我国纳入计划免疫管理的疫苗有卡介苗、脊髓灰质炎疫苗、百白破疫苗、麻疹疫苗、乙肝疫苗。

应急预防接种：应急接种是对某一特定地区、特定人群进行传染病预防应急的干预措施，以控制传染病发生、蔓延。多用于甲类传染病流行时或紧急疫情需迅速扑灭时。应急接种常用的人工自动免疫制品有麻疹疫苗、脊髓灰质炎疫苗、流感疫苗、流行性出血热疫苗、白喉、流脑、破伤风等疫苗；常用的人工被动免疫制剂有抗狂犬病毒血清，破伤风抗毒素、特异性免疫球蛋白等。应急接种必须经专家论证其必要性，并经县级以上卫生行政部门批准后方能进行。

2) 药物预防：对于某些有特效防治药物的传染病，在发病的危险人群中可以采取药物预防。但要防止滥用药物，以免造成病原体耐药性。

3) 加强个人防护：如合理营养，改善饮食，提倡喝开水和饮用清洁水，提高婴儿母乳喂养率。加强锻炼，提高抗病能力；饭前便后洗手，使用安全套预防艾滋病等。

4) 开展健康教育：健康教育是卫生工作的先导。向广大群众普及科学卫生防病知识，不断提高广大人民群众的自我保健意识。

5) 加强医院感染的管理，防止医护人员感染：为了防止医院感染，必须加强医院感染的管理。医务人员在医院感染管理中必须履行下述职责：严格执行无菌技术操作规程等医院感染管理的各项规章制度。掌握抗感染药物临床合理应用原则，做到合理使用。掌握医院感染诊断标准。出现医院感染病例，及时送病原学检验和药敏试验，查找感染源、感染途径，控制蔓延，积极治疗患者，如实填表报告；发现有医院感染流行时，及时报告感染管理科，并协助调查。发现法定传染病，按《中华人民共和国传染病防治法》的规定报告。参加预防、控制医院感染知识的培训。掌握自我防护知识，正确进行各项技术操作，预防锐器刺伤。

防止医护人员在诊疗过程中感染传染病是非常重要的。医护人员暴露感染源的机会多，做好医护人员的防护工作，不仅可以保护他们免受感染的侵袭，而且也可有效地控制院内感染的来源。

对医护人员的防护，一方面要通过预防接种获得主动免疫及被动免疫，产生对传染病病原体的抗病能力，另一方面要针对传播途径采取有效的隔离防护措施。如保护医护人员皮肤、黏膜的完整性对防止接触性感染非常重要。在进行检查、治疗，尤其是在处理使用后的污染器械过程中，要防止锐器扎伤。防止间接性接触感染，手的卫生极为重要。在接触患者血液、痰、尿液、粪便等体液污染物及操作过程中，尤其是在进行引流操作或接触感染性废物时，一定要戴手套，在操作完毕后，要严格洗手消毒，防止病原体传播、扩散。

防止呼吸道传染病的医院感染发生，尤其是对 SARS 等主要以飞沫形式传播的传染病，要注意空气消毒、动态净化问题。医护人员办公室、治疗室、病房应合理布局，分区明确，具有各自独立的通道。应保持医护人员随时处于上风向，对患者呼出的污染空气随时消毒、净化并排除。穿防护服，戴口罩、眼罩是个人防护的有效措施。在使用中要注意穿戴和脱去的规程，防止在穿脱过程中的污染。

二、医疗机构在传染病防治中的法定职责

医疗机构承担与医疗救治有关的传染病防治工作和责任区域内的传染病预防工作。城市社区和农村基层医疗机构在疾病预防控制机构的指导下，承担城市社区、农村基层相应的传染病防治工作。

（一）医疗机构在传染病预防中的职责

医疗机构必须严格执行国务院卫生行政部门规定的管理制度、操作规范，防止传染病的医源性感染和医院感染。

医疗机构应当确定专门的部门或者人员，承担传染病疫情报告，本单位的传染病预防、控制以及责任区域内的传染病预防工作；承担医疗活动中与医院感染有关的危险因素监测、安全防护、消毒、隔离和医疗废物处置工作。

医疗机构的实验室，应当符合国家规定的条件和技术标准，建立严格的监督管理制度，对传染病病原体样本按照规定的措施实行严格监督管理，严防传染病病原体的实验室感染和病原微生物的扩散。

医疗机构使用血液和血液制品，必须遵守国家有关规定，防止因输入血液、使用血液制品引起经血液传播疾病的发生。

（二）医疗机构在疫情报告中的职责

医疗机构及其执行职务的人员发现传染病防治法规定的传染病疫情，或者发现其他传染病暴发、流行以及突发原因不明的传染病时，应当遵循疫情报告属地管理原则，按照国务院规定的或者国务院卫生行政部门规定的内容、程序、方式和时限报告。

（三）医疗机构在疫情控制中的职责

医疗机构发现甲类传染病时，应当及时采取下列措施。

1. 对患者、病原携带者，予以隔离治疗，隔离期限根据医学检查结果确定。

2. 对疑似患者，确诊前在指定场所单独隔离治疗。

3. 对医疗机构内的患者、病原携带者、疑似患者的密切接触者，在指定场所进行医学观察和采取其他必要的预防措施。

对拒绝隔离治疗或者隔离期未满擅自脱离隔离治疗者，可以由公安机关协助医疗机构采取强制隔离治疗措施。

医疗机构发现乙类或者丙类传染病患者，应当根据病情采取必要的治疗和控制传播措施。

医疗机构对本单位内被传染病病原体污染的场所、物品以及医疗废物，必须依照有关法律、法规实施消毒和无害化处置。

对患甲类传染病、炭疽死亡者，应当将尸体立即进行卫生处理，就近火化。对患其他传染病死亡者，必要时，应当将尸体进行卫生处理后火化或者按照规定深埋。

为了查找传染病病因，医疗机构在必要时可以按照国务院卫生行政部门的规定，对传染病患者尸体或者疑似传染病患者尸体进行解剖查验，并应当告知死者家属。

（四）医疗机构在医疗救治中的职责

医疗机构的基本标准、建筑设计和服务流程，应当符合预防传染病和防止医院感染的要求。

医疗机构应当按照规定对使用的医疗器械进行消毒；对按照规定一次性使用的医疗器具，应当在使用后予以销毁。

医疗机构应当按照国务院卫生行政部门规定的传染病诊断标准和治疗要求，采取相应措施，提高传染病医疗救治能力。

医疗机构应当对传染病患者或者疑似传染病患者提供医疗救护、现场救援和接诊治疗，书写病历记录以及其他有关资料，并妥善保管。

医疗机构应当实行传染病预检、分诊制度；对传染病患者、疑似传染病患者，应当引导至相对隔离的分诊点进行初诊。医疗机构不具备相应救治能力的，应当将患者及其病历记录复印件一并转至具备相应救治能力的医疗机构。

医疗机构开展患者接诊、收治和转运工作，实行重症和普通患者分开管理，对疑似患者及时排除或确诊；协助疾控机构人员开展标本的采集、流行病学调查工作；做好医院内现场控制、消毒隔离、个人防护、医疗垃圾和污水处理工作，防止院内交叉感染和污染；做好传染病和中毒患者的报告。对因突发公共卫生事件而引起身体伤害的患者，任何医疗机构不得拒绝接诊。

（五）医疗机构在传染病防治中的法律责任

医疗机构违反相关规定，有下列情形之一的，由县级以上人民政府卫生行政部门责令改正，通报批评，给予警告；造成传染病传播、流行或者其他严重后果的，对负有责任的主管人员和其他直接责任人员，依法给予降级、撤职、开除的处分，并可以依法吊销有关责任人员的执业证书；构成犯罪的，依法追究刑事责任。

1. 未按照规定承担本单位的传染病预防、控制工作，医院感染控制任务和责任区域内的传染病预防工作的。

2. 未按照规定报告传染病疫情，或者隐瞒、谎报、缓报传染病疫情的。

3. 发现传染病疫情时，未按照规定对传染病患者、疑似传染病患者提供医疗救护、现场救援、接诊、转诊的，或者拒绝接受转诊的。

4. 未按照规定对本单位内被传染病病原体污染的场所、物品以及医疗废物实施消毒或者无害化处置的。

5. 未按照规定对医疗器械进行消毒，或者对按照规定一次性使用的医疗器具未予销毁，再次使用的。

6. 在医疗救治过程中未按照规定保管医学记录资料的。

7. 故意泄露传染病患者、病原携带者、疑似传染病患者、密切接触者涉及个人隐私的有关信息、资料的。

三、医疗机构的传染病预检分诊

（一）医疗机构建立传染病预检分诊制度的基本要求

二级以上综合医院应当设立感染性疾病科，具体负责本医疗机构传染病的分诊工作，并对本医疗机构的传染病预检、分诊工作进行组织管理。

没有设立感染性疾病科的医疗机构应当设立传染病分诊点。

感染性疾病科和分诊点应当标识明确，相对独立，通风良好，流程合理，具有消毒隔离条件和必要的防护用品。

感染性疾病科和分诊点应当采取标准防护措施，按照规范严格消毒，并按照《医疗废物管理条例》的规定处理医疗废物。

（二）传染病预检分诊病种的选择

医疗机构应当根据传染病的流行季节、周期和流行趋势做好特定传染病的预检、分诊工作。医疗机构应当在接到卫生部和省、自治区、直辖市人民政府发布特定传染病预警信息后，或者按照当地卫生行政部门的要求，加强特定传染病的预检、分诊工作。必要时，设立相对独立的针对特定传染病的预检处，引导就诊患者首先到预检处检诊，初步排除特定传染病后，再到相应的普通科室就诊。

（三）医疗机构预检分诊工作的基本做法

医师在接诊过程中，应当注意询问患者有关的流行病学史、职业史，结合患者的主诉、病史、症状和体征等对来诊的患者进行传染病的预检。

经预检为传染病患者或者疑似传染病患者的，应当将患者分诊至感染性疾病科或者分诊点就诊，同时对接诊处采取必要的消毒措施。

对呼吸道等特殊传染病患者或者疑似患者，医疗机构应当依法采取隔离措施，并按照规定对患者的陪同人员和其他密切接触人员采取医学观察和其他必要的预防措施。

（四）不具备传染病救治能力的医疗机构的分诊

医疗机构不具备传染病救治能力时，应当及时将患者转诊到具备救治能力的医疗机构诊疗，并将病历资料复印件转至相应的医疗机构。转诊传染病患者或疑似传染病患者时，应当按照当地卫生行政部门的规定使用专用车辆。

第二节 传染病的消毒与隔离

一、传染病的消毒灭菌方法与要求

消毒方法：主要包括煮沸消毒、浸泡消毒、擦拭消毒、喷雾消毒、环氧乙烷和烟雾熏蒸消毒、粉剂喷洒消毒以及液体流动清洗浸泡消毒等。灭菌方法：压力蒸汽灭菌、烧灼、干烤、低温蒸汽甲醛、环氧乙烷、臭氧、液体化学消毒剂、紫外线等。

1. 空气

房屋经密闭后，对细菌繁殖体和病毒的污染，每立方米用 15% 过氧乙酸溶液 7 mL(1 g/m^3)，对细菌芽孢的污染用 20 mL(3 g/m^3)，放置瓷或玻璃器皿中加热蒸发，熏蒸 2 小时，即可开门窗通风。或以 2% 过氧乙酸溶液 (8 mL/m^3) 气溶胶喷雾消毒，30 ～ 60 分钟。

2. 卫生被服

被细菌繁殖体或病毒污染时，耐热、耐湿的纺织品可煮沸消毒 30 分钟，或用流通蒸汽消毒 30 分钟，或用 250 ～ 500 mg/L 有效氯的含氯消毒剂浸泡 30 分钟；不耐热的毛衣、毛毯、被褥、化纤尼龙制品等，可采取过氧乙酸熏蒸消毒。熏蒸消毒时，将欲消毒衣物悬挂室内（勿堆集一处），密闭门窗，糊好缝隙，每立方米用 15% 过氧乙酸 1 mL，放置瓷或玻璃容器中，加热熏蒸 1 ～ 2 小时。被细菌芽孢污染时，也可采用过氧乙酸熏蒸消毒。熏蒸消毒方法与被繁殖体污染时相同，用药量为每立方米 15% 过氧乙酸 20 mL；或将被消毒物品置环氧乙烷消毒柜中，在温度为 54 ℃，相对湿度为 80% 条件下，用环氧乙烷气体 (800 mg/L) 消毒 4 ～ 6 小时；或用高压灭菌蒸汽进行消毒。

3. 地面、墙壁、门窗

对细菌繁殖体和病毒的污染，用 0.2% ～ 0.5% 过氧乙酸溶液或 500 ～ 1000 mg/L 二溴海因溶液或 1000 ～ 2000 mg/L 有效氯含氯消毒剂溶液喷雾。泥土墙吸液量为 150 ～ 300 mL/m^2，水泥墙、木板墙、石灰墙为 100 mL/m^2。对上述各种墙壁的喷洒消毒剂溶液不宜超过其吸液量，墙面消毒一般为 2.0 ～ 2.5 m 高即可。地面消毒先由外向内喷雾一次，喷药量为 200 ～ 300 mL/

m²，待室内消毒完毕后，再由内向外重复喷雾一次。以上消毒处理，作用时间应不少于 60 分钟。有芽孢污染时应用 0.5%～1.0% 过氧乙酸溶液或 30 000 mg/L 有效氯含氯消毒剂进行喷洒。喷洒量与繁殖体污染时相同，作用时间不少于 120 分钟。

4. 患者排泄物和呕吐物

稀薄的排泄物或呕吐物，每 1000 毫升可加漂白粉 50 g 或 20 000 mg/L 有效氯含氯消毒剂溶液 2000 mL，搅匀放置 2 小时。无粪的尿液每 1000 毫升加入干漂白粉 5 g 或次氯酸钙 1.5 g 或 10 000 mg/L 有效氯含氯消毒剂溶液 100 mL 混匀放置 2 小时。成形粪便不能用干漂白粉消毒，可用 20% 漂白粉乳剂 (含有效氯 5%)，或 50 000 mg/L，有效氯含氯消毒剂溶液 2 份加于 1 份粪便中，混匀后，作用 2 小时。

5. 餐 (饮) 具

首选煮沸消毒 15～30 分钟或流通蒸汽消毒 30 分钟。也可用 0.5% 过氧乙酸溶液或 250～500 mg/L 二溴海因溶液或 250～1000 mg/L 有效氯含氯消毒剂溶液浸泡 30 分钟后，再用清水洗净备用。

6. 食物瓜果、蔬菜类

可用 0.2%～0.5% 过氧乙酸溶液浸泡 10 分钟或用 12 mg/L 臭氧水冲洗 60～90 分钟。

患者的剩余饭菜不可再食用，煮沸 30 分钟，或用 20% 漂白粉乳剂、50 000 mg/L 有效氯含氯消毒剂溶液浸泡消毒 2 小时后处理。也可焚烧处理。

7. 盛排泄物或呕吐物的容器

可用 2% 漂白粉澄清液 (含有效氯 5000 mg/L) 或 5000 mg/L 有效氯含氯消毒剂溶液或 0.5% 过氧乙酸溶液浸泡 30 分钟，浸泡时，消毒液要漫过容器。

8. 家用物品、家具、玩具

可用 0.2%～0.5% 过氧乙酸溶液或 1000～2000 mg/L 有效氯含氯消毒剂进行浸泡、喷洒或擦洗消毒。布制玩具尽量做焚烧处理。

9. 纸张、书报

可采用过氧乙酸或环氧乙烷气体熏蒸，无价值的纸张、书报等可焚烧。

10. 手、皮肤

用 0.5% 碘附溶液 (含有效碘 5000 mg/L) 或 0.5% 氯已定醇溶液涂擦，作用 1～3 分钟。也可用 5% 乙醇或 0.1% 苯扎溴铵溶液浸泡 1～3 分钟。必要时，用 0.2% 过氧乙酸溶液浸泡，或用 0.2% 过氧乙酸棉球、纱布块擦拭。

11. 患者尸体

对鼠疫、霍乱和炭疽患者的尸体用 0.5% 过氧乙酸溶液浸湿的布单严密包裹，口、鼻、耳、肛门、阴道要用浸过 0.5% 过氧乙酸的棉球堵塞后尽快火化。土葬时，应远离水源 50 m 以上，棺木应在距地面 2 m 以下深埋，棺内尸体两侧及底部铺垫厚达 3～5 cm 漂白粉，棺外底部铺垫厚 3～5 cm 漂白粉。

12. 动物尸体

因鼠疫、炭疽、狂犬病等死亡的动物尸体，一经发现立即深埋或焚烧。并应向死亡动物周围 (鼠为 30～50 cm，大动物为 2 m) 喷撒漂白粉。

13. 运输工具

车、船内外表面和空间，可用 0.5% 过氧乙酸溶液或 10 000 mg/L 有效氯含氯消毒剂溶液喷洒至表面湿润，作用 60 分钟。密封空间，可用过氧乙酸溶液熏蒸消毒。对细菌繁殖体的污染，每立方米用 15% 过氧乙酸 7 mL(1 g/m³)，对细菌芽孢的污染用 20 mL(3 g/m³) 蒸发熏蒸消毒 2 小时。对密闭空间还可用 2% 过氧乙酸进行气溶胶喷雾，用量为 8 mL/m³，作用 60 分钟。

14. 厕所

厕所的四壁和地面的消毒方法同上。粪坑内的粪便可按粪便量的 1/10 加漂白粉，或加其他含氯消毒剂干粉或溶液 (使有效氯作用浓度为 20 000 mg/L)，搅匀作用 12 ～ 24 小时。

15. 医疗废物

压力蒸汽，可燃物质尽量焚烧，也可喷洒 10 000 mg/L 有效氯含氯消毒剂溶液，作用 60 分钟以上。消毒后深埋。

二、医院消毒灭菌监测

医院消毒灭菌效果的监测是评价其消毒灭菌设备运转是否正常、药剂是否有效、方法是否合理、效果是否达标的唯一手段，因而是必不可少的。

1. 使用中的消毒剂、灭菌剂，应进行生物和化学监测

(1) 生物监测：消毒剂 1 次每季度，细菌含量必须 < 100 cfu/mL，并不得检出致病性微生物；灭菌剂监测 1 次每月，且不得检出任何微生物。

(2) 化学监测：应根据消毒、灭菌剂的性能定期监测，如含氯消毒剂、过氧乙酸等应每日监测，对戊二醛的监测不少于每周 1 次。应同时对消毒、灭菌物品进行消毒、灭菌效果监测，消毒物品不得检出致病性微生物，灭菌物品不得检出任何微生物。

2. 压力蒸汽灭菌

必须进行工艺监测、化学监测和生物监测。

(1) 工艺监测应每锅进行，并详细记录。

(2) 化学监测应每包进行，手术包尚需进行中心部位的化学监测。预真空压力蒸汽灭菌器每天灭菌前进行 B-D 试验。

(3) 生物监测应 1 次每周，新灭菌器使用前必须先进行生物监测，合格后才能使用。对拟采用的新包装容器、摆放方式、排气方式及特殊灭菌工艺，也必须先进行生物监测，合格后才能采用。

3. 环氧乙烷气体灭菌

必须每锅进行工艺监测，每包进行化学监测，每批次进行生物监测。

4. 紫外线消毒

应进行日常监测、紫外灯管照射强度监测和生物监测。日常监测包括灯管应用时间、累计照射时间和使用人签名。对新的和使用中的紫外灯管应进行照射强度监测，新灯管的照射强度不得低于 100 μW/cm²，使用中灯管的照射强度不得低于 70 μW/cm²，紫外线灯管辐照度值监测应每季度 1 次。生物监测必要时进行，经消毒后的物品或空气中的自然菌应减少 90.0% 以上，人工污染杀灭率达到 99.9%。

5. 各种消毒后的内镜

胃镜、肠镜、喉镜、气管镜等，每季度进行监测，且不得检出致病性微生物。

6. 各种灭菌后的内镜

腹腔镜、关节镜、胆道镜、膀胱镜、胸腔镜以及活检钳和灭菌物品等，每月进行监测，并不得检出任何微生物。

7. 进入人体无菌组织、器官或接触破损皮肤、黏膜的医疗用品以及接触皮肤、黏膜的医疗用品，应符合《医院消毒卫生标准》。

进入人体无菌组织、器官或接触破损皮肤、黏膜的医疗用具必须无菌；接触黏膜的医疗用具，细菌菌落总数 $\leqslant$ 20 cfu/g 或 200 cfu/100 cm^2，并不得检出致病性微生物；接触皮肤的医疗用具，细菌菌落总数 $\leqslant$ 200 cfu/g 或 200 cfu/100 cm^2，并不得检出致病性微生物。

8. 血液净化系统

细菌培养每月一次，细菌菌落总数系 200 cfu/mL，采样部位为反渗水输水管路的末端。

9. 环境卫生学监测

包括对空气、物体表面以及医护人员手的监测。

每季度对手术室、重症监护病房室 (ICU)、产房、母婴室、新生儿病房、骨髓移植病房、血液病房、血液透析室、供应室无菌区、治疗室和换药室等重点部门进行环境卫生学监测。当有医院感染流行并怀疑与医院环境卫生学因素有关时，应及时进行监测。卫生手消毒：细菌总数 $\leqslant$ 10 cfu/cm^2，外科手消毒 $\leqslant$ 5 cfu/cm^2，且未检出致病菌为消毒合格。

10. 医院污水排放卫生质量的要求

应符合 GB18466-2001《医疗机构污水排放要求》(2002 年 3 月 1 日实施) 经处理和消毒后的医疗机构污水以及经无害化处理的污泥，应符合国家有关规定。理化指标应符合 GB8978-1996《污水综合排放标准》。

三、标准预防及其隔离措施

1. 标准预防的概念

标准预防是针对医院所有患者和医务人员采取的一组预防感染措施。是指认定患者血液、体液、分泌物、排泄物等均具有传染性，在接触上述物质时，必须采取防护措施，包括手卫生，根据预期可能的暴露选用手套、隔离衣、口罩、护目镜或防护面屏，以及安全注射。同时，还应根据疾病的传播途径不同采取空气、飞沫、接触等隔离措施。

2. 标准预防的特点

强调双向防护，即防止疾病从患者传至医护人员，又要防止疾病从医护人员传至患者；既要防止血源性疾病的传播，也要防止非血源性疾病的传播。

(1) 洗手和手卫生：制订并落实医务人员手卫生管理制度。开展全员性培训，增强预防医院感染的意识，掌握手卫生知识，保证手卫生消毒效果。

配备有效、便捷的手卫生设备和设施：流动水、洗手液、速干手消毒剂和非手接触式水龙头和干手设备等。用于洗手的皂液应置于洁净的容器内，定期清洁和消毒。对容器进行清洁消毒时，容器内剩余的皂液应弃去，禁止将皂液直接添加到未使用完的容器中。使用固体肥皂时，应当保持肥皂干燥。

外科手卫生设施配置除必须符合上述要求外，洗手池应设置在手术间附近，大小适度，易于清洁，洗手池水龙头的数量应根据手术台的数量设置，不应当少于手术间的数量，间隔适宜。用于刷手的海绵、毛刷等用具，应当一用一灭菌或者一次性使用，洗手池应当每日清洁。

(2) 个人防护用具：各种类型的口罩、护目镜、面罩、隔离衣等防护用品根据不同的传播途径和隔离要求单独使用或组合使用，以提供屏蔽保护。

(3) 医疗废物：医疗废物处置必须严格遵守"分类收集、专区存放、密闭运送和集中处置"的原则；医院检验和研究机构产生的医疗废物必须就地无害化处理；使用不同颜色、有标识的污物袋分开收集(生活垃圾用黑色、医疗垃圾用黄色)，污物袋未破损或袋外未被污染，单层即可，否则需要双层袋，并按规定无害化处置。

(4) 传染性患者的运送：限制烈性传染病患者或重要的微生物感染的患者离开隔离室，患者在十分必要时方可离开。有必要转移或检查及手术时，患者及运送人员都要有一定的防护，以防传染和扩散。接收者必须预先知道患者到达时间及隔离预防要求，双方必须严密协作，严格按照传染病防治技术临床培训要求操作。

(5) 耐用设备处理：污染设备和物品从隔离病房运出时，要装在污物袋内，以防止与其他患者接触或污染环境。袋子如果不易破损，或袋外未被污染，单层就可以，否则需要双层袋。应有防水渗出功能、防止传染的污物袋要有标识并按规定销毁处理。

(6) 卫生被服处理：污染的敷料应尽量少接触，也不要搅动；用后的敷料、被服应装入污物袋内，标记后运出病房；对特殊传染患者用过的敷料应装袋、标记或用规定的特殊颜色的专用袋，先消毒，后清洗，再消毒。

(7) 日常工作和终末处理：一般患者住过的房间和使用过的床单位及物品采用医院规定的日常和终末处理程序，以达到清洁、消毒的目的。

3. 标准预防隔离措施

(1) 隔离原则：在标准预防的基础上，根据疾病的传播途径并结合本院的实际情况，制订相应的隔离措施。一种疾病可能有多种传播途径时，采取相应传播途径的隔离与预防。隔离病室应有隔离标志，并限制人员的出入。黄色为空气传播的隔离，粉色为飞沫传播的隔离，蓝色为接触传播的隔离。疑似传染病患者应单间隔离，同种病原体感染的患者可安置于一室。

(2) 隔离措施

1) 医务人员的防护：医务人员应严格按照区域流程，在不同的区域，穿戴不同的防护用品，离开时按要求摘脱，并正确处理使用后物品；接触隔离患者的血液、体液、分泌物、排泄物等物质以及手部皮肤破损时，应戴手套；离开隔离病室前，接触污染物品后应摘除手套，洗手和(或)手消毒；进入确诊或可疑传染病患者房间时，应戴帽子、医用防护口罩；进行可能产生喷溅的诊疗操作时，应戴护目镜或防护面罩，穿防护服；进入隔离病室，从事可能污染工作服的操作时，应穿隔离衣；离开病室前，脱下隔离衣。

2) 空气隔离：接触经空气传播的疾病，如肺结核、水痘等，在标准预防的基础上，还应采用空气传播的隔离与预防。患者无条件收治时，应尽快转送至有条件收治呼吸道传染病的医疗机构进行收治，并注意转运过程中医务人员的防护；当患者病情容许时，应戴外科口罩，定期更换；并限制其活动范围；应严格空气消毒。

3) 飞沫隔离：接触经飞沫传播的疾病，如百日咳、白喉、流行性感冒、病毒性腮腺炎、流行性脑脊髓膜炎等，在标准预防的基础上，还应采用飞沫传播的隔离预防。患者应减少转运；当需要转运时，医务人员应注意防护；患者病情容许时，应戴外科口罩，并定期更换；应限制患者的活动范围。患者之间、患者与探视者之间相隔距离在 1 m 以上，探视者应戴外科口罩。加强通风，或进行空气的消毒。

四、医务人员着装标准及适用范围

1. 基本防护

(1) 着装标准：棉质工作帽、工作服、工作裤，工作鞋。

(2) 适用范围：进入医疗区内工作的各类人员。

2. 一级防护

(1) 着装标准：在基本防护着装标准的基础上，加戴 16 层棉纱口罩 (或一次性外科口罩)。

(2) 适用范围：进入门诊诊疗区、呼吸道传染病科室潜在污染区和其他科室污染区工作的各类人员。

3. 二级防护

(1) 着装标准：棉纱口罩改用医用防护口罩，其余在一级防护的基础上加用护目镜、隔离衣或防护服、手套、鞋套。

(2) 适用范围：接触经空气或飞沫传播的呼吸道传染病的工作人员。包括在鼠疫、SARS、肺炭疽等，不明原因传染病以及其他特殊传染病污染区工作的各类人员，接触传染病患者标本、污物的工作人员，运送上述传染病患者、尸体的工作人员，参与上述传染病患者会诊、抢救的专家。

4. 三级防护

(1) 着装标准：在二级防护着装标准的基础上，医用防护口罩改用防护面罩，特制钢丝手套 (尸检时)。

(2) 适用范围：为鼠疫、SARS、肺炭疽、不明原因传染病以及其他特殊传染病患者、疑似患者实施气管插管、气管切开和吸痰时。

(3) 隔离衣使用：接触经接触传播的感染性疾病患者，如传染病患者、多重耐药菌感染患者时；对患者实施保护性隔离时；可能受到患者血液、体液、分泌物和排泄物喷溅时 (输液、抽血、料理传染病患者尸体、扫床、处理医疗废物等)。

5. 医用防护用品穿脱流程

(1) 清洁区进入潜在污染区：洗手，戴帽子→戴口罩→穿工作衣裤→换工作鞋→进入潜在污染区 (手部皮肤破损时，戴乳胶手套)。

(2) 潜在污染区进入污染区：穿隔离衣或防护服→戴护目镜→戴手套→穿鞋套→进入污染区。

(3) 为患者进行吸痰、气管切开以及气管插管等操作时，应戴防护面罩或全面型呼吸防护器。

(4) 污染区回潜在污染区：摘手套、手消毒→摘护目镜→脱隔离衣或防护服→脱鞋套→手消毒→进入潜在污染区。

(5) 潜在污染区回清洁区：手消毒→脱工作服→摘口罩→摘帽子→手消毒，进入清洁区，

卫生通过 (淋浴更衣)。

6. 防护用品使用注意事项

医用防护口罩的效能持续应用 6 ～ 8 小时，遇污染或潮湿，应及时更换；医务人员接触多个同类传染病患者时，防护服可连续应用；接触疑似患者，防护服应每个患者之间进行更换；防护服被患者血液、体液、污物污染时，应及时更换；戴医用防护口罩或全面型呼吸防护器应进行面部密合性试验。

第三节 传染病医院感染控制

随着现代医学的迅猛发展，各种创伤性诊断措施以及医疗技术的开展，医院感染的重要性和危害性已成为全球关注的问题。提高医疗护理质量、保证患者安全是医院的工作目标。加强医院感染管理，对于降低感染发病率、减轻患者的痛苦以及减少医疗费用等是至关重要的。现代传染病医院的医院感染管理、监测和防控是医院及其所有工作人员共同的责任，医院的各个部门和工作人员必须为降低医院感染的发生率、杜绝医院感染的暴发或流行而通力合作。

一、医院感染概述

(一) 存在的问题

主要表现在对医院感染的重视程度不够，管理机构不健全，规章制度不完善、落实不严格；一些法律法规和技术规范等未得到全面的贯彻执行，清洁、消毒灭菌工作达不到要求，缺乏消毒灭菌质量的全面监测，隔离制度执行不够严格；部分医务人员缺乏医院感染知识和技能，消毒隔离以及无菌观念淡薄；法制意识淡漠，发生医院感染后遮遮掩掩，不及时报告或漏报；统计指标不统一，登记不完整，致使医院感染率不能反映真实情况；不合理使用抗菌药物现象普遍；医院建筑结构、布局不合理，导致人流物流交叉，洁污交叉；医疗废物和污水无害化处理不规范，表现为医疗废物该处理不处理，医院污水直接排放等。

(二) 传染病患者医院感染特点

传染病患者的医院感染包括：与原发病有关联、以并发症形式出现的感染，如麻疹并发细菌性肺炎；与诊疗、护理行为有关的感染，如输血后肝炎；"偶发"感染，如儿童传染病房内的柯萨奇病毒感染；慢性肝病患者易发生腹腔腹水、血液和呼吸道感染；艾滋病患者可发生多种感染；麻疹、伤寒、结核病患者可出现念珠菌肠炎；痢疾患者可发生抗生素相关性结肠炎；乙脑、肾综合征出血热患者可并发菌血症；水痘患者常引发脓疱、蜂窝织炎、急性淋巴结炎或丹毒；丝虫病象皮肿患者极易并发皮肤感染等。

二、医院感染的管理

虽然医院感染不能够完全被消除，但通过控制感染源、切断感染途径、保护易感人群等措施，可大大降低发生医院感染的危险性，有效地预防和控制医院感染的发生。

(一) 严格执行国家的法律法规、规章制度和技术规范

医院感染必须依法管理，严格贯彻落实国家已颁布实施的《传染病防治法》《医院感染管

理办法》《执业医师法》《医疗机构管理条例》《医疗废物管理条例》《病原微生物实验室生物安全管理条例》《艾滋病防治条例》《消毒管理办法》《传染性非典型肺炎防治管理办法》等法律法规，以及《消毒技术规范》《抗菌药物临床应用指导原则》《内镜清洗消毒技术操作规范》《医务人员艾滋病病毒职业暴露防护指导原则》《口腔诊疗器械消毒技术操作规范》和《血液透析器复用操作规范》等。

（二）严格履行职责，杜绝侥幸心理

严格执行无菌技术操作规程等医院感染管理的各项规章制度；掌握抗感染药物临床合理应用原则，做到合理使用；掌握医院感染诊断标准，发现医院感染病例及时送病原学检验及药敏试验，查找感染源、感染途径，控制蔓延，积极治疗患者，如实登记和报告，发现医院感染流行时应及时报告，积极采取控制措施并协助做好调查；发现法定传染病时应按《中华人民共和国传染病防治法》规定的程序及时报告；积极参加医院感染防控知识和技能的培训，掌握有关防护知识，正确进行各项诊疗技术操作，预防锐器伤。

（三）规范消毒药械、一次性使用医疗用品以及临床抗感染药物合理应用的管理

1. 消毒药械的管理

(1) 医院感染管理委员会负责对全院使用的消毒药械进行监督管理，医院感染管理科具体负责对消毒药械的购入、储存和使用等实施规范的督查，至少每季度一次，检查结果及时报告有关部门。

(2) 采购部门应根据主管部门会同医院感染管理委员会对消毒药械选购的审定意见进行采购。按照国家有关规定，查验必要证件，了解并掌握医疗器械、消毒产品的标签、标识、标注以及包装要求等，保证进货产品的质量。由专人负责建账、登记和备案。

(3) 采购部门必须从持有有效的《医疗器械经营企业许可证》的经营企业采购二类、三类医疗器械。

(4) 医院自配消毒药剂时，应严格按照无菌技术操作规程和所需浓度准确配制，并按要求登记配置浓度、配置日期和有效期等，以备查验。

(5) 医疗器械管理部门应对临床使用的大型消毒器械进行定期维护，发现问题及时处理，至少每半年一次。

(6) 各临床科室应准确掌握消毒灭菌药械的使用范围、方法和注意事项；掌握消毒灭菌药剂的使用浓度、配置方法、更换时间、影响消毒灭菌效果的因素等，发现问题及时报告。

(7) 医院采购消毒剂，必须及时索取卫生行政部门颁发的消毒产品生产企业卫生许可证和卫生许可批件，同时注意查验消毒剂的标签说明和包装等是否符合要求。进货时需索取同批号消毒剂的检验合格报告（证书）。

2. 一次性医疗用品的管理

(1) 医院所用一次性医疗用品必须符合国家规定的准入要求，由医院采购部门统一集中采购，任何科室和个人不得私自采购和使用。科室开展新项目所需引进的设备、材料等必须事先向主管部门申报，提交医院感染管理委员会审核，经分管院长或医疗机构负责人批准后，由采购部门集中办理。

(2) 医院采购一次性使用无菌医疗用品，必须从取得省级以上药品监督管理部门颁发的《医

疗器械生产企业许可证》《医疗器械产品注册证》含相对应规格产品的《制造认可表》《医疗器械注册登记表》的生产企业，或取得《医疗器械经营企业许可证》的经营企业购进合格产品。进口的一次性医疗用品应具有国家食品药品监督管理部门颁发的《医疗器械产品注册证》含相对应规格产品的《医疗器械产品注册登记表》(进口)。购买前必须索取上述证件。

(3) 采购部门必须对每次购置的产品进行质量验收，订货合同、发货地点以及货款汇寄账号应与生产企业 / 经营企业相一致，并查验每箱 (包) 产品的同批产品检验合格证、生产日期、消毒或灭菌日期以及产品标识和失效期；进口的一次性导管等无菌医疗用品应有灭菌日期和失效期等中文标识。

(4) 采购部门专人负责建账登记，熟悉并掌握一次性使用医疗器械和器具的标签、标识、标注及包装要求等，保证进货产品的质量。记录每次订货与到货的时间、生产厂家、供货单位、产品名称、数量、规格、单价、产品批号、消毒或灭菌日期、失效期、出厂日期、供需双方经办人姓名等资料，以备查验。

(5) 一次性使用无菌医疗用品应统一存放，专人保管。物品存放于阴凉干燥、通风良好的货架上，距地面 > 20 cm，距墙壁 > 5 cm，距屋顶 > 50 cm，不得将包装破损、失效或霉变的产品发放给使用科室。

(6) 科室使用前应仔细检查小包装有无破损、失效、产品有无不洁净等，对不合格产品或质量可疑产品应立即停止使用，并及时报告采购部门和医院感染管理部门，由采购部门报告当地药监管理部门，不得做自行退货、换货处理。

(7) 一次性无菌医疗用品使用中若发生热源反应、感染或其他异常情况时，必须留取样本送检，按规定详细记录，报告医院感染管理科、药剂科和采购部门及时处理。

(8) 一次性使用注射器、输液 (血) 器、输液针、静脉留置针等，应由供应室从消毒药械管理部门领取后全院统一发放与管理，各科室使用后按感染性 / 损伤性医疗废物的管理要求进行处置，供应室不得回收废弃物。

(9) 一次性血液透析器和介入导管等不得重复使用。使用后按感染性 / 损伤性医疗废物的管理要求进行妥善处置。

(10) 医院感染管理部门须履行对一次性使用无菌医疗用品的采购、使用、贮存和回收处理的督查职责，每季度至少检查一次。加强对临床、医技科室等使用中的消毒药械和器具的督查，确保消毒产品使用安全。

3. 临床抗菌药物合理应用的管理

(1) 建立全院抗菌药物临床应用管理组织机构，在院长直接领导下，建立权责明晰、分工合理的控制体系，以保证抗菌药物合理应用工作的实施。

(2) 制订抗菌药物临床应用分级、分线管理制度和预警制度，将抗菌药物合理应用纳入医疗质量和综合目标管理考核体系。

(3) 制订本单位抗菌药物临床应用实施细则，各临床科室应结合自身实际，制订具体措施。

(4) 开展抗菌药物临床应用的监测，包括血药浓度和耐药菌的监测，逐步建立符合标准的临床微生物实验室，建立室内质量控制标准，提高临床感染性疾病的治疗能力。

(5) 加强合理用药管理，重点考评特殊使用抗菌药物的选用和预防性使用抗菌药物、围术期使用抗菌药物。

(6) 医院发布限制性使用与特殊使用抗菌药物的通告每年不得少于两次。每月对使用量位于前 10 位的抗菌药物实行跟踪调查制度,分析评价不符合分级使用规定的处方,坚决遏制不合理用药。

(7) 医院感染管理部门应积极参与临床合理使用抗菌药物的管理,参加医院感染疑难病例的会诊、讨论及患者的诊治工作,以提高医院感染病例的治愈率。

(8) 抗菌药物使用率原则上应控制在 50% 以下。提高抗菌药物使用前的临床标本送检率,三级医院应达到 60% 以上,二级医院应达到 50% 以上。

三、重点部门医院感染的预防

(一) 普通门(急)诊

急诊科应与普通门诊分开,自成体系,设单独出入口;制订门(急)诊医院感染管理和预检分诊制度;定时开窗通风,保持空气清新,地面湿式清扫;急诊监护仪器表面、诊桌、诊椅、诊床、平车以及轮椅等应每日擦拭消毒,污染后及时消毒;严格执行无菌技术操作规范;与患者皮肤黏膜直接接触的物品应"一人一用一消毒";一次性使用医疗用品必须在消毒灭菌有效期内使用;使用中的消毒液保持有效浓度,定期监测,记录完整;定期对各类无菌物品的灭菌效果进行监测;保洁工作"定人、定岗、定工具",工具不得跨区使用;配置非手接触式洗手设备;工作人员按规定着装防护;医疗废物规范处置。

(二) 感染门诊

除按普通门(急)诊要求外,应设置独立的挂号室、收费室,呼吸道(发热)、肝病和肠道疾病候诊区和诊室、治疗室、隔离观察室、检验室、X 线检查室、药房(或药柜)、专用卫生间;及时为呼吸道和发热患者提供口罩,诊室做好消毒工作。

(三) 感染病房

"蓝区"(清洁区、潜在污染区、污染区)划分明确、标识清楚;设置相对独立,可根据当地传染病发生特点设置科室,如杂病科、腹泻病科和肝病科等;有条件时,可单独设立呼吸道疾病科,严格执行消毒隔离技术规范;加强患者、陪护和探视人员管理,严格限制处于传染期患者的活动范围,并提供基本防护用品(隔离垫、口罩和鞋套等);病室内配备非手接触式洗手设备;诊疗器械、餐具、便器和痰缸等固定使用,用后及时消毒处理;病室湿式清扫,加强通风,保持空气清新,一床一套(巾);保洁工作"定人、定岗、定工具",抹布、地拖等"一人一巾一用一消毒";患者卫生被服及时更换,污物先消毒,后清洗,再清点;医疗废物规范处置;严格终末消毒;工作人员按规定着装,做好个人防护。

(四) 治疗室、处置室、换药室、注射室

布局合理,分区明确,标识清楚;医务人员按规定着装,做好个人防护;严格执行无菌技术操作规程;无菌物品应按灭菌日期专柜存放;抽出的药液、开启的无菌液体须注明时间,超过 2 小时不得使用,各种溶媒提倡使用小包装,启封抽吸后超过 24 小时不得使用;碘酒、乙醇等应密闭、避光保存,每周更换 2 次,容器每周灭菌 2 次;治疗车、换药车物品摆放有序,配有快速手消毒剂;治疗处置按一般患者、感染患者的顺序进行,换药操作应按清洁伤口、感染伤口、隔离伤口依次进行,特殊感染伤口应就地(诊室或病房)严格隔离,处置后严格终末消毒；每日清洁、消毒物表和地面；医疗废物规范处置。

（五）手术室

布局合理，符合功能流程和洁污分开的要求；分污染区、清洁区、无菌区，区域间标识清楚；天花板、墙壁、地面无裂隙，表面光滑，有良好的排水系统，便于清洗和消毒；手术室内应设无菌手术间、一般手术间、隔离手术间，隔离手术间应靠近手术室入口处，每个手术间限置一张手术台；手术器具及物品必须一用一灭菌，能压力蒸汽灭菌的应避免使用化学灭菌剂浸泡灭菌，备用刀片、剪刀等器具可采用小包装压力蒸汽灭菌；麻醉用器具应定期清洁、消毒，接触患者的用品应一用一消毒，严格遵守一次性医疗用品的管理规定；洗手刷应一用一灭菌；医务人员必须严格遵守消毒灭菌制度和无菌技术操作规程；严格执行卫生、消毒制度，必须湿式清洁，每周固定卫生日；严格限制手术室内人员数量；隔离患者手术通知单上应注明感染情况，严格隔离管理，术后器械及物品双消毒，标本按隔离要求处理，手术间严格终末消毒；接送隔离患者的平车应专车专用，用后及时消毒，车轮应每次清洁，车上物品保持清洁；手术废弃物品须置黄色或有明显标识的塑料袋内，密闭运送，并无害化处理。

（六）重症监护治疗病房

布局合理，空气清新，治疗区、监护区分设，配备非手接触式洗手设备；感染患者与非感染患者分开安置，特殊感染患者应单独安置；工作人员按规定着装做好自身防护，患有感染性疾病时不得进入；严格执行无菌技术操作规程；注意患者各种留置管路的观察、局部护理与消毒，加强监测；严格监护仪器、卫生材料及患者用品的消毒与管理；严格探视、陪护管理；医疗废物规范处置。

（七）血液透析室

设置在清洁、安静的区域，布局合理，辅助用房充足，区域划分明确，标识清楚；患者透析前严格乙肝、丙肝及艾滋病等筛查；传染病患者应在隔离透析间内进行，固定床位，专机透析；急诊患者应专机透析；医务人员按规定着装，严格遵循无菌技术操作；加强透析液制备过程、透析液和透析用水管理，设备定期消毒、冲洗，定期监测消毒效果；严格执行一次性使用无菌医疗用品的管理制度；严密观察患者透析时的临床情况，对发热患者及时进行血培养并采取控制措施；严格探视和陪护管理；医疗废物规范处置。

（八）消毒供应室

所有工作人员必须掌握消毒灭菌知识与技能，严格区分污染物品、清洁物品和无菌物品，严格划分污染区、清洁区和无菌区，人流、物流分开，由污到洁，不得逆流与穿梭；各种物品车要有"洁""污"标记，专车专用，发放和回收无菌物品车，使用前后须经消毒处理；无菌物品的储存架、柜，每日擦拭消毒；各种包布要"一用一洗一更换"，保证无破损；所有无菌物品均需存放于无菌室，应注明名称、灭菌日期和有效期等，夏季贮存期为一周，冬季贮存期为1～2周，过期物品一律不得发放和使用；一次性注射器、输液器发放时，要注意检查有效期，不得重复使用，使用后须消毒处理和毁形处理；一次性注射器、输液器的回收严格按照《医院消毒供应室验收标准》有关要求执行。

（九）口腔科

设器械清洗室和消毒室；保持室内清洁，每天操作结束后应进行终末消毒处理；工作人员操作前后必须认真洗手，操作时必须戴口罩、帽子和护目镜；器械消毒灭菌应按照"去污染－清洗－消毒、灭菌"的程序进行；凡接触患者伤口和血液的器械用后均应严格灭菌，常用口腔科检查器、充填器、托盘等用后均应消毒；器械尽量采用物理灭菌法灭菌，如快速压力蒸汽灭菌器，如使用化学灭菌剂，每日必须进行有效浓度测定；麻药应注明启用日期与时间，启封后使用时间不得超过 24 小时，现用现抽，尽量使用小包装；修复技工室的印模、蜡块、石膏模型及各种修复体应使用中效以上消毒剂消毒；X 线照相室应严格控制拍片中的交叉感染；医疗废物规范处置。

（十）输血科（血库）

布局合理，区域划分明确，标识清楚；血液、试剂必须经国家许可；严格执行《医疗机构临床用血管理办法（试行）》和《临床输血技术规范》；保持环境清洁，每日清洁台面、地面，污染时及时消毒处理；输血冰箱专用，定期（每周 2 次）清洁消毒；工作人员上岗前应接种乙肝疫苗，定期查体，接触血液必须戴手套，脱手套后认真洗手或消毒，一旦发生体表污染或锐器刺伤，应及时处理；医疗废物就地无害化处理。

（十一）检验科（实验室）

区域划分明确，标识清楚，工作人员按规定着装；严格执行无菌技术规程；无菌物品在有效期内使用，开启后使用时间不得超过 24 周；报告单应先消毒后发放；每天对室内空气、物表和地面等进行常规消毒处理；菌种、毒种规范保管，病原体的培养基、标本和菌种、毒种保存液等就地无害化处理。

（十二）内镜室

设诊查区、洗涤消毒区、清洁区；保持室内清洁，操作结束后严格进行消毒处理。工作人员积极参加预防医院感染相关知识和技能的培训。进入人体无菌组织或器官的内镜，如脑室镜、胸腔镜、腹腔镜、关节镜等必须灭菌。消化道内镜、呼吸道内镜、阴道镜等必须消毒，活检钳应灭菌处理，提倡使用一次性活检钳。进行内镜诊治前，需对患者进行乙肝、丙肝和艾滋病筛查，HBsAg 阳性者、已知特殊感染者或非特异结肠炎患者等，应使用专用内镜或安排在每日检查的最后；用后的内镜及附件应立即去污染、清洁，清除管道中的血液、黏液及活检孔和抽吸孔内的残留组织，洗净的内镜应沥干水分后再进行消毒。内镜的消毒须使用高效消毒剂，如 2% 戊二醛消毒浸泡 30 分钟，消毒后用无菌蒸馏水彻底冲洗，内镜、活检钳的灭菌用环氧乙烷或 2% 戊二醛浸泡 10 小时。肿瘤患者用过的内镜应先常规清洗、消毒，再用毛刷刷洗，乙醇消毒。消毒后的内镜，储存前先干燥处理，再悬挂保存于无菌柜内。工作人员操作和清洗内镜时，应穿防渗透工作外衣，戴橡胶手套，护目镜和面罩，工作人员应接种乙肝疫苗。每日监测使用中的消毒剂的有效浓度，并记录保存，低于有效浓度时须立即更换。

（十三）导管室

执行手术室的管理规定；患者进行导管诊疗前，应进行乙肝、丙肝和艾滋病筛查；器械、用品、用具必须一人一用一清洗、灭菌。执行一次性使用无菌医疗用品的管理规定，可复用导管应经高效消毒剂加酶消毒处理。导管应编号、记录使用情况，用过的各类导管经高效消毒剂消毒后，用高压水枪冲洗；检查导管的长度，表面是否光滑、打折，用放大镜检查有无裂痕、管道有无阻塞；用含酶清洗液浸泡、清洗、蒸馏水高压冲洗、高压气枪干燥、用密封袋密封，环氧乙烷灭菌，注明灭菌日期及失效期；电极导管要检查测试导电性，并记录结果；传染病患者用过的导管不得重复使用。

（十四）营养室

布局合理，设专用通道和出入口；应有消毒、更衣、盥洗、通风、冷藏、防腐、防尘、防鼠、防蝇、洗涤、污水排放和垃圾存放等设施设备；操作间、厨房进入口、厕所（应有挂工作服设备）等处应配备洗手装置；炊事人员住宿区应与营养室分开；厨房配置、卫生管理、食品与食具卫生，对工作人员的要求等参照《食品卫生法》和有关卫生标准执行；工作人员上岗前应进行体检、培训。炊事员每年定期体检复查和培训；工作期间按规定着装，到医疗区送餐应更换工作服；严格采购制度，不得采购、加工、制作和销售过期、霉变、腐烂食品和原料；制订饮食操作及消毒的标准化程序，保证食品在加工制作、贮存、运送、发放过程中不遭受污染；应有效实施生熟分开措施。严格执行食品留验制度，发现问题立即报告。

（十五）洗衣房

医院布草是指医院内被洗涤的所有织物，包括患者衣物、床单、病房布巾、手术布巾、医务人员工作服等。

感官要求：外观整洁、无污渍、无异味、无异物、无破损。

微生物学指标：细菌总数 $\leqslant 200 \, cfu/cm^2$，不得检出致病微生物。

布局要求：严格按分区，包括污染区（清点、分类、清洗和污车存放处）和清洁区（烘干、熨烫、修补、折叠、储存、发放及洁车存放处等）；两区之间应有实际隔离屏障，并有明显标识。

人流、物流应洁污分开，物流由洗涤区→烘干区→清洁衣物存放处，由污到洁，顺行通过，不得逆流。

四、医院感染的报告与控制

（一）报告时限

出现医院感染散发病例时经治医师应及时报告本科室医院感染管理小组负责人，并于24小时内填写《医院感染病例报告卡》报医院感染管理科，医院感染管理科应对上报病例进行核实，并与临床医师、护士共同查找感染原因，采取有效的控制措施。

（二）报告流程

出现医院感染流行趋势时所在科室应立即报告医院感染管理科，并上报分管的医院领导和医务、护理等行政管理部门，医院感染管理科应于第一时间到达现场进行调查处理，采取有效措施，控制医院感染的暴发。

（三）紧急报告

医疗机构经调查证实发生以下情形之一时，应当于12小时内向所在地的县级地方人民政府卫生行政部门报告，并同时向所在地的疾病预防控制机构报告。

1.5例以上医院感染暴发。

2.由于医院感染暴发直接导致患者死亡。

3.由于医院感染暴发导致3人以上人身损害后果。

（四）特殊报告

医疗机构发生以下情形之一时，应按照《国家突发公共卫生事件相关信息报告管理工作规范（试行）》的要求进行报告。

1. 10 例以上的医院感染暴发事件。

2. 发生特殊病原体或者新发病原体的医院感染。

3. 可能造成重大公共影响或者严重后果的医院感染。

（五）医院感染控制

医疗机构出现医院感染流行或暴发趋势时，应采取九个方面的控制措施：临床科室必须及时查找原因，协助调查，并执行控制措施；医院感染管理部门必须协同检验科微生物室人员及时进行流行病学调查处理。基本步骤为证实流行或暴发；对怀疑患有同类感染的病例进行确诊，计算其罹患率，若罹患率显著高于该科室或病房历年医院感染一般发病水平，则证实有流行或暴发；对感染患者、接触者、可疑传染源、环境、物品、医务人员及陪护人员等进行病原学检查，查找感染源；对感染患者及周围人群进行详细流行病学调查，查找引起感染的因素；制订和组织落实有效的控制措施，包括对患者做适当治疗，进行正确的消毒处理，必要时隔离患者甚至暂停接收新患者；分析调查资料，对病例的科室分布、人群分布和时间分布进行描述；分析流行或暴发的原因，推测可能的感染源、感染途径或感染因素，结合实验室检查结果和采取控制措施的效果综合做出判断；及时完成调查报告，总结经验，制订防范措施。

医疗机构发生的医院感染属于法定传染病的，应当按照《中华人民共和国传染病防治法》和《国家突发公共卫生事件应急预案》的规定进行报告和处理。

发生特殊病原体或者新发病原体的医院感染时，除采取上述措施外，医疗机构应严格遵循标准预防，积极查找病原体，加强消毒隔离和医务人员职业防护措施；明确病原体后，再按照该病原体的传播途径实施相应的消毒隔离措施，确保不发生新的医院感染病例。

第四节　传染病医院医务人员的防护

20 世纪 70 年代后，全球发生 30 余种新发传染病的暴发流行，20 世纪几次较大的流感暴发以及 2003 年的 SARS 流行，都发生过大规模的医务人员感染。文献报道，医疗机构工作人员 HBV 的概率比普通人群高 2～3 倍。健康的医务人员感染 80%～90% 是由针刺伤所致，HBV、HCV 和 HIV 会由污染的针头或锐器传染给被刺伤者。因此，传染病医院要规范和加强医务人员职业安全保护，提供必要的防护用品，针对感染的危险因素进行防范，医务人员也应当提高职业安全意识，正确实施安全防护措施，严防交叉感染，预防职业性的健康损害。

一、建立健全规章制度，强化医护人员防护知识培训

传染病医院应建立职业暴露管理组织机构，定期研究职业暴露存在的问题和解决措施；医院组织制订医务人员职业暴露的有关规章制度和技术规范；督促检查医务人员职业暴露防护措施的落实情况。

对医务人员实施防护知识培训，是减少职业暴露的主要措施。传染病医院应定期进行在职培训和教育，全面推广标准预防，制订各种预防职业损伤的工作指南和防范制度，改变医务人员的不安全行为，并把职业安全作为在校教育和继续教育的考核内容。医院主动为员工建立健康档案，定期进行健康查体和必要的预防接种。

科学、规范的培训可减少或杜绝职业暴露。因此，要制订培训计划和培训大纲（包括常见传染病的预防、医院建筑布局与要求、各科室职能与收容范围、职业暴露与危害、意外暴露处理方法和流程、个人防护装置的种类和使用及使用范围等）。特别是由于新发传染病的不可预知性，医护人员对预防知识缺乏全面了解，在新发传染病出现之初即需组织相关医护人员重点培训。医院各部门领导必须确保让所有有职业性接触的员工接受培训。初到有可能发生职业暴露工作岗位之前的员工，要先培训后上岗，并落实继续教育措施。当员工的工作岗位发生变动时，医院应进行随机培训。培训内容和培训模式适合员工的文化水平和实际工作需要。培训记录应包括培训日期、培训内容、培训教师姓名和职业、参训人员的姓名与职业等。

医院作为疫情防控的前沿阵地，最先接触大批感染者，在病原不明的情况下，对医务人员容易造成直接伤害。从门诊接诊至病房隔离治疗各个环节，医务人员需掌握并实施严格的防护程序，是控制传染病流行的重要环节。

1.门诊接诊防护

(1)发热门诊布局：发热门诊设清洁区、半污染区和污染区。清洁区设医护人员个人防护专柜，医护人员着隔离衣、帽；半污染区为清洁区通向污染区的走廊，内设污染隔离衣存放桶、消毒液；污染区设护士工作台、抽血室及医生诊室、专用药房、放射摄片室、急诊检验室（设密闭双层传递窗口）、留观病房。污染区均设负压装置。

(2)医护人员进入及离开工作区流程。

(3)接诊患者程序：患者至发热门诊后，护士先发给患者及陪同人员口罩，并实名登记个人资料，详细询诊；疑似患者单人单间病房隔离观察，确诊患者按照相关程序立即上报并转至病房隔离治疗，可多人一间病房。除学龄前儿童患者外，不得留陪护人员。

2.病房内防护

(1)隔离病房布局：隔离病房应设有外走廊，病房与各缓冲间之间的走廊设有隔断。病区设更衣室、第一缓冲间、第二缓冲间、医护办公区（潜在污染区）、第三缓冲间、消毒区、第四缓冲间。

(2)患者转运：经门诊确诊的患者由专用通道经外走廊转入病房接受隔离治疗，康复后经外走廊通道离院，不得穿过医护工作区。

(3)医护人员进入"及"离开工作区流程。

(4)临床检验及研究标本管理：门诊患者在医生诊疗完毕后由护士在操作间取标本，住院患者在病房取标本，用专用标本盒送至检验科。

二、传染病医院医务人员防护措施

1.标准预防

标准预防是针对医院所有患者和医务人员采取的一组预防感染措施，是指认定患者血液、体液、分泌物、排泄物等均具有传染性，医务人员在接触上述物质时，必须采取防护措施，包括手卫生，根据预期可能的暴露选用手套、隔离衣、口罩、护目镜或防护面罩，以及安全注射。同时，还应根据疾病的传播途径采取空气、飞沫、接触隔离措施。

(1) 标准预防的特点：强调双向防护，即防止疾病从患者传至医护人员，又要防止疾病从医护人员传至患者；既要防止血源性疾病的传播，也要防止非血源性疾病的传播；根据疾病的主要传播途径，采取接触隔离、空气隔离和飞沫隔离。

(2) 标准预防的操作原则：标准预防针对所有的患者实施诊断、治疗、护理等操作的全过程，包括穿戴合适的防护用品，处理患者环境中污染的物品与医疗器械。不论患者是否确诊或感染可疑传染病，都要采取标准预防。在诊疗、护理操作过程中，有可能发生血液、体液飞溅到医务人员面部时，医务人员应当戴具有防渗透性的口罩、防护眼镜；有可能发生血液、体液大面积飞溅污染医务人员身体时，还应当穿戴具有防渗透性的隔离衣或围裙。

医务人员手部发生破损，在进行有可能接触患者血液、体液的诊疗或者护理操作时必须戴双层手套。戴手套操作过程中，要保持充足的光线，并特别注意避免被针头、缝合针、刀片等锐器刺伤或划伤。使用后的锐器应当直接放入耐刺、防渗透的锐器盒，或者利用针头处理设备进行安全处理，也可以使用具有安全性能的注射器、输液器等医用锐器，以防刺伤。禁止将使用后的一次性针头重新套上针头套。禁止用手直接接触使用后的针头、刀片等锐器。保证废弃物的正确处理。废弃物处理过程中必须注意：运输废弃物的人必须戴厚质乳胶清洁手套；处理体液废弃物必须戴防护眼镜。

(3) 标准预防技术：包括洗手、戴手套、穿隔离衣、戴防护眼镜和面罩等防护措施。医务人员进行有可能接触患者体液、血液的诊疗和护理操作时必须戴手套。操作完毕，脱去手套时应立即洗手，必要时进行手消毒。

1) 洗手和手卫生：制订并落实医务人员手卫生管理制度。对医院职工开展全员性培训，增强预防医院感染的意识，掌握手卫生知识，保证洗手与手消毒效果。配备有效、便捷的手卫生设备和设施：流动水、洗手液、速干手消毒剂和非手接触式水龙头和干手设备等。用于洗手的皂液应置于洁净的容器内，容器应定期清洁和消毒。对容器进行清洁消毒时，容器内剩余的皂液应弃去，禁止将皂液直接添加到未使用完的容器中。使用固体肥皂时，应当保持肥皂干燥。

外科手卫生设施配置除必须符合上述要求外，洗手池应设置在手术间附近，大小适度，易于清洁，洗手池水龙头的数量应根据手术台的数量设置，不应当少于手术间的数量，间隔适宜。用于刷手的海绵、毛刷等用具，应当一用一灭菌或者一次性使用，洗手池应当每日清洁。

医务人员应掌握正确的六步洗手法，彻底洗净双手。在频繁接触患者的诊疗过程中，当手无可见污物时，可以使用速干手消毒剂代替洗手；当接触传染患者或被感染性物质污染后，应当先用流动水冲净双手，然后再使用速干手消毒剂。进行外科手消毒时，禁止指甲化妆、佩戴假指甲和戒指等饰物。选用的手消毒剂应当符合国家有关规定：对皮肤刺激性小、无伤害并有较好的护肤性能。外科手消毒剂的出液器应当采用非手触式，洗手后应使用无菌巾擦手，盛装无菌巾的容器应当干燥、无菌。当可能接触患者的血液、体液、分泌物、排泄物和污染的器械后应立即洗手。即使操作时戴着手套，脱去手套后也应及时洗手，在两个患者之间或接触同一患者身体的不同部位时均应洗手。日常工作时卫生洗手，应使用普通肥皂，快速洗手。为控制暴发，应使用抗菌剂或防腐去污剂洗手。

2) 个人防护用具：各种类型的口罩、护目镜、面罩、隔离衣的防护用品根据不同的传播途径和隔离要求单独使用或组合使用，以提供屏蔽保护。

3) 医疗废物：医疗废物处置必须严格遵守"分类收集、专区存放、密闭运送和集中处置"的原则；医院检验和研究机构产生的医疗废物必须就地无害化处置；严格污染物入袋制度，不同类别的污染物分别使用不同颜色、有标识的污染袋分开收集 (普通生活垃圾用黑色垃圾袋盛放、医疗垃圾用黄色垃圾袋盛放)，污染袋未破损，或袋外未被污染，单层即可，否则需要双层袋，并按规定无害化处置。

4) 传染性患者的运送：限制烈性传染病患者或重要的微生物感染的患者离开隔离室是减少传染病在医院传播的唯一目的，患者在十分必要时方可离开病室。有必要转移或检查及手术时，患者及运送人员都要有一定的防护，以防传播和扩散。接收者必须预先知道患者到达时间及隔离预防要求，双方必须严密协作，才能保证安全。

5) 耐用设备处理：污染设备和物品从隔离病房运出时，要装在污物袋内，以防止与其他患者接触或污染环境。袋子如果不易破损，或袋外未被污染，单层就可以，否则需要双层袋。应有防水渗出功能、防止污染的污物袋要有标识，并按规定销毁处理。

手持针头和利器时，不要让锐器面对着他人；在为不合作患者注射时，应取得他人的协作；使用后的针头不可再套回原针帽内，如果一定要套回，则采用单手复帽技术，针头用后不应放在治疗台上，应立即弃于防水、防刺的容器内；针头不可折断或弯曲；不要将裸露的针头直接弃于垃圾桶内，不要徒手处理破损的玻璃。

6) 卫生被服处理：污染的敷料应尽量少接触，也不要搅动；用后的敷料被服应装入污物袋内，标记后运出病房，先消毒，后清洗，再清点；对特殊传染患者用过的敷料应装袋、标记或用规定的特殊颜色的专用袋，严格消毒处理。

7) 餐具：对餐具设有专门的预防措施，任何可以使餐具清洁的方法均适用，如医院洗碗机 (热消毒) 配以去污剂充分洗干净，即可起到消毒作用。

8) 日常工作和终末处理：一般患者住过的房间、使用过的床单位及设备为预防感染的传播，应采用医院规定的相同卫生处理程序，达到日常清洁的标准。除非特殊感染患者，具有传染性微生物的污染严重，在彻底清洁的基础上，适当的消毒床单位、设备和环境的表面 (桌面、窗台、床栏杆、轮椅、洗脸池、门把手、水龙头、电源开关等)。能在污染环境中较长时间生存的致病微生物感染的患者或定植的病原体接触过的设施、器物及被患者的分泌物、血液、体液等污染的物品必须达到充分、有效地 (针对患者患病的致病微生物) 清洗、消毒。其方法、清洁的频率和使用的产品应由医院决定。

(4) 标准预防隔离措施

隔离原则：在标准预防的基础上，医院应根据疾病的传播途径 (接触传播、飞沫传播、空气传播、生物媒介传播) 并结合本院的实际情况，制订相应的隔离措施。一种疾病可能有多种传播途径时，应在标准预防的基础上，采取相应传播途径的隔离与预防。隔离病室应有隔离标志，并限制人员的出入。黄色为空气传播的隔离，粉色为飞沫传播的隔离，蓝色为接触传播的隔离。传染病患者或可疑传染病患者应安置在单人隔离房间。受条件限制的医院，同种病原体感染的患者可安置于一室。

隔离措施：

1) 医务人员的防护：医务人员应严格按照区域流程，在不同的区域，穿戴不同的防护用品，离开时按要求摘脱，并正确处理使用后的物品；接触隔离者的血液、体液、分泌物、排泄物等物质以及手部皮肤损伤时，应戴手套；离开隔离病房前，接触污染物品后应摘除手套，洗手和（或）手消毒；进入确诊或可疑传染病患者的房间时，应戴帽子、医用防护口罩；进行可能产生喷溅的诊疗操作时，应戴护目镜或防护面罩，穿防护服；进入隔离病室前，应脱下隔离衣。

2) 空气隔离：接触经空气传播的疾病，如肺结核、水痘等，在标准预防的基础上，还应采用空气传播的隔离与预防。患者无条件收治时，应尽快转送至有条件收治呼吸道传染病的医疗机构进行收治，并注意转送过程中医务人员的防护；当患者病情允许时，应戴外科口罩，定期更换；并限制其活动范围；严格空气消毒。

3) 飞沫隔离：接触经飞沫传播的疾病，如百日咳、白喉、流行性感冒、病毒性腮腺炎、流行性脑脊髓膜炎等，在标准预防的基础上，还应采用飞沫传播的隔离预防。患者应减少转运；当需要转运时医务人员应当注意防护，患者病情允许时，应戴外科口罩，并定期更换；应限制患者的活动范围。患者之间、患者与探视者之间相隔距离在 1 m 以上，探视者应戴外科口罩。加强通风，或进行空气的消毒。

2. 血源性传染病职业暴露的预防

我国是乙型肝炎高发区，人群 HBsAg 携带率为 9.75%，HCV 感染率为 3%，HIV 感染者达 84 万，而且还在不断攀升。虽然国内的传染病医院主要收治以病毒性肝炎为主的各种肝病和其他种类的国家法定传染病，尤其以慢性病毒性乙型肝炎患者居多，但门诊和住院患者中不乏 HIV 携带者或 AIDS 患者。目前，我国 HIV 感染者中男性与女性的比例已经接近 4：1，按照国际的经验，男女比例大致平衡时，就意味着艾滋病已经在普通人群中流行。因此，医务人员患血源性传染病多因意外接触患者血液或其污染物所致，一旦感染或发病会给其身心及家庭带来不幸。到目前为止，血源性传染病尚无特效的治疗药物，故采取有效的预防措施是十分必要和紧迫的。

(1) 树立全面预防的观念：把每一例患者的血液、体液和分泌物等，均按有传染性的物质来对待；建立职业暴露应急处理规范和管理制度；严格执行消毒隔离制度和技术操作规程；做好个人防护，直接接触患者的血液、体液、分泌物以及皮肤或黏膜有损伤时必须戴手套，尤其要注意戴手套不能代替洗手，摘手套后务必认真洗手；如血液、体液可能喷溅时，必须戴口罩和护目镜；正确处理锐器；采取必要的免疫预防措施，如注射乙肝疫苗等；使用安全产品，如使用负压采血管取代注射器，用留置针取代钢针和头皮针等。

(2) 采取有效措施严防锐器伤害：加强职业暴露预防知识和技能的培训，强化自我防护意识；改变危险行为，如禁止用双手分离污染的针头和注射器、弄弯针头、回套针头帽、直接传递锐器（手术中锐器用弯盘或托盘传递）、徒手携带裸露针头等锐器物以及消毒液浸泡针头等；及时将使用后的针头等锐器物立即丢弃到锐器收集容器内、禁止直接接触医疗垃圾；医院应建立针刺伤、锐器伤的登记、报告、评估、随访和预防服药等制度。

(3) 血源性传染病职业暴露后的应急处理：锐器伤发生后，戴手套者应迅速、敏捷地按常规脱去手套；立即用健侧手从近心端向远心端挤压排出血液；用流动净水反复冲洗伤口；用 0.5% 碘附或 2% 碘酊或 75% 乙醇对污染伤口进行消毒；HBV 暴露后应尽早监测抗体，并依据免疫状态及抗体水平采取相应的处理措施；3～4 周进行抗体检测，第 6～9 个月复查以判定是否感染，如果感染要检查肝功能。HIV 感染后 2 周至 3 个月为窗口期，暴露后当时、暴露后 1 个月及 6 个月进行连续监测以判定是否感染，并按规定及时按疗程服药。

3. 呼吸道传染病职业暴露的预防

呼吸道传染病是传染病医院常见的病种，部分呼吸道传染病，如鼠疫、传染性非典型肺炎、人感染高致病性禽流感等普遍易感，危害极大，必须引起高度重视。一般措施有增强体质，保证充足的睡眠，避免过度疲劳；适度运动，增强抗病能力；多摄入富含蛋白质、维生素食物；接触呼吸道传染病患者时戴口罩；适时接种疫苗，如流感疫苗等。特殊措施包括医务人员要掌握呼吸道传染病消毒隔离知识与技能，对鼠疫、传染性非典型肺炎和人感染高致病性禽流感等采取严密的隔离防护措施；定期做好消毒监测，保证消毒效果；做好空气、地面和物品表面的消毒；患者的排泄物、分泌物等须排到加盖容器中，并及时消毒处理。

4. 紫外线职业暴露的预防

紫外线灯照射是医院室内空气消毒最常用的方法之一，如果使用不当，可造成角膜炎、结膜炎、白内障、皮肤红斑水肿、水泡、光变异性反应、荨麻疹，甚至是皮肤癌等。紫外线职业暴露的预防措施包括医务人员应提高防护意识，严格操作规程，紫外线照射消毒时应有提示性标识，提醒工作人员不得进入或避免误入照射区；紫外线照射强度监测时，应戴护目镜、帽子和口罩，避免皮肤、黏膜直接暴露；紫外线灯开关应安装在室外；一旦发生意外照射，要及时处置。

5. 化学消毒剂职业暴露的预防

使用化学消毒剂消毒是传染病医院最常用的消毒方法之一，如果化学消毒剂配制、使用、保管不当，可造成支气管、皮肤、眼结膜、鼻窦、肝脏、肾脏和造血系统的损伤，故必须规范使用和严格管理。化学消毒剂职业暴露的预防措施包括工作人员应熟练掌握常用化学消毒剂的性能、功效和配制方法，严格掌握使用浓度和剂量；配制和使用化学消毒剂时要戴口罩、帽子、手套和护目镜；如不慎溅到皮肤上或眼睛里，应立即用清水反复冲洗；化学消毒剂应放置在阴凉通风处，易挥发性消毒剂要密闭保存；环氧乙烷熏蒸后的衣物、物品等须放置一定时间，待环氧乙烷气体散尽后再使用；戊二醛浸泡消毒时应严格封闭，防止气体泄露；消毒灭菌后的内镜，使用前应用无菌生理盐水冲洗干净；甲醛熏蒸消毒时，严禁人员进入，消毒后必须通风 2 小时以上，减少气体残留。

6. 化疗药物职业暴露的预防

化疗药物即肿瘤药物，医务人员对化疗药物损害身体的认识普遍不足。传染病医院收治肝癌患者非常普遍，医务人员尤其是护士在配制、操作、意外溢出、处理化疗污染物和患者排泄物时经常接触。化疗药物可通过皮肤、消化道和呼吸道等途径吸收或吸入，造成造血细胞、生殖细胞、消化道黏膜细胞和毛囊细胞的损害。因此，操作或接触时应做好防护工作。

配制的环境必须安全。应设专门化疗药物配药间，并配有空气净化装置，在专用层流柜内配药，也可使用垂直抽风或密闭橱。在一般调剂台上配药时，应铺设吸水纸，用以吸附溅出的药液，以免药液逸散至空气中，造成环境污染。

配制化疗药时，必须戴手套。割锯安瓿时应将安瓿颈部的药液弹下，打开安瓿时应垫纱布；稀释粉剂化疗药时，其溶剂应沿瓶壁缓慢注入，抽取药液时以不超过注射器容量的 3/4 为宜。

配药操作完成后用清水擦拭操作柜和台面，脱去手套后用肥皂及流动水彻底洗手。执行化疗时，应穿防渗透的隔离衣，戴手套、口罩、圆顶帽和护目镜。输注化疗药物时，输液管要先用溶剂预充，莫菲滴管加药时，应先用无菌棉球或无菌纱布围在滴管开口处，然后再加药，速度不宜过快，操作结束后应彻底洗手。如不慎溅到眼睛里应及时用大量的生理盐水、眼用平衡液或清水反复冲洗。

凡与化疗药物接触过的针头、注射器、输液管以及棉球棉签等，要收集在专用的密闭垃圾桶内统一处理。接受化疗的患者，48小时内其血液、体液、分泌物以及排泄物中都含有化疗药物，故处理时要戴帽子、口罩和手套，患者便后的便池应及时冲水 2 次。化疗患者的床单应单独处理，被污染的区域要用清水或去污粉反复清洗。凡涉及化疗的科室均应备有化疗防溢箱，内装口罩 1 个、护目镜 1 副、手套 2 双、吸水小纱垫 2 块、小扫帚 1 把，在遇到化疗药液大量溢出时，及时用防溢箱内的物品规范处理。

对病区工作的清洁员、护工等进行相关的教育。要使所有人员学会处置被化疗药物、患者血液、体液等污染的物品。工作人员应注意锻炼身体，定期体检，每隔 6 个月检查肝功能、血常规及免疫功能等，发现问题及时治疗。怀孕的工作人员应避免接触化疗药物，以免出现流产、胎儿畸形。

虽然医务人员在为患者进行化疗过程中存在一定的职业危害，但只要思想上重视，认真落实各种防护措施，化疗药物职业暴露的危害是完全可以防范的。

7. 社会、心理因素

传染病医院的医务人员经常面对和接触疾病缠身的传染病患者、传染性极强的血液、呕吐物、排泄物以及死亡患者；临床医务人员人数少、工作任务重、压力大，这些都会影响医务人员自身的情绪。随着社会对医疗护理服务要求的提高，医疗纠纷也时有发生；医务人员易患溃疡病、心脏病、偏头痛、下肢静脉曲张、胃下垂、慢性腰腿痛、慢性肝胆病等。也会产生不良的心理状态，如精神紧张、焦虑烦躁等。因此，医务人员应加强学习心理学知识，注意劳逸结合，合理安排工作和娱乐，保证足够的睡眠和良好的情绪，保持心理健康，减少心理疲劳；要学会正确对待社会偏见及各种心理困扰，积极采用回避、疏泄、转移、放松和自我暗示等方法，进行自我心理调整和心理防护。医院领导要关心、体贴医务人员，使其感受到被重视、被理解与被尊重，身心愉悦地投入工作，减少或降低因社会心理因素及工作压力对医务人员健康造成的不利影响。

8. 工作人员区域防护

医务人员上班时，必须经医院清洁通道进入更衣室，将部分清洁衣物脱掉，更换二道防护服 (上班专用内衣)，穿拖鞋；在清洁区与半污染区之间的缓冲区内穿工作服 (必要时穿防护服)、工作裤和工作鞋，戴帽子、口罩 (必要时戴手套) 进入半污染区。进病房前，在半污染与污染区之间的缓冲区内加穿隔离衣，必要时戴第二层帽子、口罩和手套以及防护镜和穿鞋套，之后再进入病房。

诊疗、护理工作结束后，在病房外的缓冲区内脱鞋套后，解隔离衣袖带、腰带，摘外层手套，解隔离衣领带、脱隔离衣，并将隔离衣里朝外卷好再放入带盖的容器内；摘防护镜，脱外层帽子，摘外层口罩、摘内层手套，分别放置在相应的容器内，清洗消毒双手后，经病区外走廊回半污染区的医护办公室 (必要时重新戴手套)。

下班前，在半污染区与清洁区之间的缓冲区内脱帽子、工作服 (或防护服)、工作裤，摘手套或清洗消毒双手后，最后摘内层口罩，分别放置在相应的容器中；再次清洗消毒双手，脱二道防护服，沐浴、更衣后离开病区。

三、医务人员防护用品的使用

1. 基本防护着装标准及适用范围

着装标准：棉质工作帽、工作服、工作裤、工作鞋。

适用范围：进入医疗区内工作的各类人员。

2. 一级防护着装标准及适用范围

着装标准：在基本防护着装标准的基础上，加戴 16 层棉纱口罩。

适用范围：进入门诊诊疗区、呼吸道传染病科室潜在污染区和其他科室污染区工作的各类人员。

3. 二级防护着装标准及适用范围

着装标准：棉纱口罩改用医用防护口罩，其余是一级防护的基础上加用护目镜、隔离衣或防护服、手套、鞋套。

适用范围：接触空气或飞沫传播的呼吸道传染病的工作人员。包括：在鼠疫、SARS、肺炭疽、不明原因的传染病以及其他特殊传染病污染区工作的各类人员；接触上述传染病患者标本、污物的工作人员；运送上述传染病患者、尸体的工作人员；参与上述传染病患者会诊、抢救的专家。

4. 三级防护着装标准及适用范围

着装标准：在二级防护着装标准的基础上，医用防护口罩改用防护面罩，特制钢丝手套 (尸检时)。

适用范围：为鼠疫、SARS、肺炭疽、不明原因的传染病以及其他特殊传染病患者、疑似患者实施气管插管、气管切开和吸痰时。

5. 个人防护用品

使用个人防护用品是用于保护医务人员避免接触感染性因子的各种屏障用品，包括口罩、手套、护目镜、防护面罩、防水围裙、隔离衣以及防护服等。防护用品应符合国家相关标准，在有效期内使用。

(1) 个人防护用品使用原则

①对所有患者和医务人员采取标准预防措施，熟练掌握和正确使用防护技术和用品；②医务人员应该根据暴露的风险选择个人防护用品：接触患者和患者的血液、体液、分泌物、排泄物等体内物质时应戴手套、穿隔离衣，扫床时应穿隔离衣，当患者的血液、体液、分泌物、排泄物等体内物质有可能溅到面部时医务人员应佩戴防护面罩；③避免使用过的个人防护用品与物体表面、衣物或病房以外的人员的接触；④使用过的个人防护用品应放入相应的废物袋中，并根据医院的制度进行处置；⑤不要共用个人防护用品；⑥为不同的患者进行诊疗或开始另一项诊疗操作时，每次均应更换个人防护用品并洗手。

(2) 个人防护用品的选择与使用

1) 帽子：分为布制帽子和一次性帽子。进入污染区和洁净环境前、进行无菌操作等时应戴帽子。被患者血液、体液污染时，应立即更换。布制帽子应该保持清洁，每次或每天更换与清洁。一次性帽子应一次性使用。

2) 口罩：纱布口罩是保护呼吸道免受有害粉尘、气溶胶、微生物及灰尘伤害的防护用品；一次性医用外科口罩；能阻止患者血液、体液和飞溅物传播，是医护人员在有创操作过程中佩戴的口罩；医用防护口罩，能阻止经空气传播的直径在 5 μm 感染因子或近距离 < 1 m 接触经飞沫传播的疾病而发生感染的口罩。医用防护口罩的使用包括密合性测试、培训、型号的选择、医学处理和维护。

一般诊疗活动，可戴纱布口罩或一次性外科口罩；手术室工作或护理免疫低下患者、自行体腔穿刺等操作时应戴一次性外科口罩；接触经空气传播或近距离接触经飞沫传播的呼吸道疾病患者时，应戴医用防护口罩。各种口罩应保持清洁，按说明书要求使用。

3) 护目镜、防护面罩：防止患者血液、体液等具有感染性物质溅到人体眼部、面部的用品。戴前应检查有无破损，装置有无松懈。每次使用后应保持清洁与消毒。

下列情况应使用护目镜或防护面罩：在进行诊疗、护理操作，可能发生患者血液、体液、分泌物等喷溅时；近距离接触经飞沫传播的传染病患者时；为呼吸道传染病患者进行气管切开、气管插管等近距离操作，可能发生患者血液、体液、分泌物喷溅，应使用全面型防护面罩。

4) 手套：应根据不同操作的需要，选择合适种类和规格的手套。

下列情况应戴手套：接触患者的血液、体液、分泌物、排泄物、呕吐物及污染物品时；进行手术等无菌操作、接触患者破损皮肤、黏膜时。

应正确戴脱无菌手套，一次性手套应一次性使用。

5) 隔离衣、防护服：用于保护医务人员避免受到血液、体液和其他感染性物质污染，或用于保护患者避免感染。应根据诊疗工作的需要，选用隔离衣或防护服。

隔离衣应后开口，能遮盖住全部衣服和外露的皮肤。下列情况应穿隔离衣：接触经接触传播的感染性疾病患者如传染病患者、多重耐药菌感染患者时；对患者实行保护性隔离时，如大面积烧伤患者、骨髓移植患者等患者的诊疗、护理时；可能受到患者血液、体液、分泌物、排泄物喷溅时。

防护服应符合 GB19082 的规定，具有良好的防水、抗静电、过滤效率和无皮肤刺激性，穿脱方便，接合部严密，袖口、脚踝口应为弹性收口。临床医务人员在接触甲类或按甲类传染病管理的传染病患者时所穿的一次性防护用品。

6) 鞋套：鞋套应具有良好的防水性能，并一次性应用。

下列情况应穿鞋套：从潜在污染区进入污染区时和从缓冲间进入负压病室时应穿鞋套。应在规定区域内穿鞋套，离开该区域时应及时脱掉。发现破损应及时更换。

7) 防水围裙：分为重复使用的围裙和一次性使用的围裙。

可能受到患者的血液、体液、分泌物及其他污染物喷溅、进行复用医疗器械的清洗时，应穿防水围裙。

重复使用的围裙，每班使用后应及时清洗与消毒。遇有破损或渗透时，应及时更换。一次性使用围裙应一次性使用，受到明显污染时应及时更换。

(3) 医用防护用品穿脱流程

①清洁区进入潜在污染区：洗手戴帽子→戴口罩→穿工作衣裤→换工作鞋后→进入潜在污染区 (手部皮肤破损时，戴乳胶手套)。②潜在污染区进入污染区：穿隔离衣或防护服→戴护目镜→戴手套→穿鞋套→进入污染区。为患者进行吸痰、气管切开以及气管插管等操作时，应戴防护面罩或全面型呼吸防护器。③污染区回潜在污染区：摘手套、手消毒→摘护目镜→脱隔离衣或防护服→脱鞋套→手消毒→进入潜在污染区。④潜在污染区回清洁区：手消毒→脱工作服摘口罩→摘帽子→手消毒，进入清洁区，卫生通过 (沐浴更衣)。

(4) 防护用品使用注意事项：医用防护口罩的效能持续应用 6 ~ 8 小时，遇污染或潮湿，应及时更换；医务人员接触多个同类传染病患者时，防护服可连续使用；接触疑似患者，防护服应每个患者之间进行更换；防护服被患者血液、体液、污物污染时，应及时更换；戴医用防护口罩或全面型呼吸防护器应进行面部密合性试验。

第五节 传染病疫苗技术及疫苗预防

疫苗的发现是人类医学史上一件最具里程碑意义的事件，疫苗的使用为人类预防传染病做出了重要贡献。采用病毒体外细胞培养技术，促进了多种减毒和灭活病毒疫苗的研制。20 世纪 50 年代的 3 价灭活和 3 价减毒脊髓灰质炎疫苗为全球消灭脊髓灰质炎提供了有力武器。科学家们还在鸡胚细胞中培养出减毒的麻疹疫苗、流行性腮腺炎疫苗和风疹疫苗，其中在人二倍体细胞中培养出的 WistarRA27/3 株风疹疫苗已在世界范围内获得推荐使用。随着生物学技术的发展，越来越多的新技术运用于疫苗领域。纯化技术促进了多个侵袭性细菌荚膜多糖疫苗的研制成功，包括脑膜炎球菌、肺炎球菌和第一代 B 型流感嗜血杆菌等疫苗，亦促进了血源性乙型肝炎等疫苗的研制成功。

一、疫苗研发策略

有效疫苗必须符合如下条件：①应用时安全无毒性，大量人群应用的疫苗，即使低水平的毒性也不能接受；②接受疫苗接种的人群必须提高比例的产生保护性免疫，成功的疫苗一般能产生长效的免疫记忆；③大量人群应用，疫苗必须廉价。

1. 病原体的分离及免疫原性研究

为防治疾病的需要，需分析病因和病原，如为传染病，先分离病原体 (细菌、病毒、真菌或寄生虫)，进而研究在自然感染过程中机体免疫系统所引起的反应，从而确定免疫原。根据不同情况，若致病微生物可以体外培养，可先试验灭活的全颗粒疫苗，由于灭活过程中可能破坏了有用抗原或者其他成分，有时死疫苗效果不理想，则可试验减毒活疫苗，即将病原微生物用遗传学理论和方法使之变异成不致病但仍保留免疫力的细菌或病毒。

2. 生产工艺选择

有时病原体很难在体外人工培养或培养产量较低，价格昂贵，不适合疫苗研制的需要。随着分子生物学的发展，出现了基因重组抗原的疫苗，即将有用抗原基因与其他基因重组，从而在易于人工培养的其他生物体内表达而大量制造这种抗原。能够作为表达系统又易于培养的生物体有大肠杆菌、减毒的伤寒菌、痢疾菌、卡介苗和酵母等；易于培养的组织培养细胞如CHO 等；也有重组于无毒的病毒如痘苗病毒和昆虫病毒，然后以这些病毒的宿主组织培养细胞大量制造抗原；也有以转基因动植物来制造抗原的。

3.临床前试验

在实验室确定和制造出可能作为疫苗的抗原，无论是全颗粒的或亚单位的，均应做各种体外试验，包括纯培养、化学、生化纯度及抗原性等，同时选择合适的动物模型进行安全性和免疫原性试验。

4.临床试验

各种结果都满意时，申请新药临床试验 (IND)。IND 被批准后，在管理机构的监管下按顺序进行 I、II 和III期临床试验。各期临床试验的设计及结果处理均应依照科学原则进行。

5. III期临床试验

结果证明疫苗安全性和有效性后，生产厂家申请生产执照，得到有关部门批准后进行生产。试生产的疫苗一般还要做追踪临床观察。

一种新疫苗的研制需多年的过程，受微生物学和化学的各种因素影响，在历史上曾多次出现安全事故。因此，在历史经验教训的基础上，逐渐建立了一套完整的管理制度，即 GMP、GLP 和 GCP 等。疫苗的研制必须严格遵守相应制度进行。

二、疫苗的分类

目前用于人类传染病预防的疫苗有二十多种，根据技术特点分为传统疫苗和新型疫苗。传统疫苗主要包括减毒活疫苗和灭活疫苗，新型疫苗则以基因疫苗为主。以疫苗的组成而论，有灭活或杀死的全菌体或整个颗粒病毒组成的死疫苗，有经各种方式将细菌和病毒减毒的活疫苗，有抗原成分明确的亚单位疫苗，包括蛋白质为抗原的疫苗、多糖为抗原的疫苗或者多糖与蛋白结合疫苗。近年来还出现了有机化学合成的多肽疫苗、核酸疫苗。

(一) 传统疫苗

1.灭活疫苗

此类疫苗包括细菌、病毒、立克次体及类毒素制剂。死疫苗进入人体后不能生长繁殖，对机体刺激时间短，要获得持久免疫力需多次重复接种。

(1) 灭活疫苗：是指细菌、病毒或立克次体的体外培养物用化学或物理方法灭活，使之完全丧失对原来靶器官的致病力，而仍保存相应抗原的免疫原性。细菌性灭活疫苗如伤寒和副伤寒疫苗、百日咳疫苗、A 群脑膜炎球菌多糖疫苗和肺炎球菌多糖疫苗等。病毒性灭活疫苗如脊髓灰质炎灭活疫苗、甲型和乙型肝炎灭活疫苗、流行性出血热疫苗、森林脑炎灭活疫苗和正在研制中的手足口病疫苗等。

(2) 类毒素疫苗：使菌液在液体培养条件下产生外毒素，经脱毒提纯等工艺制成。这类可溶性抗原需要加入佐剂才能产生良好的免疫性。体内吸收慢，能长时间刺激机体，产生更高滴度抗体，增强免疫效果，如白喉类毒素和破伤风类毒素等。

2.减毒活疫苗

此类疫苗是用人工定向变异方法筛选出毒力减弱或基本无毒的活微生物制成减毒活疫苗，

其病原微生物极大程度地丧失致病性，但仍保留一定毒力、免疫原性及繁殖能力。制成疫苗接种人体后，使机体产生一次亚临床感染而获得免疫力。细菌性减毒活疫苗有卡介苗 (BCG、结核病)、炭疽减毒活疫苗、鼠疫减毒活疫苗等。病毒性减毒活疫苗如麻疹减毒活疫苗、脊髓灰质炎减毒活疫苗 (OPV)、流行性腮腺炎减毒活疫苗、风疹减毒活疫苗等。与灭活疫苗相比，减毒活疫苗用量较小，免疫持续时间较长，免疫效果优于死疫苗。

(二) 新型疫苗

1. 亚单位疫苗

亚单位疫苗只含有病原体的一种或几种抗原成分，而不包含病原体的其他遗传信息。亚单位疫苗可以利用体外表达系统，如大肠埃希菌、杆状病毒、酵母等大量表达所需的主要保护性抗原作为免疫原，因此具有良好的安全性，且便于规模化生产。

在研制亚单位疫苗时，首先要明确编码具有免疫原活性的目的 DNA 片段，一般选择病原体表面糖蛋白编码基因，而对于易变异的病毒 (如 A 型流感病毒) 则可选择各亚型共有的核心蛋白基因序列。其次，还必须选择合适的表达系统用来表达基因产物，表达系统主要有大肠埃希菌、酵母、昆虫细胞、哺乳类细胞、转基因动植物等。迄今研制出的亚单位疫苗，不仅有预防病毒性和细菌性疾病的，也有激素类的亚单位疫苗。比较成功的重组亚单位疫苗包括人乙型肝炎病毒亚单位疫苗 (酵母表达)，口蹄疫病毒亚单位疫苗，牛瘟病毒亚单位疫苗，猪细小病毒亚单位疫苗等。

2. 重组活载体疫苗

重组活载体疫苗是将非致病性微生物作为载体，通过基因工程的方法使之表达某种特定病原体的抗原决定簇基因，产生免疫原性。也可以是致病性微生物通过基因工程的方法修饰或去掉毒性基因，但仍保持免疫原性。在这种疫苗中，抗原决定簇的构象与致病性病原体抗原的构象相同或者非常相似。重组活载体疫苗克服了常规疫苗的缺点，兼有死疫苗和活疫苗的优点，在免疫效力上很有优势，主要有基因突变疫苗和复制性活载体疫苗。如重组卡介苗 (rBCG)、单核细胞增多性李斯特菌 (LM) 疫苗、沙门菌疫苗和大肠杆菌疫苗等。

3. DNA 疫苗

又称基因疫苗或核酸疫苗，是指将含有编码外源基因的重组质粒载体作为疫苗，直接导入动物细胞内，通过宿主细胞的转录系统合成抗原蛋白，诱导宿主产生对该抗原蛋白的免疫应答，从而使被接种动物获得相应的免疫保护。免疫应答包括细胞激活、细胞因子分泌、细胞毒淋巴细胞 (CTL) 产生以及特异性抗体形成等。DNA 疫苗从出现至今仅短短的几年，已经在疫苗的研制、免疫机制、应用及佐剂等方面取得了巨大的突破。

与其他类型的疫苗相比，DNA 疫苗有以下优点：①与减毒活疫苗和活载体疫苗一样能引起 CTL 应答，但却不存在毒力回升和散毒的危险；②免疫应答较持久，由于外源基因可以在体内存在较长时间，并不断表达外源蛋白，它可以持续地给免疫系统提供刺激；③制备简单、省时省力，同时可以把不同病原体的保护性抗原的 DNA 序列克隆到一个载体上，制成多价核酸疫苗，也可将抗原基因与某些细胞因子基因克隆到同一载体上，起到联合免疫及增强免疫的作用；④不受母源抗体干扰：DNA 疫苗可用于携带母源抗体的初生婴儿，DNA 载体不会被来自母体的抗体所识别，能进行正常性表达和诱导免疫反应，而这种母源抗体却能抑制传统活疫苗的增生；⑤不仅可用于疾病预防，而且还可以治疗疾病，如病毒性肝炎和癌症的治疗等。

同时，DNA 疫苗也具有一定的缺陷，如免疫原性低、免疫效果差和存在同宿主染色体发生整合、激活癌基因、诱生抗 DNA 抗体等潜在的危险，限制了其在临床上的应用。目前主要从以下几个方面对其进行优化：①优化核酸免疫载体，主要是增强载体表达水平及抗原的免疫原性；②优化保护性抗原编码序列，可以在一种 DNA 疫苗中导入同一病原体不同亚型或不同株的抗原；③筛选合适的免疫佐剂，增强机体的免疫应答；④选择合适的接种途径，目前基因枪是一种较好的方法；⑤改进分离纯化工艺，超螺旋质粒 DNA 是最理想的一种形式。

4. 多肽疫苗

也称表位疫苗、合成肽疫苗，是用化学合成法人工合成类似于抗原决定簇的小肽 (20 ~ 40 个氨基酸)。合成肽疫苗分子是由多个 B 细胞抗原表位和 T 细胞抗原表位共同组成的，大多需与一个载体骨架分子相耦联。合成肽疫苗的研究最早始于口蹄疫病毒 (FM-13 V) 合成肽疫苗，主要集中在 FMDV 的单独 B 细胞抗原表位，或与 T 细胞抗原表位结合而制备的合成肽疫苗研究。

由于多肽疫苗分子量小，免疫效果不佳，其原因主要有：①疫苗缺乏足够的免疫原性，很难如蛋白质抗原那样诱导机体的多种免疫反应；② B 细胞和 T 细胞抗原表位很难发挥协同作用；③缺乏足够多的 B 细胞抗原表位的刺激。一般来说，单独的抗原决定簇的免疫原性较弱，所以通常要与载体耦联或以融合蛋白内的形式进行免疫，还可以与细胞因子一起作用，以提高免疫原性。

5. 病毒样颗粒疫苗

病毒样颗粒 (VLP) 具有完整的病毒颗粒结构而不携带核酸，所以不具有感染性，极大程度地模拟了天然病毒的特性，包括相似的形态、构象、理化特性和抗原特性，已成为候选的重组蛋白疫苗研究热点之一。相比传统的亚单位疫苗，其免疫原性更强，引起的免疫应答也更强，保护作用更全面。而与灭活病毒比较又没有操作复杂性和危险性，且免疫接种无须佐剂，接种量小，是很有希望的新一代疫苗。但此类疫苗的缺点是纯化及保存较困难，至于能否在人体内观察到很好的效果，尚需临床试验来检验。

6. 转基因植物可食疫苗

转基因植物可食疫苗是利用分子生物学技术，将病原微生物的抗原编码基因导入植物，并在植物中表达出活性蛋白，人或动物食用含有该种抗原的转基因植物，激发肠道免疫系统，从而产生对病原体的免疫能力。

与常规疫苗相比较，转基因植物疫苗具有独特的优势：①可食用性，使用方便；②生产成本低廉，易大规模生产；③使用安全，没有其他病原污染；④转基因植物能对蛋白质进行准确的翻译后加工修饰，使三维空间结构更趋于自然状态，表达的抗原与动物病毒抗原有相似的免疫原性和生物活性；⑤投递于胃肠道黏膜表面，进入黏膜淋巴组织，能产生较好的免疫效果。目前，国外已有将乙型肝炎病毒表面抗原、变异链球菌表面蛋白、大肠杆菌热敏肠毒素 B 亚单位、霍乱毒素 B 亚单位、狂犬病毒糖蛋白、传染性胃肠炎病毒、口蹄疫病毒在植物中表达的报道。国内在转基因植物可食用疫苗方面的研究报道较少。

三、几种重要传染病疫苗的研究现状

1. 丙型肝炎疫苗

几乎所有的 HCV 患者在急性感染早期都会产生 HCV 抗原特异性抗体。大多数慢性 HCV 患者外周血单核细胞对 HCV 结构蛋白和非结构蛋白的刺激都有增生反应。从 HCV 慢性患者的肝样本或其外周血中都检测到了广谱的 HCV 特异性细胞毒淋巴细胞 (CTL)。这些细胞所产生的促炎症细胞因子在 HCV 引起的肝损伤和病理进程中起重要作用。显然，慢性 HCV 感染的原因与抗体、细胞免疫和 CTL 缺乏无关。上述结果对 HCV 疫苗的开发提出了严峻挑战。

研究表明，患者和黑猩猩体内早期诱发的多特异性 CD4+T 和 CD8+T 细胞反应可以有效清除病毒。这两种类型 T 细胞都可以分泌 IFN-γ，这种细胞因子在体外培养的细胞中对 HCV 复制子具有直接的抗病毒作用，在急性感染期则可以大量减少病毒滴度。此外，利用表面携带 HCV 包膜蛋白的慢性病毒 HCV 假型颗粒 (HCVPP) 进行检测患者体内的抗体，发现其不只与一种基因型的颗粒反应，而且可以与多种基因型的 HCV 颗粒反应，说明患者体内存在应用范围较广的交叉中和性抗体。

科学家们为了研制有效的 HCV 疫苗，进行了各种尝试，采用了各种策略，例如，重组病毒疫苗、DNA 疫苗、融合蛋白疫苗、口服疫苗等。研究的热点包括包膜蛋白 E1/E2、核心蛋白 C 到非结构蛋白 NS3 以及 NS5。目前正在研制的 HCV 疫苗主要有两大类：重组蛋白疫苗和核酸疫苗。另外，还有一些新型的 HCV 疫苗如病毒样颗粒疫苗、细胞表位疫苗等。但是，还没有一种成功的 HCV 疫苗问世。

(1) 重组蛋白疫苗：研究者最先选择的抗原是 HCV 编码的糖蛋白。动物细胞表达的两种膜蛋白 E1 和 E2 形成了无二硫键连接的糖蛋白 gPEl-gPE2 异二聚体。与水 / 油构成的佐剂混匀后，免疫黑猩猩，可以诱导抗包膜蛋白抗体反应和 Th 细胞反应。早期的实验表明，如果用与 E1、E2 同源的病毒攻击，抗体滴度最高的黑猩猩可以得到完全的保护反应。这种保护反应与高滴度的 E2 抗体直接相关，该抗体能够阻止 E2 与 CD81 的结合。而且，尽管抗体水平较低的黑猩猩感染了 HCV，但大多数阻断了急性感染，只有少数发展为慢性感染。利用 HCV-H 株攻击 9 只黑猩猩，尽管没有一只黑猩猩免于急性感染，但是除了一只以外，其他所有黑猩猩都清除了急性感染并且没有进入慢性感染。说明疫苗可以明显减少慢性的持续感染，表明 gPEl-gPE2 异二聚体疫苗是有效的，提示 HCVE1、E2 包膜蛋白可能是 HCV 疫苗的必需的成分。

核心蛋白抗原也是 HCV 疫苗的候选靶目标之一，即便 HCV 患者体内存在很强的 CTL 反应的条件下，HCV 核心蛋白基因中也没有检测到突变。而且研究表明，该蛋白可以诱发理想的体液免疫及细胞免疫应答。目前，利用 ISCOMATKIX 作为佐剂的核心蛋白已经进入 I 期临床试验，在猴和健康人体内能诱导针对核心蛋白内保守表位的 CD4+ 和 CD8+ 反应，因此可以作为理想的靶位点。

(2) 核酸疫苗：用编码 HCV 膜蛋白 E2 的质粒免疫大猩猩后，尽管大猩猩对同质单克隆 HCV 病毒株的攻击没有保护作用，但可以促进大猩猩从病毒感染中康复，而未经免疫的对照动物则发展为慢性丙肝感染者。表达 HCV 核心蛋白的质粒在 BALB/C 小鼠中可以产生很强的 CTL 反应，抗 E1、E2 抗体，抗 H:1 抗体滴度最高可达 1：320，抗 E2 抗体滴度最高可达 1：1280，IFN-7 分泌也显著高于对照组。

抗HCV非结构蛋白：S3、NS4和NS5的DNA疫苗能在BALB/c小鼠中诱发CD8+CTL反应。不同形式的HCVNS3 DNA疫苗在HLA-A2.1转基因小鼠模型体内诱导免疫反应。表达NS3与溶酶体相关膜蛋白组成的融合蛋白的质粒能够诱导产生很强的CTL效应，并且持续很长时间。该模型也可用来检测HCVNS3转化的减毒鼠伤寒沙门菌的口服疫苗。这种方法可以诱导产生强的细胞毒和分泌IFN-γ的CD8+T细胞。

(3)病毒样颗粒疫苗：Baumert等用纯化的HCV-LPlb作为包被抗原，发现HCV-LP能和不同基因型(1-6型)HCV感染的慢性丙型肝炎患者血清反应，滴度高达16 000～64 000。Xiang等研究显示，HCV-LP能与19%抗体检测阴性但RNA阳性的丙型肝炎患者血清反应。

用HCV-LP免疫BALB/c小鼠后发现：①能诱导很强的体液免疫应答，产生的抗C和E2蛋白抗体能与不同基因型HCV的对应蛋白反应。②抗体的产生存在明显的抗原剂量依赖性。③HCV-LP通过MHCI类途径，诱导产生了抗HCV的细胞免疫应答，包括特异性CTL应答和Th应答。HCV-LP免疫小鼠的脾细胞经C蛋白刺激能引起强烈的淋巴细胞增生反应，而E1和E2蛋白对淋巴细胞增殖作用较弱。分别用稳定表达HCVC蛋白或E1或E2蛋白的P815细胞作为靶细胞测定HCV-LP免疫鼠中的特异性CTL杀伤活性，证实E2蛋白诱导CTL活性能力最强。④加热变性的HCV-LP诱导的体液和细胞免疫应答很弱，表明其免疫原性依赖于颗粒构象。⑤含和不含P7蛋白的HCV-LP诱导的体液免疫应答基本相同，但诱导细胞免疫应答能力后者较前者强。初步表明P7蛋白有调节Th1和Th2型应答的功能。⑥佐剂1 668 Pt(含CPG基序的寡核苷酸)和DC2 Chol(阳离子脂类-胆固醇复合物)单独或者联合使用均不能显著加强HCV-LP的免疫原性。但Qiao等的研究则显示，使用佐剂10 105(含CPG基序的寡核苷酸)或AS01 B(单磷酰脂类A与QS21的复合物)均能增强HCV-LP的免疫原性，如果两者联合使用还可发挥协同作用，使HCV-LP的免疫效果更好。

(4)CTL表位疫苗：HCV急性感染后，机体针对病毒产生了由中和抗体、CD4+Th细胞和CD8+CTL介导的适应性免疫反应，但是仍然缺乏有效的保护性免疫，因而使多数患者转成慢性感染。由于HCV包膜蛋白的高度变异，使产生的中和抗体难以有效地阻止和清除病毒感染，从而使得细胞免疫的作用尤为突出。人体感染HCV后，大多数人的细胞免疫应答很弱，因此，较易发展为慢性肝炎，但是也有少数人的细胞免疫应答较强，可以清除病毒，完全康复。越来越多的研究表明，特异性的CTL反应在清除HCV和阻止病毒传播中起到最关键的作用。因此，HCV的CTL免疫表位研究和利用将对预防和治疗性HCV疫苗的研制起到关键作用。

在HCV基因组中，C区基因最为保守，抗原表位较为集中，刺激产生的应答最强，是HCV疫苗的必需组分。核心区存在多个不同HLA(人类白细胞抗原)限制性CTL表位，主要集中在氨基端。报道最多的是A2限制性35～34 aa、90～98 aa、132～140 aa。HCV的E区存在中和抗原表位，是产生体液免疫的关键区域，但HCVE2区存在高变区。因此，在研制针对E区产生中和抗体为主的预防性疫苗的研究一直进展缓慢。HCV非结构区存在多个优势CTL表位，尤其是HLA-A2限制性的CTL表位，经多种方法(四聚物染色分析、ELISPOT以及HCV患者的PB-MC与合成肽的细胞毒分析实验等)证实，在诱导特异性的细胞免疫应答方面起重要作用。

2. 肠道病毒 71 型 (EV71) 疫苗

肠道病毒 71 型是手足口病 (HFMD) 的主要病原体，感染引起的严重伤害和死亡病例已经成为政府和社会高度关注的公共卫生问题。研究显示，HFMD 重症病例中 81.59%、死亡病例中 96.43% 是由 EV71 引起的。HFMD 多发于儿童，疫苗是控制该疾病流行和暴发的唯一有效手段。

自我国台湾地区 1998 年 HFMD 大流行后，该地区以及新加坡等国家或地区先后开始进行相关疫苗的研究。疫苗种类主要集中在灭活疫苗、重组疫苗、多肽疫苗和减毒活疫苗等几个方面，但大多仍处于临床前研究阶段。

我国科技部于 2008 年 5 月立项，将 HFMD 的疫苗和诊断试剂研发分别列入科技支撑项目予以重点支持。目前，国内已有多家企业采取不同来源的毒株以及不同工艺来进行 EV71 疫苗的研发。在疫苗毒株的筛选和确定、细胞基质的选择、灭活工艺的优化和验证、质量控制、疫苗免疫原性动物模型评价等方面均取得了较大的进展。疫苗生产采用的毒株主要为国内流行的 C4 型毒株；应用的细胞基质主要为 Vero 细胞和二倍体细胞；灭活疫苗由于细胞基质、生产工艺和质量控制等方面均较为成熟，因此，国内研发单位多选择灭活疫苗进行研发，并取得了初步进展，已有厂家产品完成了 I、II 期临床试验，初步结果良好。

目前尚未阐明 EV71 毒力的位点，因此出于安全性考虑，减毒活疫苗的研发受到限制，而基因工程疫苗由于需表达免疫原性高的 VLP 颗粒以及吸收率、纯度等工艺要求，目前尚无大的突破。

3. 艾滋病疫苗

自从 1981 年报道第一例艾滋病患者以来，全球已有 6300 万人感染人类免疫缺陷病毒 (HIV)。目前全球每天新增约 14 000 名 HIV 感染者，但至今仍无可以治愈的药物。在回顾全球艾滋病防治头十年历史中，得出的一个教训是过去在强调宣传教育、行为干预作为预防艾滋病流行的主要措施的同时，忽视了作为生物医学干预重要手段的 HIV 疫苗的研究。因此，国际社会做出了在进一步加大以宣教为主的行为干预的同时，大力加强 HIV 疫苗研究的重大策略调整。20 世纪 90 年代初，我国政府开始立项进行艾滋病疫苗的研究。

根据疫苗的用途，在研的艾滋病疫苗分为预防性疫苗和治疗性疫苗。预防性疫苗使用对象是未感染艾滋病病毒者，其目标是：①预防艾滋病病毒感染；②若感染艾滋病病毒，可以减缓或预防疾病；③若感染艾滋病病毒后比较不易传染给他人。最好的疫苗就是保护机体免受病毒的侵袭。治疗性疫苗是为已感染艾滋病病毒的人研制的，帮助他们的免疫系统控制体内的艾滋病病毒。治疗性疫苗的目的是阻止艾滋感染者恶化发病。当与药物同时应用时，可在艾滋病治疗药物杀死大量病毒后，用疫苗清除感染者细胞内残存的病毒，如能奏效，将可能使已感染艾滋病病毒者不需终身服药，起到单纯药物治疗不能达到的作用。

传统的 HIV 疫苗包括灭活疫苗和减毒活疫苗。由于其安全性不能保证，已被排除在候选疫苗之外。近年来，随着分子生物学及基因工程技术的发展，新型的 HIV 疫苗以其较好的安全性和可操作性，成为 HIV 疫苗研发的主流。其中主要包括亚单位疫苗、DNA 疫苗、病毒样颗粒、活载体疫苗等基因工程疫苗和合成多肽疫苗等。

对艾滋病病毒来说，免疫功能中的体液性免疫成分——抗体、补体和急性反应蛋白等可以附着在艾滋病病毒上，阻止病毒不感染细胞；此外，抗体也可以活化免疫功能的其他成分，发挥拮抗病毒的作用。免疫功能中的细胞性免疫成分——细胞毒性 T 淋巴细胞，可以对抗艾滋病病毒，它们识别体内已感染病毒的细胞，并且在它们复制前把它们杀死。有效的疫苗是诱导机体产生中和抗体和细胞毒性 T 细胞，拮抗 HIV 的感染和阻断其传播。因此，艾滋病疫苗的研究专注于免疫功能的两个方面：体液免疫和细胞免疫。

(1) 以刺激机体产生细胞免疫反应为主的疫苗：2007 年 9 月，默克公司的 HIV 疫苗临床 Ⅱ b 期试验宣布停止。疫苗利用 rAD5 分别表达病毒的 gag、pol 和 nef 编码区，旨在刺激机体产生 HIV 特异性的 T 细胞免疫反应，从而保护机体免受病毒感染或降低体内的病毒载量。评估试验从澳大利亚及南美、北美的一些国家选取了 1500 名 HIV 阴性志愿者接种疫苗，参加这项"分步"临床实验。首次公布的结果表明，表达 HIV gag、pol 或 nef 编码区的重组疫苗均不能保护接种者免受艾滋病病毒的感染。更令人吃惊的是，接种疫苗的人群中比接种对照试剂组出现了更多的新的 HIV 感染。似乎接种疫苗者更容易被 HIV 所感染；并且体内 rAD5 的抗体水平越高，机体就越容易被 HIV 感染。迫于这个结果，默克公司停止了对志愿者的临床试验。

2008 年 8 月，在印度进行的一项使用腺相关病毒作为载体、针对印度主要流行的 HIV-1 的 C 亚型的 HIV 疫苗临床试验被停止。原因是该疫苗虽然符合安全准则，但在多数志愿者体内不能诱导产生特异性免疫反应。

疫苗试验比较满意的结果应该是可以诱导大量膜蛋白抗体的产生或很强的 T 细胞介导的免疫应答。如果要使产生的抗体对全身或黏膜感染具有良好的保护作用，抗体的特异性及中和抗体的浓度需要特别考虑，而如何设计出能针对少数几个可变区域产生抗体且又有特异性的抗原是问题的关键。对高度变异的病原体，其疫苗开发一般都集中在细胞介导的免疫应答方面，在慢性 HIV 感染过程中，细胞介导的免疫应答控制和清除着大量的病毒。但是对 HIV 感染细胞的 T 细胞杀伤活性尚缺乏功能性的评估，可能会限制对接下来的疫苗免疫原性研究的预测。同时，现在仍然没有找到一个理想的、可信赖的动物模型，这也成为制约 HIV 疫苗研究的另一个瓶颈。

(2) 以刺激机体产生特异性抗体为主的疫苗：经典的成功疫苗都是以诱导机体产生足够强的体液免疫为主。部分研究者认为，最有效的 HIV 疫苗应该产生强有力的具抗病毒作用的中和抗体。有研究证明，被动转运中和抗体可以诱发猴子体内的系统免疫和黏膜免疫，对病毒的攻击起到有效的保护作用。与其他的急性致病病原体不同，HIV 的基因组通过整合可以长期潜伏在宿主细胞内，而且基因变异率高可逃避机体的免疫监视功能，逃避抗体反应。这些给疫苗的开发带来了许多困难。目前正在临床受试的 HIV 疫苗都不能诱导机体产生针对全球范围病毒分离株的有效的广谱中和抗体，因此，如何诱导机体产生具保护性作用的抗体就成了此类疫苗开发所要解决的主要问题。此外，HIV 独特的蛋白质外壳（包膜）包被了 HIV 表面可以与抗体结合的位点，使得体液免疫的抗体不容易识别并攻击 HIV。这也是以刺激机体产生抗体为主的 HIV 疫苗研究的难点问题。

(3) 以刺激机体产生黏膜免疫为主的疫苗：黏膜是 HIV 主要感染途径之一，胃肠道和阴道黏膜是 HIV 进入机体和初始感染的主要组织部位，所以，黏膜免疫在预防 HIV 感染中有不可忽视的作用。已有研究表明，高滴度的 IgG 单克隆抗体的被动转移能保护猴子抵抗黏膜感染。

针对 HIV 的有效疫苗可以通过黏膜表面使用以产生细胞免疫应答和分泌型 IgA。有报道证明，用颗粒性 SIVP27 蛋白经直肠加口服或阴道加口服途径接种恒河猴可以在其直肠和阴道黏膜产生 SIV 特异性 CD8+CTL 反应。这种黏膜免疫在今后的 HIV 疫苗研制中应该得到应有的重视。

4. 通用流感疫苗

目前广泛使用的流感疫苗基本上是由对人类危害较大的两种甲型流感病毒 (H1N1 和 H3 N2) 和一种乙型流感病毒组成的三价疫苗，主要包括全病毒灭活流感疫苗、裂解灭活流感疫苗、冷适应减毒活疫苗和流感亚单位型疫苗。亚单位疫苗主要是针对流感病毒表面糖蛋白分子 HA 和 NA 设计的，通过诱导产生中和性抗体从而起到保护机体免受病毒感染的作用。流感病毒变异的速度远远快于其他大多数病毒，尤其是 HA 和 NA 的变异相当频繁，接种者即使对一种流感具有免疫力，仍可能对另一种流感病毒的侵袭没有抵抗力，因此，疫苗的生产要随着流感病毒流行毒株的变异而及时更新。流行病毒疫苗株的选育费时费力，生产周期长、成本高，且难以适应防控流感大流行的需要。为了解决这些问题，科学家们和疫苗生产商一直在努力研究一种能够预防所有流感病毒毒株，并可诱导持久保护性免疫的疫苗，即所谓的通用流感疫苗。

(1) 基于 m2 蛋白的通用流感疫苗：甲型流感病毒的 m2 蛋白是由病毒基因组第 7 节段编码的，具高度保守性。自 1933 年从雪貂中分离出流感病毒以来，经历几次大流行和无数次的小流行，m2 蛋白的核苷酸序列基本上没有发生大的变异。m2 蛋白以同源四聚体的形式存在于内脂膜上，具有质子泵作用，通过控制质子通道活性可调节病毒内的 pH 值，从而影响流感病毒的复制。虽然 m2 蛋白在甲型流感病毒包膜上仅呈现低密度的表达，但在感染细胞的胞膜上却分布广泛。

Treanor 等用 m2 的单克隆抗体 14 C2 被动免疫小鼠，可明显降低致病性流感病毒攻击时小鼠鼻部和肺部的病毒滴度。Jegerlehner 等用 m2 e-HBc 免疫小鼠，发现诱导的抗 m2 e 抗体具有保护作用，但抗体不能直接有效地与病毒结合并中和病毒，而是通过抗体依赖细胞介导的细胞杀伤发挥作用。有研究者将表达 m2 胞外域 m2 e 蛋白的基因插入强黏膜免疫佐剂 CTA1-DD 中，在大肠杆菌中成功表达了 CTA1-m2 e-DD 融合蛋白，鼻腔免疫小鼠后能够产生强烈的体液免疫应答，同时发现含有 3 个 m2 e 的 CTA1-3 m2 e-DD 的融合蛋白更能够保护小鼠抵御同型和异型流感病毒 (H3 N2、H1N1) 的攻击。Lalor 等以甲型流感病毒的 m2 蛋白及 NP 或 HA 全基因为目的基因构建了真核表达质粒，并以 Vaxfectin 为佐剂分别免疫 BALB/c 小鼠和雪貂，用致死量的 A/Viemam/1 203/04(H5N1) 流感病毒攻击小鼠和雪貂，发现经过重组的真核表达质粒有较好的保护作用。

(2) 基于 NP 的流感通用疫苗：流感病毒核蛋白由流感病毒的第 5 节 RNA 编码，是构成流感病毒核糖核蛋白 (RNP) 的主要成分 aNP 与病毒基因组 RNA 及病毒聚合酶形成 RNP 复合体，参与流感病毒基因组的复制和转录。NP 也是 CTL 反应的主要靶抗原，能够诱导机体的细胞免疫，产生亚型间的交叉免疫保护。应用全长 NP 或从中获取高度保守区段作为候选的通用免疫原是可能的。Altstein 等发现将表达流感病毒 NP 的重组痘苗病毒疫苗免疫小鼠，不仅能够抵御流感病毒 H3 N2 的攻击，同时还能够抵御禽流感病毒 H5 N2 的攻击。

也有些研究运用流感病毒 Ml、NS1 蛋白，这是流感病毒编码的另两种较为保守的病毒蛋白，联合 m2 蛋白或 NP 制备流感疫苗，能够产生不同亚型的交叉性保护。这种基于多种病毒蛋白质、高度保守的、能覆盖各类 HLA 类型的多表位复合免疫原，可能是今后流感病毒通用疫苗的一个重要的研究方向。

控制传染性疾病最主要的手段是预防，而接种疫苗是最行之有效的措施。威胁人类几百年的天花病毒在牛痘疫苗出现后被彻底消灭，乙肝、脊髓灰质炎、麻疹等疫苗的成功应用，都确立了疫苗在控制和消灭传染性疾病中的作用和地位。目前在研究的传染病相关疫苗还有 EBV、HPV、HEV、腺病毒、轮状病毒、登革病毒、汉坦病毒，以及针对疟疾等的多种疫苗，相信在今后的传染病防治事业中，疫苗将会发挥更大的、决定性的作用。

第六节 传染病突发疫情现场调查与处置

一、群体性传染病发生的影响因素

（一）新发传染病的不断出现是突发传染病流行的主要因素

病原微生物为适应环境变化，通过基因重组、错配等方式可产生新的病原体，对人体的致病力明显增强，如严重急性呼吸综合征 (SARS) 病毒、H5N1 高致病性禽流感病毒、甲型 H1N1 流感病毒等，由于人类对变异或重组产生的病原株缺乏免疫力，因此容易在人群中引起大规模的流行。近年来，由于病原微生物的适应性变化导致的耐药性也随之增加，使得某些老传染病再度流行。

（二）聚集人群的特点决定了传染病防控的重要性

1. 对传染病的易感性高

人群聚集场所，如学校、部队等，由于人员来自四面八方，每年均有大量新成员加入，体质千差万别，常规疫苗接种完成情况参差不齐，对某些疾病可能缺乏免疫力；可能对不同地域气候环境不适应等，以上因素均可导致群体性传染病的发生。

2. 接触传染病的机会增加

随着经济社会的发展，人员交流日益频繁，使传染病跨国、跨地区传播成为可能，同时部队由于平时参加野外驻训、抢险救灾、维和行动等重大行动的增多，军队流动性增加，接触各种病原微生物的机会大大增加，更容易引发灾害期间的各种传染病。

3. 人员密度大，传染病容易传播

人群密集居住环境高度集中，如果室内空气流通差，一旦发生传染病，传播速度会很快，尤其是呼吸道传染病容易在人员密集的地方引起暴发流行，如集体就餐、学习、训练的地方。

4. 基层卫生工作基础薄弱，传染科建设严重滞后

基层医院缺乏相应人才、技术和设备，专业人才队伍严重缺乏，缺乏突发、新发传染病救治预案，缺乏必要的教材和培训手段，疾病防控经费投入不够，传染病检测手段相对落后。

5. 基层医院与上级医院之间缺乏行之有效的、及时的交流沟通平台，一旦有疫情发生，无法及时传达信息、整合资源，在最短时间内做到有效处置。

基于上述因素，一旦密集人群中有潜在传染原或有新的病原体出现，那么就容易引起传染

病暴发流行；如果处置不当，造成疫情扩散流行，将严重影响人民群众正常的工作和生活。

二、突发群体性传染病的特点

(一) 呼吸道传染病多发

既往常见的呼吸道传染病有风疹、流感、水痘、甲流、SARS、腺病毒感染、支原体感染等，主要通过空气飞沫或近距离接触传播，容易在短时间内大范围扩散。

(二) 不重视卫生防病易暴发消化道传染病

个别基层单位领导轻视日常卫生防病工作，曾有饮用被污染的水源而发生副伤寒暴发流行的事件，或因饮食不当引起食物中毒事件。

(三) 基层单位传染病专业知识欠缺

传染病 (尤其是呼吸道传染病) 发生早期，如能及时甄别，采取有效隔离措施，将有效预防疾病的流行和蔓延。由于基层医务人员传染病专业知识相对薄弱，不能早期识别，致使疾病扩散、流行。所以加强基层卫生人员传染病知识培训，或发现不明原因发热等疾病时及时请相关专家会诊，可有效消除隐患。

三、突发群体性传染病事件现场处置模式

(一) 明确组织领导和分工

首先成立由主要领导牵头的、有流行病学和临床专家参与的疫情处置领导小组。下设流行病学调查组、医疗救治组、隔离管控组、信息报道组、后勤保障组、协调督导组。领导小组组长由相关部门、院校、单位主管担任，对整个事件负总责，成员包括各专业带头人及相关领导，对所属工作负全责。各组由主要领导任组长。要注意理顺各种关系，疏通各个环节，做到处处有人管、事事有着落。建立每日例会制度。每日定时召开会议，报告每日疫情变化、住院患者情况，各组汇报前一日工作完成情况，存在的问题及需要解决的问题。责任到人、分片包干，建立严格的责任制，切实履行各自的职责，保证疫情应急处理工作的正常进行。

(二) 协调运行、加强督导

为确保各项防控措施落实到位，尽快有效控制疫情，及时实施医疗救护，做到令行禁止，协调督导组要全天候运行，充分发挥其督导和协调的作用。检查各责任单位的消毒隔离措施和防护措施是否合格，发现错误要立即纠正，实施不力的要给予处罚。建立领导小组成员定期碰头机制，及时了解疫情变化动态和医疗救治情况，保障有关的物资、设备、设施、技术、经费到位，要及时发现问题，并立即解决问题，坚决杜绝互相推诿、扯皮等现象，发挥各自的积极性，群策群力，尽一切可能控制疫情蔓延；否则疫情不但得不到有效控制，甚至出现反复、蔓延、扩散的现象。

(三) 医疗救治、患者为先

1. 临床初步判断

群体性疾病具有突发性、集中性、暴发性、短期内大量患者出现等特点，临床症状和体征复杂多变，早期建立临床诊断对于迅速开展有效治疗、阻止疫情扩散、降低发病率和死亡率非常关键。因此，疫情一旦发生，要迅速协调有经验的传染病临床专家到现场，根据症状、体征和辅助检查结果初步判断群体性疾病的性质，是传染病，还是中毒、群体性癔症？如果明确为传染病，还要初步判断最有可能的引起群体性传染病疫情的病原性质。做到早发现、早报告、

早隔离、早治疗、尽量就地隔离治疗，提高救治水平，降低发病率和病死率。

群体性传染病暴发后，受感染人群由于致病源不同表现为不同的感染症候群。其中发热是最常见的症状，各种病原体如病毒、细菌、支原体、衣原体、立克次体、螺旋体、真菌、寄生虫等引起的感染，不论急性、亚急性或慢性，局部性或全身性感染，均可引起发热。发热程度、热程、热型因病原体不同差异很大，群体性疫情一般热程比较短，在发热的基础上根据不同症候群做出相应的临床诊断。常见群体性传染病症候群临床特点如下：

(1) 呼吸道综合征表现为不同程度的寒战、发热、头痛、全身酸痛和乏力等流感样症状，严重者可以出现咳嗽、咳痰、胸闷、憋气等肺炎症状。引起呼吸道综合征的病原体包括：细菌如肺炎链球菌、流感嗜血杆菌、肺炎克雷白杆菌、金黄色葡萄球菌、铜绿假单胞菌、A组链球菌、军团菌；病毒如流感病毒、呼吸道合胞病毒、腺病毒、副流感病毒、博卡病毒、冠状病毒、甲型 H1N1 流感病毒等；肺炎衣原体、肺炎支原体等。

(2) 发热伴出疹综合征表现为发热，经过一段时间后身体出现皮疹，皮疹类型包括斑疹、丘疹、斑丘疹、猩红热样皮疹、水泡疹等，皮疹分布可呈局部，也可全身，可呈向心性分布，也可呈离心性等分布。常见病原细菌如链球菌、伤寒杆菌、副伤寒沙门菌等；病毒如麻疹病毒、风疹病毒、水痘 - 带状疱疹病毒、肠道病毒、登革热病毒、微小病毒 B19 等；还有伯氏疏螺旋体、立克次体等。

(3) 腹泻综合征表现不同程度的发热、腹痛 (隐痛、绞痛、胀痛)、腹泻，大便可为糊状便、黏液便、蛋花汤样便、水样便、血水便、脓血便等，可伴有恶心、呕吐，严重者出现脱水，甚至休克等。常见病菌有：细菌如沙门菌、志贺菌、弯曲菌、致病性弧菌 (如霍乱弧菌、副溶血弧菌)、小肠结肠炎耶尔森菌、致泻性大肠杆菌、致出血性大肠杆菌 (0157:H7)、嗜水气单胞菌等；病毒有：轮状病毒、肠道腺病毒、星状病毒等；寄生虫有 : 溶组织内阿米巴、贾第虫等。

(4) 脑炎脑膜炎综合征表现为急性起病；有发热、头痛、呕吐等症状；有不同程度意识障碍；存在脑膜刺激征。常见病菌有：脑膜炎奈瑟菌、b 型流感嗜血杆菌、葡萄球菌、肺炎链球菌、猪链球菌、大肠杆菌等；病毒有：乙脑病毒、腮腺炎病毒、肠道病毒、单纯疱疹病毒等；寄生虫有：疟原虫、囊虫等。

(5) 发热伴出血综合征表现为发热，然后有出现不同程度的出血症状，轻者为瘀点、瘀斑，严重者可出现消化道等部位的大出血。常见病菌有：鼠疫杆菌、脑膜炎奈瑟菌、猪链球菌等；病毒有：汉坦病毒、新疆出血热病毒、登革病毒等；还包括立克次体、钩端螺旋体等。

新近出现的发热伴血小板减少综合征患者表现为头痛、乏力、腹泻，肝、肾、心脏、血液等多系统受累，血小板显著减少，白细胞减少。严重者因出现多脏器衰竭而死亡。病原体为新型布尼亚病毒。

除上述常见综合征外，由于疾病的性质不同临床表现会有较大差异，临床专家到达现场后，要认真详细地采集病史，进行系统体格检查，根据患者的临床症状、体征，结合辅助检查结果做出初步的临床诊断。

2. 临床救治

当群体性疫情初步考虑为传染病时，临床专家应指导疫情单位设立定点医疗机构，集中收治患者。应在疫情发生地或发生地附近指定定点医疗机构，最好是当地中心医院或地方医院的传染科，如果不具备收治传染病条件，如普通内科病房，应因地制宜对病区进行适当改造，其中最主要的是划清"三区两线"，即清洁区、潜在污染区、污染区及工作人员通道和患者通道两条分隔线的设置，以达到避免交叉感染的目的。在疫情特别严重时，如非典流行时期，还可能临时新建医疗机构收治患者。在疫情初期，如果有大批病因不明患者相继发病，对参加收治患者的医护人员，特别是没有接触过传染病的医护人员心理承受能力是极大的挑战。传染病专家应结合自身处置疫情的经验对他们进行个人防护技能的培训及相关疾病知识的宣教，消除恐惧心理。

治疗方面，最主要的是病因治疗。在病原明确时，根据病原学检查结果，结合既往诊疗经验（如果是细菌感染，最好根据药敏试验及近年来病原耐药情况）选择合适的药物治疗，明确药物剂量、使用方法、疗程；在病原尚不明确时，应分析最有可能的病因并针对用药，对于疑难、危重患者在必要时选择广谱、强效药物，并进行必要的联合治疗，以覆盖细菌、病毒，甚至支原体、衣原体等，待病因明确、病情稳定后再采取针对性治疗措施，也可采取降阶梯或序贯治疗策略，避免发生二重感染。

除了对因治疗外，应重视对症支持治疗。有些传染病的对症治疗意义甚至超过病因治疗，如霍乱，最主要的不是抗生素治疗，而是液体疗法，维持循环的稳定，通过及时、正确的补液，绝大部分患者可以得到成功的救治。同时，营养支持治疗亦不能忽视，传染病患者早期多有发热、食欲缺乏、恶心等症状，导致摄入减少，而营养供给不足会进一步降低机体免疫力，影响疾病恢复。应注意调节饮食口味，改善患者食欲，同时根据病情不同给予不同的特殊饮食或营养支持，如肺部感染、呼吸衰竭的患者，尽量给予低呼吸熵的营养补充，减轻呼吸负荷；伤寒患者应特别注意少渣饮食，并禁食易产气及刺激肠蠕动的食物，避免引起肠出血、肠穿孔等并发症等。

对于重症患者的救治应区别对待，救治措施是否及时、正确、有效，直接影响了重症患者的病死率，应组织专门力量重点救治重症患者，在治疗过程中注意个体化，及时根据患者病情的变化和个体差异调整治疗，做到因人而异、因病而异、因时而异。

早期发现重症化倾向或重症患者非常关键，要密切观察患者的病情变化及辅助检查结果的变化，以便能对重症患者进行早期预警。如 SARS 患者重症预警指标包括年龄大、合并基础疾病多、发热持续时间长、呼吸频率快、血氧饱和度低、白细胞总数高、淋巴细胞计数低及胸部 X 线片病变累及双肺等。因此，年龄、病程长短、生命体征变化、精神状态、呼吸功能、心功能（心肌酶学改变）、胸部 X 线片等均应密切观察，以便筛查有用的预警指标。

3. 症状监测

在疫情初期临床诊治明确、隔离措施到位后，对密切接触者的临床观察就显得尤为重要了。很多传染病症状表现多样，涉及多个系统，特别是疾病早期，往往缺乏特异性症状和体征，给早期诊断、早期治疗带来极大难度。这就要求对隔离患者的密切接触者要有一整套完善的症状监测体系。

首先应明确什么样的症状要纳入监测范围，除了包括已发病患者的临床特征，还应包括根据初步临床诊断还有可能出现的临床特征。比如发热的标准，可采取腋下温度 > 37℃ 为筛查标准，一旦出现发热，应迅速给予隔离。

其次应发挥两个方面的能动性对密切接触者进行监测。一是发挥专业医务人员的能动性，按时或随时对密切接触者进行主动监测，包括生命体征监测，必要的体格检查等；二是发挥密切接触者自身的能动性，对他们进行健康教育，讲明监测的重要性和意义、监测什么、指导他们进行自我监测等。

临床专家通过指导建立监测体系，对与传染病患者、病原携带者、染疫动物的密切接触者要进行严密医学观察，明确疑似患者、应临床诊断患者、实验室确诊患者的不同诊断标准，及时筛查可疑感染者，一旦发现疑似患者，应迅速脱离群体，尽早隔离，及时治疗。做到不漏诊、不误诊，鉴别诊断有难度时，宁"过"勿放，防止疫情扩散。同时，根据重症患者的表现，确立重症患者的诊断标准，明确预警指标，对高危人群重点监控，及早发现重症患者并及时治疗以降低病死率。

4.明确住院、出院标准

根据监测情况，临床专家对疑似患者进行详细诊断，一旦确认为患者要及时收入住院治疗。患者经过一段时间治疗后，如果症状消失，异常指标恢复正常，还要根据实际情况明确出院标准，并根据疫情的动态变化及时总结出指导性、可操作性强的诊疗指南，包括病原学、流行病学特点、临床表现、实验室检查和影像学检查、诊断与鉴别诊断、重症和危重患者预警、临床分类处置原则、住院原则、治疗方案，预防措施、出院标准等。

（四）现场调查、明确隔离措施

及时开展流行病学调查对于控制传染病疫情至关重要。重点要查明首发病例发生的时间和地点，明确传染原、传播途径、传播方式、传播因素、患者数、人群分布、流行过程及流行特征；明确其他病例与第一例病例之间的关系，确定最短和最长潜伏期、平均潜伏期；明确疫情发生、发展的时间、空间和人群分布；发现疫情发展的趋势，评估疫情的严重程度和影响面。

呼吸道传染病的特点是可以发生人与人之间传播，应尽量通过询问每个人的病史，从中找出最先发病的患者，并弄清后续病例与首发病例以及各个病例之间的关系，从而确定患者是否作为传染原。消化道传染病的特点是病从口入，由污染的食物或水源引起感染。虫媒传染病的特点是节肢动物携带病原，经叮咬等途径传播给人。

在突发疫情的控制当中，隔离对于防止病原体传播和扩散，减小疫情的影响范围至关重要。应根据不同的传播途径进行隔离。

对于消化道传染病，主要是明确传染原，把好"病从口入"关，不吃可疑食物或饮用可疑水，注意患者吐泻物、餐具、便器的消毒和注意手卫生，同时要采取防蚊蝇措施，避免病原扩散。

对于虫媒传染病，主要是与媒介生物进行隔离。在流行区野外活动、参加军事训练、生产劳动时，应注意扎紧袖口、领口及裤脚口，身体外露部位涂擦药物以防媒介生物叮咬。回驻地后及时洗澡、更换衣物等，同时采取药物、器械等杀虫措施。

最棘手的是呼吸道传染病隔离，由于可发生人与人之间传播，特别是在近距离接触时更容易传播，因此在疫情初期，疾病特点不明、诊断不明的情况下，密切接触者应尽量做到单间隔离，以最大限度地减少发病数。如果不能做到单间隔离，应让尽量少的人在一起隔离。隔离过程中一旦出现患者要迅速脱离集体，未发病者集中隔离或单间隔离，最大限度地避免交叉感染。

影响隔离的因素与传染病的传染性有关。不同传染病在疾病的不同时期具有的传染性并不相同，有的在发病前已经具有了传染性，如麻疹发病前两周即具有传染性、水痘发病前两天具有传染性，甲型 H1N1 流感潜伏期也具有传染性；有的在潜伏期无传染性，只有发病后才具有传染性，如 SARS；一般情况下传染性最强时期在临床症状出现前后。因此对隔离人群要密切观察，在一定时间内无患者出现不能等同于可以解除隔离，要根据最长潜伏期来决定。

共同暴露同一传染原后，有的人发病快，有的人发病慢，潜伏期长短不一，短者数小时，长者可达数月或数年，群体性传染病一般情况下属于短潜伏期传染病。从暴露到发病时间最短者为最短潜伏期，最长者为最长潜伏期。明确最短和最长潜伏期对于疫情控制，特别是呼吸道传染病疫情控制意义重大，可以明确是否解除疫情隔离。只有与最后一名确诊患者接触的所有人员经过一个最长潜伏期后，如果再没有新发患者，才可以考虑解除疫情隔离。

根据流行病学调查，结合临床专家的疾病诊断意见提出相应的隔离措施后，还要划定适当的疫区范围。范围过大，不便于管理，还会对社会生活造成不必要的影响；范围过小，则可能不利于疾病的有效控制。封锁期间，除医务人员和疾病预防控制人员外，其他人不得进入疫区；物资不得外运。封锁期限，一般自最后一例患者隔离之日起，直到经过该病的一个最长潜伏期再无新病例发生为止。若发现新病例则以最后一例患者发病时间为准，重新计算。发生重大疫情的单位经上级批准同意可以采取下列紧急措施：①划定隔离区域，控制人员进出；②限制、停止集会或者人员聚集的其他活动；③对人员进行检疫，对物资和交通工具进行消毒；④临时封闭被传染病病原体污染的水源和饮食场所；⑤单位可停训、停工、停课。

值得强调的是，做好现场控制工作对控制疫情十分重要，特别是传染病疫区（点）封锁、隔离范围和控制措施要切实可行，落实到位。

（五）收集样本、明确病因

随着医学的不断发展，实验室能够开展的检测项目越来越多，影像学检查手段也日趋完善，诊断准确率显著提高，这为明确诊断提供了强大的支持。

在疫情发生后，大批患者集中发病，因此确定致病原因非常重要。可以指导用药，判断预后，因此要尽早、尽快，第一时间取得第一手材料。临床专家应根据疾病的特点筛选出最有价值的诊断项目，指导尽早留取标本进行实验室检查，采用显微镜镜检、分离培养、免疫学和分子生物学方法等传统方法和现代技术相结合，以达到快速诊断的目的。如考虑细菌感染，在发病早期应完善血常规、C 反应蛋白、降钙素原检测。使用抗生素之前，应采集各种体液标本如血液、尿液、大便、各种穿刺液（如脑脊液）、痰液等进行病原检查。如考虑病毒、支原体、衣原体等感染，同样应留取各种体液标本如血液、尿液、各种穿刺液（如脑脊液）、痰液等进行血清学检测（如酶联免疫方法、免疫荧光方法等）、病毒学检测（如 PCR 方法），也可进行组织培养、动物接种等。早期标本可检查抗原及核酸，有助于早期诊断；后期可采用查抗体的方法，IgM 阳性检验有助于早期诊断，IgG 阳性检验应采用双份血清，间隔时间 1～2 周，滴度升高 4 倍以上的方法以有助于明确诊断。要注意指导患者和医护人员注意标本的规范留取、储存和运送，这对于提高检测阳性率十分重要，如痰标本的留取操作中，清晨留痰、漱口、深咳等都十分重要。

影像学检查如胸部 X 线片、心电图、CT、MRI 等对于明确诊断也十分重要，应根据当地技术条件及患者病情相应地进行完善。

检验结果出来后，要及时报告指挥部，为制订防控措施提供依据。

（六）垃圾、污物无害化处理

传染病疫情发生后，控制致病原的扩散对于整个疫情的控制非常重要，要设立专门的队伍进行处理。

对病区和隔离区要定时、定期进行消毒。首先控制人员流动，然后按照先重点后一般、先室内后室外、先驻地后野外、先人员后装备、先近后远的顺序进行。室内消毒时，要注意将空调系统、建筑物内部所有空间同时处理，达到有效浓度后封闭。处理后，多点采样检测，必要时重复处理，确保效果。患者离开后，应对其居住的房间、活动的场所、接触的物品等进行全面彻底的消毒处理，以消灭残留的病原体和媒介。必要时，同时进行杀虫灭鼠。

患者使用过的物品，患者的排泄物等要进行严格消毒处理，病区或隔离区产生的生活垃圾要集中处理，统一焚烧或深埋；对生活区的垃圾点也要重点进行消毒。

对污染的环境、物品、交通工具以及人员也要进行消毒。

（七）物资储备和后勤保障

疫情发生后，人员流动受到限制，要有专门人员负责相关物品采购，以保障整个疫情防控过程的顺利进行。包括医疗器材，如隔离衣、手套、鞋套、消毒药品及器械；救治患者所需药品；实验室检测所需试剂、耗材等；患者、隔离人员基本生活用品如吃、住用品等，要统一采购，集中保障。

（八）心理疏导和健康教育

传染病疫情一旦发生，由于事件本身的突发性、不确定性、危害性往往超出当事人群的认知范围和应对能力，加之活动范围受限、社会媒体宣传的影响，情绪非常容易失控，造成恐慌、恐惧心理。如不及时疏导，可能引起严重的心理问题，如出现严重精神问题，甚至自杀倾向等。因此要及时组织所属人员尽早进行心理干预，进行健康教育，树立正确的问题处置观，努力消除恐慌。在不违反保密规定的前提下，尽可能地满足公众的知情权，使他们知道发生了什么，有什么危害，该怎么办，结局是什么，以避免各种谣传产生。

（九）疫情直报和网络系统

通过网络直报系统及时上报疫情，同时畅通信息渠道，及时了解相关疾病的流行情况和国际上最新的动态。

总之，突发群体性传染病疫情一旦发生，通过强有力的领导，协调监督、现场流行病学调查、医疗救治、垃圾、污物无害化处置及后勤生活保障、心理疏导和健康教育等各个环节的有序运行，可在短时间达到控制疫情，消除病原，恢复社会正常生活秩序的目的，关键是细化流程，模块化运转，有一支专业人员队伍，需要各单位、部门及院校在日常生活中强化培训，完善预案，防患于未然，一旦出现疫情能快速反应，及时有效处置。

第七节　传染病的职业暴露和预防

职业暴露，是指由于职业关系而暴露在危险因素中，从而有可能损害健康或危及生命的一种情况，称之为职业暴露。医务人员职业暴露，是指医务人员在从事诊疗、护理活动过程中接触有毒、有害物质，或传染病病原体，从而损害健康或危及生命的一类职业暴露。而医务人员职业暴露，又分感染性职业暴露，放射性职业暴露，化学性(如消毒剂、某些化学药品)职业暴露，及其他职业暴露。

2017年10月27日，世界卫生组织国际癌症研究机构公布的致癌物清单初步整理参考，钢铁铸造、画家、油漆工、粉刷工、烟囱清洁工在一类致癌物清单中。

一、职业暴露防护概述

(一) 防护原则与职责

用人单位应建立职业卫生管理体系，针对血源性病原体职业接触风险等级、危险源辨识制订可行的控制计划并付诸行动，对处于职业接触危险的所有员工提供教育及培训，确保劳动者了解职业接触风险和控制计划的相关内容，提高职业安全意识，正确实施安全防护措施，预防职业性的健康损害。

血源性病原体的职业接触是工作场所引起的问题，医疗卫生机构必须为医务人员创造健康安全的工作环境，选用安全的医疗器械和设施，履行保护医务人员健康的责任。医务人员有权利要求用人单位提供符合职业卫生标准的工作条件和防护措施。

禁止以就业为目的的职业健康筛查，体现了对劳动者的人文关怀。特别强调应对感染或疑似感染血源性病原体疾病的劳动者予以关怀、治疗和支持，不应歧视或羞辱。对劳动者的个人健康信息，包括血源性病原体感染状况，应遵循保密原则。检测结果不应作为是否聘用劳动者的依据。针对医疗机构服务的对象是患者，对于患有血源性病原体相关疾病劳动者的就业，只要医学上认可能胜任工作，不会因工作性质造成血源性病原体播散，用人单位应尽量安排其在合适的工作岗位上任职。

对因职业接触血源性病原体而感染乙型病毒性肝炎、丙型病毒性肝炎或艾滋病等的劳动者，明确提出应依法享受工伤待遇。

(二) 危害识别

1. 血源性病原体的职业防护是用人单位的职责，因此，应当根据本单位和部门的实际情况制订预防职业暴露、加强防护的书面计划，落实工程控制措施、职业接触的危害识别与风险评估，个人防护、职业健康监护、暴露后的评估和预防及随访、职业危害告知、各种记录、报告等内容。

2. 要关注易发生血源性病原体危害的重点场所，如医院手术室、产科、血液透析病房、重症监护室、普通病房的各类侵入性操作科室、口腔科、骨科、急诊科、供应室、门诊等。

3. 要关注发生职业接触危害的重点人群，如护士、外科医生、手术室医务人员、助产士、120急救医务人员、病理科医务人员、实习医学生、医疗废物处理人员和护工等。

4. 要关注职业接触风险的操作环节和途径，如注射、手术中操作、抽血、气管插管、分离针头、重戴针帽、接种血培养基时更换针头(不但不能减少培养标本的污染反而会增加针刺伤的危险)、护士拔针和操作时被患者血液体液喷溅污染、整理废弃污物等导致伤害发生的风险操作。

5. 要关注工作场所的布局是否符合职业安全卫生操作规程。

6. 要关注个人防护用品与防护设施的适用性、数量及其运行和使用状况，是否能保证医务人员在从事相关风险操作时的随时取用等。

7.要关注现行的职业接触风险控制措施运行情况,管理者需具有风险发生时的第一知情权,即本单位和部门发生了什么,采取了什么措施,措施是否有效,是否需要采取新的预防控制策略等。

（三）风险控制

最佳的危机管理就是预防危机的发生。预防控制工作场所血源性病原体危害,制度和文化建设是解决职业健康安全问题的有效措施。医疗机构应建立切实可行的管理制度和职业卫生安全操作规程,让工作场所更安全。尽量少用锐器或针具,取消所有不必要的注射,使用安全的技术和设备,开展工作场所危险源辨识、风险评估和重大风险控制策划,对医务人员进行预防医院内感染知识的培训,并为其提供充足的个人防护用品,配置洗手和洗眼设施,对医疗废弃物尤其是锐器进行适当的处理和处置,生物标本进行正确处理与运送。

（四）职业接触后的评估、预防和随访

加强医务人员健康监护,建立和完善员工免疫接种计划,对职业性暴露引起感染的员工,相关管理部门应及时为其提供评估、治疗和持续血清学监测追踪(免费服务,应由医院提供资金);向员工提供进一步的教育,包括职业接触暴露后导致的感染血源性疾病的风险,治疗的方法和可能的禁忌证等,尤其是血源性疾病的抗病毒治疗,如 HIV 病毒,一定要有员工本人的知情同意才能施行;保守秘密,保护个人隐私,尽量减轻员工受伤后的心理压力;总结原因,提出有效的预防控制方法。

（五）危害告知

将告知运用于工作场所血源性病原体预防控制,按照 GBZ158 要求,张贴生物危害警示标识,可以及时警示医务人员,规避因违反操作规程带来的危害。

（六）职业卫生培训

用人单位应建立培训员工的长效机制,对新上岗员工、在岗员工以及不同风险、不同岗位的各类人员分别进行培训,尤其是血源性病原体的传播途径,血液、体液和其他潜在传染物质职业接触的识别方法,血液、体液或其他潜在传染物接触事故发生时应立即采取的措施和联系的人员,报告的方式及可获得的医学随访,接种疫苗的相关信息,劳动者有关职业安全卫生的法定权利和义务等。

（七）记录的保存、管理和转移

用人单位应当按要求为每个发生职业接触的劳动者建立和保存准确的职业接触、暴露方式记录,并按要求永久保存。用人单位有责任为受伤害的劳动者保密。除非法律要求,没有劳动者本人的书面知情同意,不能对任何人公开。

二、血源性职业暴露的预防

（一）职业安全卫生的一般操作规程

可能发生血源性病原体职业接触的工作场所,应禁止进食、饮水、吸烟、化妆和摘戴隐形眼镜等。禁止食品和饮料混置于储存血液或其他潜在污染物质的冰箱、冰柜、抽屉、柜子和桌椅面等。禁止弯曲被污染的针具,禁止双手回套针帽,禁止用手分离使用过的针具和针管,禁止重复使用一次性医疗用品。以下两种情况除外:①用人单位有理由说明没有其他方法,或这种行动是由于特殊医疗需要；②使用专用机械设备，或单手操作技术。在处理血液或其他潜在污染物质的过程中，应尽量避免喷、溅、洒落和飞扬或产生飞沫。禁止用口吮吸血液或其他潜在传染性物质。

在收集、处理、操作、储藏和运输过程中，可能造成血液或其他潜在传染性物质污染的标本应放在防泄漏的容器中。运输过程中按照三层包装的标准要求进行包装。①按照 GBZ158 要求，对储存、转运或运输的容器密封后进行警示标识或标色和中文警示说明；②如果容器外发生了污染，应在外部再放一个容器来阻止其泄漏，外部的容器同样应张贴警示标识或标色和中文警示说明；③如果样品能把第一个容器戳穿，在其外部应再放一个耐戳破的容器。在维修或者运输可能被血液或其他潜在传染性物质污染的设备前应当检查，并进行必要的消毒，用人单位能够说明无法对设备进行消毒情况时除外。在被污染的设备上张贴生物警示标识和中文警示说明。在处理、维修或者运输被血源性病原体污染的设备前，用人单位应告知相关劳动者、维修人员和(或)制造商，以便采取适当的预防措施。

（二）清理与清洁

用人单位应根据工作场所内部布局、被污染物体的类型、需要清洁的表面的类型及工作开展情况等，制订清洁工作时间表，以保持工作场所的清洁和卫生。

任何设备、环境或工作台面被血液或其他潜在传染物污染后应立即清洁和消毒，包括：工作结束后，应使用适当的消毒剂消毒被污染的工作台面。当工作台面被血液、体液或其他潜在传染物明显污染后，或在上次清洁后工作台面又被污染，应立即消毒。当工作台面的保护性覆盖物(如塑料盖布、铝箔、防渗透的吸水纸等)被明显污染时，应及时更换。应定期检查、清洁消毒箱、桶、罐或类似的重复使用容器；若容器被明显污染，应及时清洁、消毒。禁止用手直接拿取被污染的破损玻璃物品，应使用刷子、垃圾铲和夹子等器械处理。禁止劳动者直接把手伸入容器中存放和处理被污染的重复性使用的锐器。

（三）安全注射

安全注射要求注射不伤及被注射的人，并且实施注射的人不受任何可以避免的风险的伤害，注射所产生的废物不对社会造成危害。要遵守安全操作规程方能达到安全注射。

（四）采取措施降低手术职业接触的风险

在外科和所有涉及外科操作的内科、接生和牙科，包括常规医疗操作，以及产科、妇科和应急救援中，均应采取措施降低手术职业接触的风险。

（五）废物管理

1. 锐器的废弃与存放

(1) 被污染的锐器应尽快废弃至密闭、防刺破和防泄漏的容器中。

(2) 存放污染锐器的容器应尽可能放在靠近工作场所的醒目位置上，以方便安全使用；使用时应竖放，定期更换，不容许存放过满。

(3) 存放污染锐器的容器移出使用区或更换时，应先盖好容器，防止在处理、储存和运输过程中发生内容物的溢出和外露；移出前若有发生穿透或泄漏的可能，应将其放入第二层容器中，第二层容器的要求同上。

(4) 不能徒手打开、清空或清洗重复性使用的容器，避免操作时引起劳动者皮肤损伤。

2.其他废物的管理

废物应放在密闭的容器中，容器应能分类容纳各类废物，且在处理、储存和运输过程中能防止液体泄漏。容器移出使用区时，应先盖好容器，防止在处理、储存和运输过程中发生内容物的溢出和外露；若容器外发生污染，应将其放入第二层容器中，第二层容器的要求同上。

3.医疗废物的处理

应按国家有关标准或规定执行。

（六）衣物清洗

在处理被血源性病原体污染的衣物时应尽量少抖动。应在规定的区域将被污染的衣物装入规定的袋内或容器中，不应在工作区域对其进行分类或浸泡。装有被血源性病原体污染的衣物的袋子或容器，应按规定进行生物警示标识后才能移交到洗衣房。应将被血源性病原体污染湿的衣物装入防渗漏的袋子或容器中。应为直接接触被血源性病原体污染衣物的清洗者配备防护手套或其他适宜的个人防护用品。

HBV、HCV 和 HIV 研究实验室和制备场所的要求：主要是针对 HBV、HCV 和 HIV 的培养、制备、扩增、浓缩、实验或处理等研究实验室和病原制备场所，不适用于仅对血液、组织、器官进行检测或分析的临床诊断实验室。研究实验室和病原制备场所应符合下列防护要求。

1.进行 HBV、HCV 和 HIV 的实验操作时，其他人员不得入内；需要在工作区以外区域对污染物消毒时，应将其放入耐用、密闭和防泄漏的容器中，张贴好生物警示标张贴后，方可移出工作区；任何人未经许可不准进入工作区域。只有经过培训和符合进入要求且能遵守出入规定的人员方可进入工作区或动物室。培训内容包括血源性病原体潜在的生物危害、工作制度、工作程序、进入的特殊要求和进出程序等；当工作区域或安全窗口存在潜在传染物或感染动物时，在所有人口应张贴生物警示标识。

所有涉及 HBV、HCV 和 HIV 及其他潜在传染物的实验操作都应在生物安全柜中进行。禁止在开放环境中做具有潜在传染性的生物实验；实验室工作服、围裙和其他防护服只能在工作区或动物室使用，禁止穿出工作区或动物室，清洗前应先消毒；处理感染动物和接触其他潜在感染物质时，应戴手套。

皮下注射针具和注射器只用于胃肠道外注射、实验动物或封口试剂瓶液体抽取。注射或抽取传染性强的物质只能用针具固定式注射器或一次性注射器。处理针具时应小心谨慎，禁止毁形、磨尖和双手回套针帽或更换。针具和注射器使用后应立即放入耐穿刺的容器中，重复使用或丢弃前应进行高压灭菌消毒。

所有潜在传染性溅出物应由专业人员或其他经过培训的人员使用专用设备及时收集或清除，发生溅出或职业接触事故应及时按要求报道。

定期检查、维修、更换负压过滤式排风管道，确保气体排出前达到净化要求；编写微生物操作安全手册，每年至少评价、修订一次。要求劳动者了解潜在危害，掌握并遵守相关操作规程。

2.配备防护设施

(1)在从事可能导致飞沫、溅出、溢出和产生气溶胶等的潜在传染性物质职业接触工作中，应配备经过国家认证的生物安全柜，或其他适宜的个人防护用品和机械防护设施，如防护服、护目镜、呼吸面罩、离心安全杯、密封离心转头和动物保护笼等。

(2) 安装或移动生物安全柜时应得到批准，并至少每年检修一次。

(3) HIV 研究实验室还应在每个实验室工作区配备洗手、洗眼设施和高压消毒设施。

(4) HBV、HCV 和 HIV 制备场所还应符合以下要求

1) 同一建筑物内工作区应与开放区域分开。进入工作区应至少通过两道门，可在其间提供更衣间 (可带淋浴)，进入工作区的门应能自动关闭。

2) 工作区的门、墙壁、地板和天花板表面应平整、防水并易清洁。

3) 每个工作区域应有一个洗手池和洗眼设施，洗手池应设在出口处，使用足踏式、肘触式或自动开关，在工作区或其附近应配备高压消毒设施。

4) 应安装通风排气系统，保证空气流向正确，即直接往工作区送风，排出的废气不能回流到建筑物的任何其他区域，应排放到建筑物外，且远离进风口。

(5) 个人防护用品

1) 一般原则：存在可能发生职业接触风险的用人单位应免费为劳动者提供适宜的个人防护用品，如手套、围裙、工作服、面具或者面罩、护目镜、口罩、人工呼吸专用套筒或者其他呼吸装置。适宜的个人防护用品指在正常工作条件下，在有效期内使用能够有效阻止血液或者其他潜在传染性物质渗透或者污染劳动者的工作服、便服、内衣、皮肤、眼睛、口腔或其他黏膜。用人单位应保证在工作场所向劳动者提供的个人防护用品种类和尺寸适宜。应为对乳胶手套过敏的劳动者提供低敏型手套、手套内衬、无粉手套或其他类似替代品。

2) 用人单位应确保劳动者正确使用个人防护用品：在某些罕见和特殊情况下，劳动者根据职业判断，认为使用某种个人防护用品会影响医疗卫生服务、公共卫生服务或可能增加劳动者本人或其同事安全危害时，可暂时或短时间不穿戴个人防护用品。用人单位应当对此类情况进行调查、确认，并记录在案，以防此类情况再次发生，当发生此类情况时应：①立即脱掉被血液或其他潜在污染物渗透的衣物；②劳动者离开工作区前应先脱去个人防护用品；③将脱掉的个人防护用品放在指定的区域或容器内进行储存、清洗、消毒或处理。

用人单位应按本要求免费为劳动者清洁、清洗和处理个人防护用品。用人单位应根据要求为劳动者免费维修和更换个人防护用品，以确保其防护效果。

选用条件：当医务人员的手可能接触血液、其他潜在污染物、黏膜或破损的皮肤或进行血管穿刺，处理或接触污染物或被污染的表面时，应戴手套；当一次性手套 (如外科或检查用手套) 被污染、撕裂、刺破或失去防护功能时，应尽快更换；严禁一次性手套重复使用；非一次性手套必须经消毒后方可重复使用，一旦破损应立即丢弃。当可能发生血液或其他潜在污染物喷溅、洒落污染眼、鼻和口时，应同时佩戴口罩和护目镜或面罩。可能发生职业接触时，应穿着工作服、围裙、隔离衣、手术衣或其他适宜的防护服，穿戴何种防护服根据接触程度而定。可能发生大量的血液或潜在污染物污染时 (如尸检、矫形外科和产科)，应穿戴手术帽、鞋套和 (或) 工作鞋。

(七) 职业接触后的评估、预防和随访

一般原则：用人单位应为劳动者免费接种乙肝疫苗，对发生职业性意外接触事故的劳动者进行接触后评估、预防和随访。用人单位应在岗前培训的 10 个工作日内，为劳动者接种乙肝疫苗。若劳动者以前接受过全程乙肝疫苗接种并抗体检测表明，有免疫力或具有接种的医学禁忌证的情况下，劳动者可不接种。如不同意接种乙肝疫苗，应向用人单位提交书面声明，但以

后又愿意接受者用人单位应及时给予接种。

用人单位应在规定时间内委托有资质的专业机构进行职业意外接触后评估、预防和随访，并提供以下资料：相关管理规定，接触者的职责描述，发生接触的途径和情况记录，如可能应提供源患者的血液检测结果，所有与职业接触相关的医疗救治记录（包括疫苗接种）。

用人单位应当委托有资质的实验室进行病毒检测。

在获得源患者或其直系亲属和接触者知情同意后，方可进行 HBV、HCV 和 HIV 血清检测。应将源患者的血液检测结果告知接触者，同时应告知其相应的权利和义务。

专业机构应在接触事故评估结束后 15 天内，完成书面评估报告，并交用人单位；关于接种乙肝疫苗的随访意见仅限于明确劳动者是否需要接种以及是否已经接种乙肝疫苗。关于接触后评价和随访的书面报告仅限于：告知劳动者评估结果，因接触血液或其他潜在传染物质对健康的影响，以及需要进行的进一步检查和治疗。所有其他发现和诊断都应保密，不应写在书面报告中。

三、血源性职业暴露的应急处理

发生血源性病原体意外职业接触后应立即进行局部处理，包括：用肥皂液和流动水清洗被污染的皮肤，用生理盐水冲洗被污染的黏膜。如有伤口，应当轻轻由近心端向远心端挤压，避免挤压伤口局部，尽可能挤出损伤处的血液，再用肥皂水和流动水进行冲洗。受伤部位的伤口冲洗后，应当用消毒液，如用 70% 乙醇或 0.5% 碘附进行消毒，并包扎伤口；被接触的黏膜，应当反复用生理盐水冲洗干净。

（一）评价源患者

根据现有信息评估被传染的风险，包括源患者的液体类型（如血液，可见体液，其他潜在的传染性液体或组织和浓缩的病毒）和职业接触类型（即经皮伤害、经黏膜或破损皮肤或叮咬）对已知源患者进行乙肝病毒表面抗原、丙肝病毒抗体和艾滋病病毒检测。对于未知源患者，要评估接触者被乙型肝炎病毒、丙型肝炎病毒或艾滋病病毒感染的风险。不应检测被废弃的针具或注射器的病毒污染情况。

（二）评价接触者

通过乙肝疫苗接种史和接种反应评估接触者乙肝病毒感染的免疫状况。

（三）应急处置

1. 乙型肝炎病毒

HBV 感染呈世界性流行，但不同地区 HBV 感染的流行强度差异很大。据世界卫生组织报道，全球约 20 亿人曾感染过 HBV，其中 3.5 亿人为慢性 HBV 感染者，每年约有 100 万人死于 HBV 感染所致的肝衰竭、肝硬化和原发性肝细胞癌。

2006 年全国乙型肝炎流行病学调查表明，我国 1～59 岁一般人群 HBsAg 携带率为 7.18%，5 岁以下儿童的 HBsAg 仅为 0.96%。据此推算，我国现有的慢性 HBV 感染者约 9300 万人，其中慢性乙型肝炎患者约 2000 万例。

HBV 是血源传播性疾病，主要经血（如不安全注射等）、母婴及性接触传播。由于对献血员实施严格的 HBsAg 筛查，经输血或血液制品引起的 HBV 感染已较少发生；经破损的皮肤黏膜传播主要是由于使用未经严格消毒的医疗器械、侵入性诊疗操作和手术，不安全注射特别是注射毒品等；其他如修足、文身、扎耳环孔、医务人员工作中的意外暴露、共用剃须刀和牙刷等也可传播。母婴传播主要发生在围生（产）期，多为在分娩时接触 HBV 阳性母亲的血液和体液传播，随着乙肝疫苗联合乙型肝炎免疫球蛋白的应用，母婴传播已大为减少。与 HBV 阳性者发生无防护的性接触，特别是有多个性伴侣者，其感染 HBV 的危险性增高。

接触后预防措施与接种疫苗的状态紧密相关：未接种疫苗者，应采取注射乙肝免疫球蛋白和接种乙肝疫苗的措施；以前接种过疫苗，已知有反应者，无须处理；以前接种过疫苗，已知没有反应者，应采取注射乙肝免疫球蛋白和接种乙肝疫苗的措施；抗体反应未知者进行抗原抗体检测，如检测结果不充分，应采取注射乙肝免疫球蛋白和接种乙肝疫苗的措施。

对接种乙型肝炎疫苗的接触者开展跟踪检测：在最后一剂疫苗接种 1～2 个月之后进行病毒抗体追踪检测；如果 3～4 个月前注射过乙肝免疫球蛋白，则抗原抗体反应不能确定为接种疫苗后产生的免疫反应。

2. 丙型肝炎病毒

全世界有 1.7 亿慢性丙型肝炎患者，大约占了全球总人口的 3%。慢性丙型肝炎在不同国家的患病率从 0.1%～5% 不同。据估计，美国有 400 万慢性丙型肝炎携带者，而西欧地区有 500 万，东欧地区的患病率要高于西欧地区。在发达国家，HCV 感染占了急性肝炎病例的 20%。

目前，对于丙型肝炎职业暴露后没有推荐采用接触后预防措施。接触 4～6 个月之后进行丙型肝炎抗体和丙氨酸转氨酶基线检测和追踪检测。如想早期诊断丙型肝炎病毒感染，应在接触 4～6 周后检测丙型肝炎病毒 RNA。通过补充检测，反复确认丙型肝炎病毒抗体酶免疫水平。

3. 艾滋病病毒

艾滋病职业暴露后应尽快采取接触后预防措施。预防性用药应当在发生艾滋病病毒职业接触后 4 小时内实施，最迟不得超过 24 小时。但即使超过 24 小时，也应实施预防性用药。对所有不知是否怀孕的育龄妇女进行妊娠检测。育龄妇女在预防性用药期间，应避免或终止妊娠。接触后应于 6 个月内开展艾滋病病毒追踪检测，包括在接触后的第 4 周、第 8 周、第 12 周及 6 个月时对艾滋病病毒抗体进行检测，对服用药物的毒性进行监测和处理，观察和记录艾滋病病毒感染的早期症状等。如果疾病伴随反复出现的急性症状，则开展艾滋病病毒抗体检测。接触者应采取预防措施防止随访期间的再次传染。在接触后 72 小时内评估接触者的接触后预防水平，并进行至少 2 周的药品毒性监测。

预防性用药应：如果存在用药指征，则应当在接触后尽快开始接触后预防。接触后 72 小时内应当考虑对接触者进行重新评估，尤其是获得了新的接触情况或源患者资料时。在接触者可耐受的前提下，给予 4 周的接触后预防性用药。如果证实源患者未感染血源性病原体，则应当立即中断接触后预防性用药。

第三章 呼吸道传染病

第一节 流行性感冒

流行性感冒简称流感，是由流感病毒引起的急性呼吸道传染病。临床特点为急起高热，全身酸痛、乏力，或伴轻度呼吸道症状。该病潜伏期短、传染性强、传播迅速。

一、病原学

流感病毒属正黏病毒科，系 RNA 病毒。病毒内部的核心由单链核糖核酸及核蛋白组成，根据核蛋白的抗原性不同可分为A、B、C三型，每型又可区分为不同亚型。A 型变异较快，每2～3年可发生一次，B 型变异较慢。当抗原发生较大的变异时，与前次流行株完全不同，是抗原的质变，称为抗原株变，此时产生了新的亚型。由于人群对新的亚型缺乏抗体，因此常可引起大的流行。

二、流行病学

流感四季均可发病，但以冬春季为多。5～20岁的发病率较高，但新亚型大流行则无显著年龄差别。本病的传染原为患者及隐性感染者，经飞沫传播，人群普遍易感。本病除散发外，易发生暴发流行、大流行甚至世界性大流行。21 世纪以来已发生 5 次世界性大流行。A 型流感可导致世界性流行。B 型流感可局部流行，而 C 型流感未见变异，常呈散发流行。流感的流行常沿交通线迅速蔓延，先集体后散居，先城市后农村。

三、发病原理及病理变化

流感病毒侵入呼吸道的纤毛柱状上皮内进行复制，释放后再侵入其他上皮细胞。受染的细胞发生变性、坏死和脱落，局部有炎症反应，一般不发生病毒血症。2 周后上皮细胞重新出现和修复。流感病毒偶可进入下呼吸道导致肺炎，其病变特征为肺脏充血、水肿呈暗红色，气管与支气管内有血性分泌物。潜伏期1～2天，短者仅数小时。

四、临床表现

急性畏寒、高热（体温可达39℃～40℃），有显著头痛、乏力、全身酸痛等全身毒血症状；同时有咽痛、鼻塞、流涕等呼吸道症状，但一般全身症状重而呼吸道症状轻。少数患者可有腹泻、水样便。

1. 单纯型流感

最常见。骤起畏寒发热，体温在数小时至 24 小时内升达 39℃～40℃。热程一般为 3～4日，退热后全身症状好转，上呼吸道症状常持续 1～2 周后逐渐消失，体力恢复较慢。轻症者类似普通感冒。

2. 流感病毒性肺炎

少部分患者感染流感病毒后，病变沿上呼吸道向下蔓延累及肺实质，引起肺炎。轻者发病时类似单纯型流感，但发热持续时间较长，咳嗽、胸痛较剧，咳片块状淡灰色黏痰，肺部体征较少。胸部调线检查可见两肺炎性阴影。一般在 1 ～ 2 周内症状逐渐消失，肺部炎症消散。重者高热持续，剧咳血痰，气急、发绀，并可伴发心功能障碍；X 线检查两肺散在云絮状和片状炎性阴影，由肺门向四周扩展；病程长达 3 ～ 4 周。

3. 中毒型和胃肠型流感

中毒型极为少见，主要表现为高热及循环功能障碍，血压下降，可出现休克及弥漫性血管内凝血等严重症候，病死率高。胃肠型则以吐泻为特征。

体征见眼结膜轻度充血，咽部充血，肺部有干啰音。

五、实验室检查

1. 细胞学检查

鼻咽部吸取物沉渣或鼻咽拭子涂片，采用姬姆萨或苏木素 - 伊红染色，光镜检查可发现柱状纤毛上皮细胞坏变 (简称 CCP) 及细胞质或胞核内包涵体 (嗜酸性或嗜碱性)。

2. 血常规

在急性期，一般白细胞总数正常或略有减少，分类比例正常或淋巴细胞相对增加。少数患者在病初 1 ～ 2 日内白细胞总数及中性比例增高，数日内迅速降至正常或偏低。

3. 血清学检查

采用血凝抑制或 ELISA 等方法，检测急性期和病后第 3 ～ 4 周双份血清，抗体效价增长 4 倍以上，提示近期感染，可作为回顾性诊断。采用捕获法 EUSA 检测病毒特异性 IgM 抗体，单份血清阳性可作为早期诊断依据。

采用酶、荧光或其他标记单克隆抗体染色，可检出感染细胞内相应的病毒抗原，可作为早期特异性诊断。

4. 病毒分离

取病程早期含漱液或鼻咽拭子，经处理后接种于敏感细胞管内培养，分离病毒。

六、诊断

流感流行期间，根据接触史和群体发病史、典型临床症状和体征及实验室检查，可做出临床诊断。散发病例，因与许多急性病初期症状相似，诊断较为困难。只要全面掌握流行病学和临床特征及一些必要的实验室检查 (血白细胞计数和分类、咽拭子培养、胸部 X 线检查等)，临床诊断也并不困难。

七、鉴别诊断

1. 流感和感冒的鉴别

(1) 主要根据流行病学资料。流感流行快，在短期内有很多人发病。

(2) 流感一般全身症状重。感冒全身症状轻，鼻部症状重。

(3) 病毒分离及血清学诊断。

2. 流感与其他疾病的鉴别

(1) 春温 (瘟)：好发于冬春季节，发热、剧烈头痛、喷射状呕吐、项强、易见发斑、神昏、惊厥等，脑脊液压力增高、混浊。

(2) 肺热病：以骤起发热、咳嗽、烦渴、头痛为主要表现，X 线检查肺纹理增多呈斑点状、片状、网织状或均匀阴影。

(3) 麻疹：有麻疹流行，流泪、畏光、流涕明显，有"麻疹斑"及皮肤出疹。

八、治疗

1. 治疗原则

病情轻者，选用 1、2 种中成药或中西药复合制剂或以简易验方治疗。病情重者，按辨证分型服用汤剂，同时加用抗病毒药物；高热惊厥者加用解热镇静剂；咽喉炎症较重者，予以雾化吸入。合并细菌性咽炎或肺炎者，应针对病原选用抗菌药物。

2. 现代医学疗法

主要是对症治疗，包括解热止痛和防治继发细菌感染。金刚烷胺和金刚乙胺可阻断病毒复制，对 A 型流感有预防和治疗作用，后者副作用较小。剂量为每日成人 200 mg(2.5 mg/kg)，可缩短病程并减少病毒的释放。须在发病后第 1 天开始应用，疗程 3 ～ 5 天。在 A 型流感暴发流行后对易感者可考虑预防应用，副作用有头痛、兴奋、眩晕、共济失调等。

九、预防

加强全球性的流感监测系统，及时了解世界各地流感的发病动态及流感病毒变异的情况，以采取有效的预防措施。

具体的预防方法包括：

1. 接种疫苗

目前应用的疫苗包括流感灭活疫苗和流感减毒活疫苗，前者主要用于婴幼儿、老年人和有心、肺、肾等慢性疾病以及应用免疫抑制剂者，一般秋季进行接种，皮下注射；后者接种对象为健康成人及儿童，经鼻腔喷雾接种以产生较多的呼吸道局部抗体，一般在当地流行季节前 1 ～ 3 个月内接种。

2. 隔离患者

早期患者予以呼吸道隔离，减少传播。患者外出就医或到其他公共场所应戴口罩，并应尽量避免集中就诊。

3. 流感流行期间，应暂停集会和集体娱乐活动，不到病家串门。对婴幼儿、原有心或肺慢性疾病患者、孕妇和老年人，应重点保护。

4. 急性期患者用过的餐具、衣物、手帕、玩具等应煮沸消毒或阳光曝晒 2 小时，患者住过的房间则以过氧乙酸 0.75 g/m³ 熏蒸消毒。

5. 在已有流感流行趋势的群体中，重点保护人群可服用利巴韦林或金刚烷胺，或以利巴韦林滴鼻，连续 1 ～ 2 周。

十、预后

单纯型流感预后良好。流感病毒性肺炎或 (和) 继发细菌性肺炎，多发生在婴幼儿、孕妇。原有慢性心肺疾患和老年患者预后较差，可能因心力衰竭和呼吸衰竭而导致死亡。与流感相关的 Reye 综合征，病死率高。

此外，流感病毒亦可引起脑膜炎和脑炎，Reye 综合征也与流感有关；亦可引起心肌炎、心包炎、急性肌炎、出血性膀胱炎、肾炎等。

第二节 人感染高致病性禽流感

人感染禽流感，是由禽流感病毒引起的人类疾病。禽流感病毒，属于甲型流感病毒，根据禽流感病毒对鸡和火鸡的致病性的不同，分为高、中、低／非致病性三级。由于禽流感病毒的血凝素结构等特点，一般感染禽类，当病毒在复制过程中发生基因重配，致使结构发生改变，获得感染人的能力，才可能造成人感染禽流感疾病的发生。至今发现能直接感染人的禽流感病毒亚型有 H_5N_1、H_7N_1、H_7N_2、H_7N_3、H_7N_7、H_9N_2 和 H_7N_9 亚型。其中，高致病性 H_5N1 亚型和 2013 年 3 月在人体上首次发现的新禽流感 H_7N_9 亚型尤为引人关注，不仅造成了人类的伤亡，同时重创了家禽养殖业。

一、流行病学

（一）传染原

传染原主要为患禽流感或携带禽流感病毒的鸡、鸭、鹅等家禽。其他禽类、野禽或猪也有可能成为传染原。患者是否为人禽流感的传染原尚待进一步确定。

（二）传播途径

主要通过呼吸道传播，也可通过密切接触感染的禽类及其分泌物、排泄物，病毒污染的水等被感染。目前尚缺乏人与人之间传播的确切证据。

（三）人群易感性

人群普遍易感。12 岁以下儿童发病率较高，病情较重。与不明原因病死家禽或感染、疑似感染禽流感家禽密切接触人员为高危人群。

二、临床表现

根据现有人感染 H_7N_9 和 H_5N_1 禽流感病例的调查结果认为，潜伏期一般在 7 天以内。

患者发病初期表现为流感样症状，包括发热、咳嗽，可伴有头痛、肌肉酸痛和全身不适，也可以出现流涕、鼻塞、咽痛等。部分患者肺部病变较重或病情发展迅速时，出现胸闷和呼吸困难等症状。呼吸系统症状出现较早，一般在发病后 1 周内即可出现，持续时间较长，部分患者在经过治疗 1 个月后仍有较为严重的咳嗽、咳痰。在疾病初期即有胸闷、气短以及呼吸困难，常提示肺内病变进展迅速，将会迅速发展为严重缺氧状态和呼吸衰竭。重症患者病情发展迅速，多在 5 ～ 7 天出现重症肺炎，体温大多持续在 39℃以上，呼吸困难，可伴有咳血痰；可快速进展为急性呼吸窘迫综合征、脓毒症、感染性休克，部分患者可出现纵隔气肿、胸腔积液等。有相当比例的重症患者同时合并其他多个系统或器官的损伤或衰竭，如心肌损伤导致心力衰竭，个别患者也表现有消化道出血和应急性溃疡等消化系统症状，也有的重症患者发生昏迷和意识障碍。

三、实验室检查

（一）血常规检查

外周血白细胞总数一般正常或降低，重症患者多有白细胞总数及淋巴细胞下降。

（二）病毒抗原及基因检测

取患者呼吸道标本，采用免疫荧光法或酶联免疫法，检测甲型流感病毒核蛋白 (NP) 抗原及禽流感病毒 H 亚型抗原。还可采用 RT-PCR 法，检测相应核酸。

（三）病毒分离

从患者呼吸道标本 (如鼻咽分泌物、口腔含漱液、气管吸出物或呼吸道上皮细胞) 中分离禽流感病毒。

（四）血清学检查

采集发病初期和恢复期双份血清，采用血凝抑制试验、补体结合试验或酶联免疫吸附试验，检测禽流感病毒抗体，前后滴度上升 ≥ 4 倍，可作为回顾性诊断的参考指标。

（五）影像学检查

胸部 X 线片可见肺内斑片状、弥散性或多灶性浸润，但缺乏特异性。重症患者肺内病变进展迅速，呈大片毛玻璃状或肺实变影像，少数可伴有胸腔积液。

四、诊断

在禽流感流行时，发病前一周内曾到过疫点，有明确的病、死禽及其分泌物、排泄物接触史，或与人禽流感患者有密切接触者，结合临床表现、实验室检查、病毒分离和血清学抗体检测易于诊断。应注意从患者呼吸道分泌物中分离出特定病毒，或采用 RT-PCR 检测到禽流感 H 亚型病毒基因，且双份血清抗禽流感病毒抗体滴度恢复期较发病初期有 4 倍或 4 倍以上升高是本病确诊的重要依据。

五、鉴别诊断

应与流感、普通感冒、细菌性肺炎、严重急性呼吸综合征 (SARS)、传染性单核细胞增多症、巨细胞病毒感染、衣原体肺炎、支原体肺炎等疾病进行鉴别。

六、治疗

（一）隔离

对疑似病例、临床诊断病例和确诊病例均应进行隔离治疗。

（二）一般治疗

同流行性感冒治疗。

（三）抗病毒治疗

应在发病 48 小时内试用抗流感病毒药物。用药方法见"流行性感冒"。

（四）重症患者的治疗

处理要点：①营养支持；②加强血氧监测和呼吸支持；③防治继发细菌感染；④防治其他并发症，如短期给予肾上腺皮质激素改善毒血症状及呼吸窘迫。

第三节　甲型 H_1N_1 流感

甲型 H_1N_1 流感为急性呼吸道传染病，其病原体是一种新型的甲型 H_1N_1 流感病毒，在人群中传播。与以往或目前的季节性流感病毒不同，该病毒毒株包含有猪流感、禽流感和人流感三种流感病毒的基因片段。人群对甲型 H_1N_1 流感病毒普遍易感，并可以人传染人，人感染甲流后的早期症状与普通流感相似，包括发热、咳嗽、喉痛、身体疼痛、头痛、发冷和疲劳等，有些还会出现腹泻或呕吐、肌肉痛或疲倦、眼睛发红等。2009 年开始，甲型 H_1N_1 流感在全球范围内大规模流行。2010 年 8 月，世卫组织宣布甲型 H_1N_1 流感大流行期已经结束。

一、流行病学

（一）传染原

甲型 H_1N_1 流感患者为主要传染原，无症状感染者也具有传染性。目前，尚无动物传染人类的证据。

（二）传播途径

主要通过飞沫经呼吸道传播，也可通过口腔、鼻腔、眼睛等处黏膜直接或间接接触传播。接触患者的呼吸道分泌物、体液和被病毒污染的物品亦可引起感染。通过气溶胶经呼吸道传播有待进一步确证。

（三）易感人群

人群普遍易感。

二、临床表现

潜伏期一般为 1～7 天，多为 1～3 天。

典型患者起病急，以发热为首发症状，表现为急速发热、数小时内达38℃以上，可呈稽留热、弛张热或不规则热，可伴有畏寒或寒战，有咽痛、流涕、鼻塞、咳嗽、咳痰、头痛、全身酸痛、乏力。部分病例出现呕吐和（或）腹泻、肌肉痛或疲倦、球结膜充血等。发热一般持续 2～3 天。

轻型患者临床症状较轻，仅有轻微的上呼吸道症状，无发热或低热。体征主要包括咽部充血和扁桃体肿大。常呈现自限性过程。

严重患者起病急剧，体温快速上升至 39℃以上，并持续不退，超过 3 天，呼吸道症状明显加重，出现心率加快，呼吸急促，口唇发绀，气喘加重，也可出现反应迟钝、嗜睡、躁动等精神神经症状。少数病例病情进展迅速，出现呼吸衰竭、多脏器功能不全或衰竭。

本病可诱发原有基础疾病加重，呈现相应的临床表现，甚至发生严重病情，导致患者死亡。

与流行性感冒相同老年人、婴幼儿、慢性病患者及免疫力低下者常引起重症病例外，肥胖和妊娠也是引起本病加重的重要因素。

三、实验室检查

（一）外周血象检查

1. 白细胞计数

白细胞总数一般不高或降低。中性粒细胞计数正常，重症患者中性粒细胞百分数和绝对值降低。

2. 淋巴细胞

大部分重症患者淋巴细胞百分数和绝对值降低。

3. 血小板

部分患者出现血小板降低，极少数病例血小板计数低于 $30×10^9$/L。

（二）病原学检查

1. 病毒核酸检测

以 RT-PCR 法检测呼吸道标本（咽拭子、鼻拭子、鼻咽或气管抽取物、痰）中的甲型 H_1N_1 流感病毒核酸，结果可呈阳性。

2. 病毒分离

常用鸡胚和 MDCK（狗肾细胞）分离培养流感病毒。通过此方法可以从呼吸道标本中分离出甲型流感病毒。

3. 抗原检测

(1) 快速抗原检测：对患者咽、鼻拭子或含漱液标本中流感病毒的 NP 抗原和抗原进行快速检测。此方法较病毒分离培养和 RT-PCR 的敏感性低，无法确定流感病毒的亚型，一般可以提示甲型或乙型流感病毒感染。

(2) 直接免疫荧光方法检测：检测呼吸道分泌物标本中脱落细胞中含有流感病毒抗原，阳性即可确诊。

4. 血清抗体检查

动态检测发病初期和恢复期双份血清甲型 H_1N_1 流感病毒特异性抗体滴度上升 $\geqslant 4$ 倍。

（三）胸部影像学检查

影像学上主要表现为磨玻璃影，单发或多发的斑片状实变影，病灶多分布在中下肺野中外带，气道较少受累。合并肺炎时肺内可见片状阴影，多表现为全肺叶、肺段或亚肺段实变影。

四、诊断

在甲型 H_1N_1 流感流行时，发病前 7 天内曾到过疫点，与传染期甲型 H_1N_1 流感确诊病例有密切接触者，结合临床表现、实验室检查、病毒分离和血清学抗体检测易于诊断。应注意，从患者呼吸道标本中分离出甲型流感病毒或检测到甲型流感病毒核酸，且双份血清甲型 H_1N_1 流感病毒的特异性抗体水平有 4 倍或 4 倍以上升高是本病确诊的重要依据。

五、鉴别诊断

应与普通流感、禽流感、上呼吸道感染、肺炎、传染性单核细胞增多症、巨细胞病毒感染、军团菌肺炎、支原体肺炎、SARS 等鉴别。

六、治疗

（一）隔离

对疑似病例、临床诊断病例和确诊病例均应进行隔离治疗。

（二）一般治疗

同流行性感冒治疗。

（三）抗病毒治疗

神经氨酸酶抑制剂奥司他韦、扎那米韦有效。金刚烷胺和金刚乙胺呈耐药。奥司他韦用药见"流行性感冒"。

扎那米韦：用于成人及 7 岁以上儿童。成人用量为 10 mg 吸入，每天 2 次，疗程为 5 天。7 岁及以上儿童用法同成人。

（四）重症患者的治疗同禽流感重症处理原则。

第四节 传染性非典型肺炎

传染性非典型肺炎又称严重急性呼吸综合征 (SARS)，是由 SARS 冠状病毒 (SARS-CoV) 引起的急性呼吸道传染病。主要通过短距离飞沫、接触患者呼吸道分泌物及密切接触传播。以发热、头痛、肌肉酸痛、乏力、干咳少痰、腹泻等为主要临床表现，严重者出现气促或呼吸窘迫。

本病是一种新的呼吸道传染病，2002 年 11 月首先在我国广东省发现，其临床表现与其他非典型性肺炎相似，但传染性强，故将其命名为传染性非典型肺炎。

一、病原学

SARS 冠状病毒很可能是一种来源于动物的病毒，由于生态环境的变化、人类与动物接触的增加及病毒的适应性改变，跨越种系屏障而传染给人类，并实现了人与人之间的传播。在狸猫、果子狸、家猫等动物中发现了类似 SARS-CoV 的病毒。果子狸与 SARS-CoV 的传播密切相关，但果子狸是否是 SARS-CoV 的自然储存宿主尚有待于进一步研究。SARS-CoV 的核苷酸序列与已知人类和动物冠状病毒序列的同源性差异较大，是一种新的冠状病毒，属于冠状病毒科，但是否为冠状病毒属中的成员尚未定论。SARS-CoV 是一种单股正链 RNA 病毒，基因组全长 $29\,206 \sim 29\,736$ 个核苷酸。基因组两侧为 5' 和 3' 端非编码区，中间为开放读码框架 (ORF)，编码膜蛋白 (M)、突起蛋白 (S)、核衣壳蛋白 (N) 等结构蛋白和 RNA 依赖的 RNA 聚合酶等非结构蛋白。

SARS-CoV 能在 Vero 细胞、狗肾细胞、人胚肾细胞、人胚肺细胞、人横纹肌肿瘤细胞等细胞系中培养繁殖。在 Vero 细胞中培养 5 天便可出现细胞病变，在细胞的粗面内质网和囊泡内、质膜表面、细胞外均可见病毒颗粒。电镜下病毒颗粒直径 $80 \sim 140\,nm$，周围有鼓槌状冠状突起，突起之间的间隙较宽，病毒外形呈日冕状。将 SARS 病毒接种于猴子，可出现与人类相同的临床表现和病理改变。

SARS 冠状病毒的抵抗力和稳定性要强于其他人类冠状病毒。在干燥塑料表面最长可活 4 天，尿液中至少 1 天，腹泻患者粪便中至少 4 天以上。在 4℃ 培养中存活 21 天，-80℃ 保存稳定性佳。56℃ 90 分钟或 75℃ 30 分钟可灭活病毒。SARS-CoV 对乙醚、氯仿、甲醛和紫外线等敏感。

SARS-CoV 特异性 IgM 抗体在起病后较早出现，在急性期或恢复早期达到高峰，约 3 个月后消失。IgG 抗体在起病后 2 周左右出现，在病程第 3 周即可达高滴度，12 个月后仍持续高效价。实验证明 IgG 抗体可以中和体外分离到的病毒颗粒，可能是保护性抗体。

二、流行病学

(一) 传染原

患者是主要传染原。急性期患者体内病毒含量高，且症状明显，如打喷嚏、咳嗽等，容易经呼吸道分泌物排出病毒。少数患者腹泻，排泄物含有病毒。部分重型患者因为频繁咳嗽或需要气管插管、呼吸机辅助呼吸等，呼吸道分泌物多，传染性强。个别患者可造成数十人甚至上百人感染，被称为"超级传播者"。

潜伏期患者传染性低或无传染性，作为传染原意义不大；康复患者无传染性；隐性感染者是否存在及其作为传染原的意义，迄今尚无足够的资料佐证。本病未发现慢性患者。

有研究表明，从果子狸、狸猫、貉等动物体内可分离出与 SARS-CoV 基因序列高度同源的冠状病毒，提示这些动物可能是 SARS-CoV 的储存宿主和本病的传染原，但有待证实。

（二）传播途径

1. 呼吸道传播

短距离的飞沫传播是本病的主要传播途径。急性期患者咽拭子、痰标本中可以检测到 SARS-CoV。病毒存在于患者的呼吸道黏液或纤毛上皮脱落细胞里，当患者咳嗽、打喷嚏或大声讲话时，飞沫直接被易感者吸入而发生感染。飞沫在空气中停留的时间短，移动的距离约 2 米，故仅造成近距离传播。气溶胶传播是另一种方式，易感者吸入悬浮在空气中含有 SARS-CoV 的气溶胶而感染。

2. 消化道传播

患者粪便中可检出病毒 RNA，通过消化道传播可能是另一个传播途径。

3. 直接传播

通过直接接触患者的呼吸道分泌物、消化道排泄物或其他体液，或者间接接触被污染的物品，亦可导致感染。多个案例证实 SARS 可以通过实验室传播。实验室工作人员在处理或接触含 SARS-CoV 的标本时，未遵循严格的生物安全操作规程而感染。

4. 其他

患者粪便中的病毒污染了建筑物的污水排放系统和排气系统造成环境污染，可能造成局部流行。虽然患者有短暂的病毒血症，但 SARS 通过血液传播尚有争议。

（三）易感性和免疫力

人群普遍易感。发病者以青壮年居多，儿童和老人少见。男女比例约为 1 : 0.87。患者家庭成员和医务人员属高危人群。患病后可获得一定程度的免疫力，尚无再次发病的报道。

（四）流行特征

该病于 2002 年 11 月首先在我国广东佛山市被发现，2003 年 1 月底开始在广州流行，2 ～ 3 月达高峰。随后蔓延到山西、北京、内蒙古、天津及河北等地。2003 年 2 月下旬开始在我国香港流行，并迅速波及越南、加拿大、新加坡、中国台湾等地。本次流行终止后，2003 年 8 月卫生部公布，我国 24 个省、直辖市、自治区共 266 个县、市有本病病例报道，全国 5 327 例，死亡 349 例。全球约 32 个国家和地区出现疫情，全球累计 8 422 例，死亡 916 例。医务人员发病 1 725 例，约占 20%。本次流行后在新加坡，我国台湾、北京出现实验室感染病例。2004 年初广东省报道 4 例 SARS 散发病例。

该次流行发生于冬末春初，有明显的家庭和医院聚集发病现象。社区发病以散发为主，偶见点状暴发流行。主要流行于人口密集的大都市，农村地区甚少发病。

三、发病机制与病理解剖

发病机制尚不清楚。发病早期可出现病毒血症。病理解剖和电子显微镜发现 SARS-CoV 对肺组织细胞和淋巴细胞有直接的侵犯作用。临床上发现，患者发病期间淋巴细胞减少，CD4+ 和 CD8+ 的 T 淋巴细胞均明显下降。另外，临床上应用肾上腺皮质激素可以改善肺部炎症反应，减轻临床症状。因此，免疫损伤可能是本病发病的主要原因。

肺部的病理改变最为突出，双肺明显肿胀，镜下可见弥散性肺泡病变、肺水肿及透明膜形成。病程 3 周后可见肺间质纤维化，造成肺泡纤维闭塞。显微镜下还可见小血管内微血栓和肺出血、散在的小叶性肺炎、肺泡上皮脱落、增生等病理改变。肺门淋巴结多充血、出血及淋巴组织减少。

四、临床表现

潜伏期 1 ～ 16 天，常见为 3 ～ 5 天。典型患者通常分为三期。

（一）早期

一般为病初的 1 ～ 7 天。起病急，以发热为首发症状，99.3% ～ 100% 的患者有发热，体温一般＞38℃，偶有畏寒；可伴有头痛、关节肌肉酸痛、乏力等症状；部分患者可有干咳、胸疼、腹泻等症状；常无上呼吸道卡他症状。发病 3 ～ 7 天后出现下呼吸道症状，可有咳嗽，多为干咳、少痰，偶有血丝痰；可有胸闷，肺部体征不明显，部分患者可闻少许湿啰音，或有肺实变体征。

（二）进展期

病情于 10 ～ 14 天达到高峰，发热、乏力等感染中毒症状加重，并出现频繁咳嗽、气促和呼吸困难，略有活动则气喘、心悸、胸闷，肺实变体征进一步加重，被迫卧床休息。这个时期易发生呼吸道的继发性感染。少数患者 (10% ～ 15%) 出现急性呼吸窘迫综合征 (ARDS) 而危及生命。

（三）恢复期

病程进入 2 ～ 3 周后，发热渐退，其他症状与体征减轻乃至消失。肺部炎症改变的吸收和恢复较为缓慢，体温正常后仍需要 2 周左右才能完全吸收恢复正常。

轻型患者临床症状轻，病程短。重型患者病情重，进展快，易出现 ARDS。儿童患者的病情较成人轻。孕妇患者，在妊娠的早期易导致流产，妊娠晚期孕妇的病死率增加。老年患者症状常不典型，如不伴发热或同时合并细菌性肺炎等。有少数患者不以发热为首发症状，尤其是有近期手术史或有基础疾病的患者。

五、实验室检查

（一）血常规

病程初期到中期白细胞计数正常或下降，淋巴细胞计数绝对值常减少，部分病例血小板减少。T 淋巴细胞亚群中 CD3+、CD4+ 及 CD8+T 淋巴细胞均减少，尤以 CD4+ 亚群减低明显。疾病后期多能恢复正常。

（二）血液生化检查

丙氨酸氨基转移酶 (ALT)、乳酸脱氢酶 (LDH) 及其同工酶等均有不同程度升高。血气分析可发现血氧饱和度降低。

（三）血清学检查

常用酶联免疫吸附法 (ELISA) 和免疫荧光法 (IFA) 检测血清中的 SARS-CoV 抗体。这两种方法对 IgG 抗体检测的敏感性与特异性均超过 90%，IFA 法的特异性高于 ELISA 法。IgG 抗体在起病后第 1 周检出率低或检测不到，第 2 周末检出率 80% 以上，第 3 周末 95% 以上，且效价持续升高，在病后第 6 个月仍保持高滴度。IgM 抗体发病 1 周出现，在急性期和恢复早期达高峰，3 个月后消失。另外，也可采用单克隆抗体技术检测样本中的 SARS-CoV 特异性抗原，可用于早期诊断，特异性与敏感性也超过 90%。

（四）分子生物学检测

以反转录聚合酶链反应 (RT-PCR) 检测患者呼吸道分泌物、血液、粪便等标本中的 SARS-CoV 的 RNA。

（五）细胞培养分离病毒

将患者呼吸道分泌物、血液等标本接种到细胞中进行培养，分离到病毒后用 RT-PCR 或免疫荧光法进行鉴定。

（六）影像学检查

绝大多数患者在起病早期即有胸部 X 线检查异常，多呈斑片状或网状改变。起病初期常呈单灶改变，短期内病灶迅速增多，常累及双肺或单肺多叶。部分患者进展迅速，呈大片状阴影。双肺周边区域累及较为常见，而胸腔积液、空泡形成以及肺门淋巴结增大等表现则较少见。对于胸部 X 线片无病变而临床又怀疑本病的患者，1 ～ 2 天内要复查胸部 X 线检查。胸部 CT 检查可见局灶性实变，毛玻璃样改变最多见。肺部阴影吸收、消散较慢，阴影改变程度范围可与临床症状体征不相平行。

六、并发症

常见并发症包括肺部继发感染，肺间质改变，纵隔气肿、皮下气肿和气胸，胸膜病变，心肌病变，骨质缺血性改变等。

七、诊断

（一）流行病学资料

1. 与 SARS 患者有密切接触史，或属受传染的群体发病者之一或有明确传染他人的证据。

2. 发病前 2 周内曾到过或居住于报道有传染性非典型肺炎患者并出现继发感染疫情的区域。

（二）症状与体征

起病急，以发热为首发症状，体温一般＞ 38℃，偶有畏寒；可伴有头痛、关节酸痛、肌肉酸痛、乏力、腹泻；常无上呼吸道卡他症状；可有咳嗽，多为干咳、少痰，偶有血丝痰；可有胸闷，严重者出现呼吸加速、气促或明显呼吸窘迫。肺部体征不明显，部分患者可闻少许湿啰音或有肺实变体征。

（三）实验室检查

外周血白细胞计数一般不升高，或降低；常有淋巴细胞计数减少。

（四）胸部 X 线检查

肺部有不同程度的片状、斑片状浸润性阴影或呈网状改变，部分患者进展迅速，呈大片状阴影；常为多叶或双侧改变，阴影吸收消散较慢；肺部阴影与症状体征可不一致。若检查结果阴性，1 ～ 2 天后应予复查。若有条件，可安排胸部 CT 检查，有助于发现早期轻微病变或与心影及大血管影重合的病变。

（五）血清学检查

用 IFA 或 EUSA 法检测患者血清特异性抗体，特异性 IgM 抗体阳性，或特异性 IgG 抗体急性期和恢复期抗体滴度升高 4 倍或 4 倍以上时，可作为确定诊断的依据。检测阴性结果，不能作为排除本病诊断的依据。

八、鉴别诊断

临床上要注意排除上呼吸道感染、流行性感冒、细菌性或真菌性肺炎、艾滋病合并肺部感染、军团病、肺结核、流行性出血热、肺部肿瘤、非感染性肺间质性疾病、肺水肿、肺不张、肺栓塞、肺嗜酸性粒细胞浸润症、肺血管炎等临床表现类似的呼吸系统疾患。

九、治疗

该病目前还缺乏特异性治疗手段。以综合疗法为主，强调在疾病的整个治疗中，针对疾病发生的病理生理异常加以纠正，进行对症治疗，以促进疾病的恢复；在疾病早期可以采取适当的抗病毒治疗。治疗总原则为，早期发现、早期隔离、早期治疗。所有的患者应集中隔离治疗，疑似病例与临床诊断病例分开收治。重型患者治疗中要注意防治急性呼吸窘迫综合征和多器官功能障碍综合征 (MODS)。做好护理工作和心理治疗在治疗中具有很重要的作用。

（一）监测病情变化

多数患者在发病后 14 天内都可能属于进展期，必须密切观察病情变化，监测症状、体温、呼吸频率、SPO_2 或动脉血气分析、血常规、胸部 X 线片（早期复查间隔时间不超过 3 天）、心、肝、肾功能等。

（二）一般和对症治疗

1. 卧床休息，避免劳累、用力。

2. 咳嗽剧烈者给予镇咳；咳痰者给予祛痰药。

3. 发热超过 38.5℃者，可给予物理降温，如冰敷、乙醇擦浴等，并酌情使用解热镇痛药。儿童忌用阿司匹林，因该药有可能引起 Reye 综合征。

4. 有心、肝、肾等器官功能损害，应该做相应的处理。

5. 加强营养支持，注意水电解质、酸碱平衡。

6. 出现气促或 $PaO_2 < 70$ mmHg 或 $SpO_2 < 93\%$ 给予持续鼻导管或面罩吸氧。

7. 糖皮质激素的应用

有以下指征之一即可早期应用：①有严重中毒症状，高热 3 天不退；② 48 小时内肺部阴影进展超过 50%；③有急性肺损伤或出现 ARDS。

一般成人剂量相当于甲泼尼龙每天 80 ～ 320 mg，必要时可适当增加剂量，大剂量应用时间不宜过长。具体剂量及疗程根据病情来调整，待病情缓解或胸部 X 线片上阴影有所吸收后逐渐减量停用。一般隔 3 ～ 5 天减量 1/3，通常静脉给药 1 ～ 2 周后可改为口服泼尼松或泼尼松龙。一般不超过 4 周。

应用激素的目的在于抑制异常的免疫病理反应，减轻全身炎症反应状态，从而改善机体的一般状况，减轻肺的渗出、损伤，防止和减轻后期的肺纤维化。建议采用半衰期短的激素。注意糖皮质激素的不良反应，可同时给予制酸剂与胃黏膜保护剂，应警惕继发感染。在 SARS 的治疗中，激素的应用没有绝对禁忌证儿童慎用糖皮质激素；其他的相对禁忌证包括中度以上的糖尿病、重型高血压、活动性胃炎、十二指肠溃疡、精神病、癫痫以及处于妊娠期的患者。

8. 预防和治疗继发细菌感染

主要用于治疗和控制继发细菌或真菌感染。根据临床情况，可选用喹诺酮类等适当的抗感染药物。

9. 早期抗病毒药物

目前尚无针对 SARS-CoV 的特异性抗病毒药物。早期可试用蛋白酶类抑制剂类药物洛匹那韦及利托那韦等。利巴韦林的疗效仍不确切。

10. 增强免疫功能的药物

重型患者可以试用免疫增强的药物，如胸腺素、静脉用丙种球蛋白等。但是，疗效尚未肯定，不推荐常规使用。恢复期患者血清的临床疗效和风险尚有待评估。

11. 中药辅助治疗

本病属于中医学瘟疫、热病的范畴，治则为：温病，卫、气、营、血和三焦辨证论治。

(三) 重型病例的处理

必须严密动态观察，加强监护，及时给予呼吸支持，合理使用糖皮质激素，加强营养支持和器官功能保护，注意水电解质和酸碱平衡，预防和治疗继发感染，及时处理并发症。

1. 加强对患者的动态监护

包括对生命体征、出入液量、心电图及血糖的检测。有条件，尽可能收入重症监护病房。

2. 使用无创正压机械通气 (NPPV)

应用指征为：①呼吸频率 > 30 次 / 分；②吸氧 5 L/min 条件下，$SPO_2 < 93\%$。

禁忌证为：①有危及生命的情况，需要紧急气管插管；②意识障碍；③呕吐、上消化道出血；④气道分泌物多和排痰障碍；⑤不能配合 NPPV 治疗；⑥血流动力学不稳定和有多器官功能损害。

模式通常使用持续气道正压通气 (CPAP)，压力水平一般为 4 ~ 10 cmH$_2$O；吸入氧流量一般为 5 ~ 8 L/min，维持血氧饱和度 > 93%，或压力支持通气 + 呼气末正压 (PSV+PEEP)，PEEP 水平一般为 4 ~ 10 cmH$_2$O，吸气压力水平一般为 10 ~ 20 cmH$_2$O。NPPV 应持续应用 (包括睡眠时间)，暂停时间不宜超过 30 分钟，直到病情缓解。

3. 若患者不耐受 NPPV 或氧饱和度改善不满意，应及时进行有创正压机械通气治疗。具体插管通气的指征为：①经无创通气治疗病情无改善，表现为 $SpO_2 < 93\%$，面罩氧浓度 5 L/min，肺部病灶仍增加；②不能耐受无创通气，明显气促；③中毒症状明显，病情急剧恶化。

使用呼吸机通气，极易引起医务人员被 SARS-CoV 感染，故务必注意医护人员的防护。谨慎处理呼吸机废气，吸痰、冲洗导管均应小心对待。

4. 出现休克或 MODS，予相应支持治疗。在 MODS 中，肺、肾衰竭、消化道出血和 DIC 发生率较高。脏器损害愈多，病死率越高，两个或两个以上脏器衰竭的病死率约为 69%。早期防治中断恶性循环，是提高治愈率的重要环节。

十、预后

大部分患者经综合治疗后痊愈。少数患者可进展至 ARDS 甚至死亡。根据我国卫生部公布的资料，我国患者的病死率约为 6.55%；根据 WHO 公布的材料，全球平均病死率为 10.88%。重型患者、患有其他严重基础疾病的患者病死率明显升高。少数重型病例出院后随访发现肺部有不同程度的纤维化。

十一、预防

(一) 控制传染原

1. 疫情报告

2003 年 4 月我国将 SARS 列入法定传染病管理范畴。2004 年 12 月新传染病防治法将其列为乙类传染病，但其预防、控制措施采取甲类传染病的方法执行。发现或怀疑本病时应尽快向卫生防疫机构报告。做到早发现、早报告、早隔离、早治疗。

2. 隔离治疗

患者对临床诊断病例和疑似诊断病例应在指定的医院按呼吸道传染病分别进行隔离观察和治疗。同时具备下列三个条件方可考虑出院：①体温正常 7 天以上；②呼吸系统症状明显改善；③胸部 X 线片有明显吸收。

3. 隔离观察密切接触者

对医学观察病例和密切接触者，如条件许可应在指定地点接受隔离观察，为期 14 天。在家中接受隔离观察时应注意通风，避免与家人密切接触。

(二) 切断传播途径

1. 社区综合性预防

加强科普宣传，流行期间减少大型集会或活动，保持公共场所通风换气、空气流通；注意空气、水源、下水道系统的处理消毒。

2. 保持良好的个人卫生习惯

不随地吐痰，流行季节避免去人多或相对密闭的地方。有咳嗽、咽痛等呼吸道症状及时就诊，注意戴口罩；避免与人近距离接触。

3. 严格隔离患者

医院应设立发热门诊，建立本病的专门通道。收治 SARS 的病区应设有无交叉的清洁区、半污染区和污染区；病房、办公室等均应通风良好。疑似患者与临床诊断患者应分开病房收治。住院患者应戴口罩，不得随意离开病房。患者不设陪护，不得探视。病区中病房、办公室等各种建筑空间、地面及物体表面、患者用过的物品、诊疗用品以及患者的排泄物、分泌物均须严格按照要求分别进行充分有效的消毒。医护人员及其他工作人员进入病区时，要切实做好个人防护工作。须戴 12 层面纱口罩或 N95 口罩，戴帽子和眼防护罩以及手套、鞋套等，穿好隔离衣，以期无体表暴露于空气中。接触过患者或被污染的物品后，应洗手。加强医务人员 SARS 防治知识的培训。

4. 实验室条件

要求必须在具备生物安全防护条件的实验室，才能开展 SARS 患者人体标本或病毒株的检测或研究工作，以防病毒泄漏。同时实验室研究人员必须采取足够的个人防护措施。

(三) 保护易感人群

尚无效果肯定的预防药物可供选择。灭活疫苗正在研制中，已进入临床试验阶段。医护人员及其他人员进入病区时，应注意做好个人防护工作。

保持乐观稳定的心态，均衡饮食，注意保暖，避免疲劳，在空旷场所进行适当体育锻炼，这些良好的生活习惯有助于提高人体对传染性非典型肺炎的抵抗力。

第五节　麻疹

麻疹 (Measles) 是由麻疹病毒引起的急性呼吸道传染病。以发热、结膜炎、上呼吸道炎、口腔黏膜斑 (Koplik 斑) 及全身斑氏疹为主要临床表现。麻疹病毒还可引起肺炎、喉炎和脑炎等严重并发症。麻疹传染性甚强，广泛流行于全世界。在疫苗问世前几乎是人人必得的疾病，大多在婴幼儿期发病，病死率很高。20 世纪 60 年代以来，麻疹疫苗逐渐在全球范围推广应用，该病发病率迅速下降，病死率显著降低，儿童受到保护，明显控制 / 麻疹流行，但也使得成年人和 6 个月龄以下婴儿麻疹相对增多。

一、流行病学

1. 流行环节

(1) 传染原：麻疹患者是唯一传染原，在潜伏期末及发疹后 5 天内均有传染性。隐性感染者的传染原作用不大。

(2) 传播途径：主要通过患者喷嚏、咳嗽、说话时，麻疹病毒随呼吸道飞沫散布至周围空气中，直接传播给易感者。家庭及集体机构中的同室居者极易受感染。第三者媒介传染仅限于很短距离内，医务人员在离开麻疹病房接触其他易感者之前，应在室外停留数分钟，以免造成交叉感染。

(3) 人群易感性：人对麻疹病毒普遍易感。凡未曾患过麻疹又未接种麻疹疫苗；或疫苗接种后未产生免疫反应 (原发性免疫失败)；或疫苗接种后多年，其抗体水平过低 (继发性免疫失败) 者，均对麻疹有易感性。易感者接触麻疹患者后 90% 可得病。

2. 流行特征

(1) 麻疹遍布全世界，无种族、年龄、性别和地区差异，常年散在发生。当易感人群累积到一定数量，可因传染原的引入而发生流行。自 20 世纪 60 年代初全世界大多数国家广泛推广免疫预防以来，人群易感性降低，麻疹大流行得以控制，发病数已显著减少，病死率下降。但在许多发展中国家，麻疹仍是目前严重的公共卫生问题之一。

(2) 以往 < 6 月龄婴儿大多能从母体获得保护性抗体而很少发病，8 月龄至 4 岁儿童为发病高峰。普种麻疹疫苗后，< 6 月龄小婴儿和成年人麻疹发病数量显著增加。妊娠期妇女患麻疹的机会增多，可能使婴儿发生先天性麻疹。老年人亦有可能患麻疹。

(3) 由于机体免疫状况差异而表现不同的感染类型。麻疹疫苗接种前典型麻疹多见，并发症多，重症病例不少，病死率高。麻疹疫苗接种后不仅发病率下降，轻症病例增多，并发症减少，病死率显著下降，重症麻疹减少，隐形感染和轻型麻疹比例增加。通过血清流行病学调查，发现人群中无麻疹病史者抗体阳性率可高达 8.5% ～ 33%，麻疹流行后，也发现无临床症状而抗体水平上升的亚临床病例占 5% ～ 15%。

二、临床表现

潜伏期为 10～14 天。严重感染或输血感染者可短至 6 天；被动免疫或接种疫苗者，可长达 3～4 周。本病典型经过分三期。

(一) 前驱期

又称出疹前驱期，持续 2～4 天，但体弱，重症或滥用退热剂者可延至 7～8 天。主要表现为上呼吸道炎症，急起发热，咳嗽、流涕、喷嚏、畏光流泪，结膜充血、眼睑水肿。咳嗽逐日加重。婴儿可伴有呕吐腹泻。起病 2～3 天第一臼齿对面的颊黏膜上出现针尖大小，细盐粒样灰白色斑点，微隆起，周围红晕称为麻疹黏膜斑 (Koplik's spots)；此征有早期诊断价值。初少许，随后扩散至整个颊黏膜及唇龈等处。黏膜斑多数在出疹后 1～2 天完全消失。下睑缘可见充血的红线 (stimson's line)。

少数患者病初 1～2 日在颈、胸、腹部出现风疹样或猩红热样皮疹或荨麻疹，数小时即退，称为前驱疹。此时在悬雍垂、扁桃体、咽后壁、软腭处亦可见到红色斑点，出疹期才消退。

(二) 出疹期

于第 4 病日左右开始出疹，一般持续 3～5 天。皮疹首先开始耳后发际，渐及前额、面颈、躯干与四肢，待手脚心见疹时，则为"出齐"或"出透"。皮疹初为稀疏淡红色斑丘疹，直径 2～4 mm，逐渐皮疹增多，融合呈卵圆形或不规则形，疹间可见正常皮肤，皮疹出透后转为暗棕色。病情严重时，皮疹可突然隐退。

本期全身中毒症加重，体温高达 40℃，精神萎靡、嗜睡，有时谵妄抽搐。面部水肿，皮疹，眼分泌物增多，甚至粘连眼睑不易睁开，流浓涕，上述表现之面貌称为麻疹面容。舌乳头红肿，咽部肿痛，咳嗽加重，声音嘶哑，呼吸道急促，胸部 X 线检查，可见轻重不等的较广泛的肺部浸润病变。肺部体征，除重症患者肺部闻有细啰音外，多为阴性。该期患者肝脾可肿大，婴幼儿易伴腹泻稀水样便，粪检含有少许脓细胞。

(三) 恢复期

皮疹出齐后，中毒症状明显缓解，体温下降，1～2 日降至正常。精神食欲好转，呼吸道炎症迅速减轻，皮疹按出疹顺序消退并留有糠麸样细小脱屑及淡褐色色素沉着，以躯干为多，1～2 周退净。若无并发症的典型麻疹全程 10～14 天。

三、非典型麻疹

(一) 轻型麻疹

见于 1 岁以内婴儿，免疫尚未消失，接触麻疹后被动免疫者或曾接种麻疹减毒疫苗者及第二次得麻疹者均为轻型。

潜伏期长，可达 20 天以上，症状轻，低热 2～4 天可为唯一症状；或伴少许皮疹，2～3 天消退，无色素沉着，无麻疹黏膜斑或黏膜斑不典型，为细小白点，无红晕，1 日内即消失。极少有并发症。

(二) 重型麻疹

由于病毒毒力较强或机体抵抗力低，或因严重继发细菌感染所致。可为中毒性，休克性，出血性等。

患者起病后即有高热，体温达 40℃以上，伴谵妄昏迷、抽搐、发绀、呼吸急促等严重中毒症状。皮疹呈暗红色，融合成片，或为疱疹样，可融全成大疱；也有呈出血性，同时伴内脏出血；有的患者皮疹稀少，颜色暗淡，迟迟不能诱发或皮疹未透骤然隐退，并出现循环衰竭。本型麻疹病情危重，病死率较高。

（三）异型麻疹 (atypical measles)

主要发生于曾接种麻疹灭活疫苗者。多出现于接种后 6 个月至 6 年再感染麻疹病毒或接种减毒活疫苗时。其机制多认为是一种 Arthus 反应，也有人认为灭活的麻疹疫苗不能刺激机体产生抗 -F1 蛋白抗体。仅能产生抗 -HA 抗体，因而无法阻抑病毒在细胞间传播。由此产生的病毒抗原刺激机体产生继发抗 -HA 抗体，所以该患者有高效价抗 -HA 抗体反应。

本型临床特征：全身中毒症状较重，体温高，多达 40℃以上，热程长，约半个月左右。起病 1～2 天即出皮疹，皮疹从四肢远端开始，渐向躯干、面部蔓延。此疹多样，呈荨麻疹、斑丘疹、疱疹或出血疹。多数无麻疹黏膜斑及呼吸道卡他症状。常伴肢体水肿、肺部浸润病变，甚或有胸膜炎症渗出。血清血凝抑制抗体可急骤高达 1：1 024，也有高达 1：100 000。

（四）成人麻疹

成人患麻疹时，一般中毒症状较儿童为重，但并发症较少。

四、实验室检查

（一）血常规

白细胞总数减少，淋巴细胞比例相对增多。如果白细胞数增加，尤其是中性粒细胞增加，提示继发细菌感染；若淋巴细胞严重减少，常提示预后不好。

（二）血清学检查

酶联免疫吸附试验 (ELISA) 测定血清特异性 IgM 和 IgG 抗体，敏感性和特异性好。其中 IgM 抗体病后 5～20 天最高，阳性是诊断麻疹的标准方法，IgG 抗体恢复期较早期增高 4 倍以上即为阳性，也可以诊断麻疹。抗体包括血凝抑制抗体、中和抗体或补体结合抗体。

（三）病原学检查

1. 病毒分离

取早期患者眼、鼻、咽分泌物或血、尿标本接种于原代人胚肾细胞，分离麻疹病毒，但不作为常规检查。

2. 病毒抗原检测

取早期患者鼻咽分泌物、血细胞及尿沉渣细胞，用免疫荧光或免疫酶法查麻疹病毒抗原，如阳性，可早期诊断。上述标本涂片后还可见多核巨细胞。

3. 核酸检测

采用反转录聚合酶链反应 (RT-PCR) 从临床标本中扩增麻疹病毒 RNA，是一种非常敏感和特异的诊断方法，对免疫力低下而不能产生特异抗体的麻疹患者，尤为有价值。

五、并发症

（一）心肌炎

2 岁以下婴幼儿易致心肌病变，表现为气促、烦躁、面色苍白、发绀，听诊心音低钝、心率快。皮疹不能出全或突然隐退。心电图示 T 波和 ST 段改变。

(二) 脑炎

麻疹脑炎的发病率为 0.01% ~ 0.5%，即使无神经系统症状，麻疹患者中 50% 可有脑电图异常。脑炎可发生于出疹后 2 ~ 6 天，亦可发生于出疹后 3 周左右。主要为麻疹病毒直接侵犯脑组织所致。临床表现与其他病毒性脑炎类似，病死率约 15%，多数可恢复正常，部分患者留有智力低下、癫痫、瘫痪等后遗症。

(三) 亚急性硬化性全脑炎

亚急性硬化性全脑炎 (SSPE) 是麻疹的一种远期并发症，属慢性或亚急性进行性脑炎，罕见，发病率约 (1 ~ 4)/100 万。其机制主要与病毒基因变异有关，病毒变异后机体不能产生对基质蛋白的抗体，导致病毒在脑细胞中长期潜伏而引起。病理变化为脑组织退行性变。本病常在原发麻疹后 2 ~ 17 年 (平均 7 年) 发病，患者逐渐出现智力障碍、性格改变、运动不协调、语言和视听障碍、癫痫发作等症状，最后因昏迷、强直性瘫痪而死亡。

(四) 喉炎

喉炎以 2 ~ 3 岁以下小儿多见，继发于细菌感染导致喉部组织水肿，分泌物增多，极易引起喉梗阻。表现为声音嘶哑、犬吠样咳嗽、呼吸困难、发绀等，严重时须及早做气管切开。

(五) 肺炎

肺炎为麻疹最常见的并发症，多见于 5 岁以下患儿，占麻疹患儿死亡的 90% 以上。麻疹病毒本身引起的肺炎多不严重，而继发的肺部感染较为严重，病原体可为细菌或病毒，也可是多种细菌混合感染。表现为病情突然加重，咳嗽、咳脓痰，患儿可出现鼻翼翕动、口唇发绀，肺部有明显的啰音。

六、诊断

典型麻疹不难诊断，根据当地有麻疹流行，没有接种过麻疹疫苗且有麻疹患者的接触史，同时出现典型麻疹的临床表现，如急起发热、上呼吸道卡他症状、结膜充血、畏光、口腔麻疹黏膜斑及典型的皮疹等即可诊断。非典型患者难以确诊者，依赖于实验室检查。

七、鉴别诊断

1. 风疹前驱期短，全身症状和呼吸道症状轻，无麻疹黏膜斑，发热 1 ~ 2 天出疹，皮疹分布以面、颈、躯干为主。1 ~ 2 天皮疹消退，无色素沉着和脱屑，常伴耳后、颈部淋巴结肿大。

2. 幼儿急疹突起高热，持续 3 ~ 5 天，上呼吸道症状轻，热骤降后而出现皮疹，皮疹散在呈玫瑰色，多位于躯干，1 ~ 3 天皮疹退尽，热退后出疹为其特点。

3. 猩红热前驱期发热，咽痛明显，1 ~ 2 天后全身出现针尖大小红色丘疹，疹间皮肤充血，压之褪色，面部无皮疹，口周呈苍白圈，皮疹持续 4 ~ 5 天随热降而退，出现大片脱皮。外周血白细胞总数及中性粒细胞增高显著。

4. 药物疹近期服药史，皮疹多有瘙痒，低热或无热，无黏膜斑及卡他症状，停药后皮疹渐消退。血嗜酸性粒细胞可增多。

麻疹与其他出疹性疾病的鉴别见表 3-1。

表 3-1 麻疹与其他出疹性疾病的鉴别

结膜炎	咽痛	麻疹黏膜斑	出疹时间	皮疹特征
麻疹	+	+	+	发热 3～4 天
风疹	±	±	-	发热 1～2 天
幼儿急疹	-			热骤降出疹
猩红热	±	+	-	发热 1～2 天
药物疹				用药时出疹

八、治疗

对麻疹病毒尚无特效抗病毒药物，主要为对症治疗，加强护理，预防和治疗并发症。

（一）一般治疗

患者应单病室呼吸道隔离至体温正常或至少出疹后 5 天；卧床休息，保持室内空气新鲜，温度适宜；眼、鼻、口腔保持清洁，多饮水。对住院麻疹患儿应补充维生素 A，来降低并发症和病死率。

（二）对症治疗

高热可酌用小剂量解热药物或物理降温；咳嗽可用祛痰镇咳药；剧咳和烦躁不安可用少量镇静药；体弱病重患儿可早期注射丙种球蛋白；必要时给氧，保证水电解质及酸碱平衡等。

（三）并发症治疗

1. 喉炎

蒸汽雾化吸入稀释痰液，使用抗菌药物，对喉部水肿者可试用肾上腺皮质激素。喉梗阻严重时及早行气管切开。

2. 肺炎

治疗同一般肺炎，合并细菌感染较为常见，主要为抗菌治疗。

3. 心肌炎

出现心力衰竭者应及早静脉注射强心药物如毛花苷 C 或毒毛花苷 K，同时应用利尿药，重症者可用肾上腺皮质激素保护心肌。

4. 脑炎

处理基本同乙型脑炎。SSPE 目前无特殊治疗。

第六节 流行性腮腺炎

流行性腮腺炎 (mumps) 是由腮腺炎病毒所引起的急性呼吸道传染病。以腮腺非化脓性炎症、腮腺区肿痛为临床特征。主要发生在儿童和青少年。腮腺炎病毒除侵犯腮腺外，尚能侵犯神经系统及各种腺体组织，引起脑膜炎、脑膜脑炎、睾丸炎、卵巢炎和胰腺炎等。

一、病原学

腮腺炎病毒属于副黏病毒科副黏病毒属的单股 RNA 病毒。呈球形，大小悬殊，直径在 100 ~ 200 nm 之间。该病毒抗原结构稳定，只有一个血清型。但依据小的疏水蛋白基因序列的差异至少分为 A ~ J10 个基因型。此病毒有 3 种主要蛋白，即核蛋白 (NP)、多聚酶蛋白 (P) 和 L 蛋白，均为可溶性抗原，即 S 抗原。2 种包膜糖蛋白，即含血凝素和神经氨酸酶 (HN) 糖蛋白，以及血溶 - 细胞融合 (F) 糖蛋白 (又称 V 抗原)，此外还有基质蛋白 (M) 在包装病毒中起作用。发病后 1 周即可出现 S 抗体，可用补体结合法检测，此抗体无保护作用，但可用于诊断。无论发病与否，人感染腮腺炎病毒后，V 抗原能诱导机体产生保护性抗体，一般感染后 2 ~ 3 周才出现，1 ~ 2 周后达高峰，但其体内存在时间长，可用补体结合法、血凝抑制法和中和抗体法进行检测，是检测感染后免疫应答的较好指标。人是腮腺炎病毒唯一的宿主。在体外实验中，腮腺炎病毒能在许多哺乳类动物细胞和鸡胚中培养生长。腮腺炎病毒抵抗力低，紫外线、甲醛和 56℃温度均可灭活，但 4℃时能存活数天。

二、流行病学

(一) 传染原

早期患者及隐性感染者均为传染原。患者腮腺肿大前 7 天至肿大后 9 天约 2 周时间内，可从唾液中分离出病毒，此时患者具高度传染性。有脑膜炎表现者能从脑脊液中分离出病毒，无腮腺肿大的其他器官感染者亦能从唾液和尿中排出病毒。

(二) 传播途径

主要通过飞沫传播。

(三) 易感人群

人群普遍易感，但由于 1 岁以内婴儿体内尚有经胎盘获得的抗腮腺炎病毒特异性抗体，同时成人中约 80% 曾患显性或隐性感染而在体内存在一定的抗体，故约 90% 的病例为 1 ~ 15 岁的少年儿童，但近年来成人病例有增多的趋势。

(四) 流行情况

本病呈全球性分布，全年均可发病，但以冬、春季为主。患者主要是学龄儿童，无免疫力的成人亦可发病。感染后一般可获较持久的免疫力。

三、发病机制与病理解剖

腮腺炎病毒从呼吸道侵入人体后，在局部黏膜上皮细胞和局部淋巴结中复制，然后进入血流，播散至腮腺和中枢神经系统，引起腮腺炎和脑膜炎。病毒在进一步繁殖复制后，再次侵入血流，形成第二次病毒血症，并侵犯第一次病毒血症时未受累的器官，如颌下腺、舌下腺、睾丸、胰腺等，引起相应的临床表现。因此，流行性腮腺炎实际上是一种系统性、多器官受累的疾病，临床表现形式多样。

腮腺炎的病理特征是腮腺非化脓性炎症。腺体呈肿胀发红，可见渗出物，出血性病灶和白细胞浸润。腮腺导管有卡他性炎症，其壁细胞肿胀，导管周围及腺体壁有淋巴细胞浸润。周围间质组织水肿等病变可导致腮腺导管的阻塞、扩张和淀粉酶潴留。淀粉酶排出受阻，则经淋巴管进入血液循环，使血和尿中淀粉酶增高。睾丸、胰腺等受累时亦可出现淋巴细胞浸润和睾丸炎、胰腺炎等病变。但本病毒易累及成熟睾丸，幼年患者则很少出现睾丸炎。

腮腺炎病毒所致脑膜脑炎的发病机制目前考虑是腮腺炎病毒的血溶 - 细胞融合糖蛋白所致。动物实验表明，应用此蛋白的单克隆抗体能预防脑炎和脑细胞坏死的发生。病理变化包括细胞的变性、坏死和炎性细胞浸润。

四、临床表现

潜伏期 14 ～ 25 天，平均 18 天。部分病例有发热、头痛、无力、食欲缺乏等前驱症状，但大部分患者无前驱症状。发病 1 ～ 2 天后出现颧骨弓或耳部疼痛，然后唾液腺肿大，体温上升可达 40℃。腮腺最常受累，通常一侧腮腺肿大后 2 ～ 4 天又累及对侧。双侧腮腺肿大者约占 75%。腮腺肿大是以耳垂为中心，向前、后、下发展，使下颌骨边缘不清。由于覆盖于腮腺上的皮下软组织水肿使局部皮肤发亮，肿痛明显，有轻度触痛及感觉过敏；表面灼热，但多不发红；因唾液腺管的阻塞，当进食酸性食物促使唾液分泌时疼痛加剧。腮腺肿大 2 ～ 3 天达高峰，持续 4 ～ 5 天后逐渐消退。腮腺管口早期常有红肿。虽然腮腺肿胀最具特异性，但颌下腺或舌下腺可以同时受累，有时是单独受累。颌下腺肿大时颈前下颌处明显肿胀，可触及椭圆形腺体。舌下腺肿大时，可见舌下及颈前下颌肿胀，并出现吞咽困难。

有症状的脑膜炎发生在 15% 的病例，患者出现头痛、嗜睡和脑膜刺激征。一般发生在腮腺炎发病后 4 ～ 5 天，有的患者脑膜炎先于腮腺炎。一般症状在 1 周内消失。脑脊液白细胞计数在 25×10^6/L 左右，主要是淋巴细胞增高。少数患者脑脊液中糖降低。预后一般良好。脑膜脑炎或脑炎患者，常有高热、谵妄、抽搐、昏迷，重症者可致死亡。可遗留耳聋、视力障碍等后遗症。

睾丸炎常见于腮腺肿大开始消退时患者又出现发热，睾丸明显肿胀和疼痛，可并发附睾炎，鞘膜积液和阴囊水肿。睾丸炎多为单侧，约 1/3 的病例为双侧受累。急性症状持续 3 ～ 5 天，10 天内逐渐好转。部分患者睾丸炎后发生不同程度的睾丸萎缩，这是腮腺炎病毒引起睾丸细胞坏死所致，但很少引起不育症。

卵巢炎发生于 5% 的成年妇女，可出现下腹疼痛。右侧卵巢炎患者可酷似阑尾炎。有时可触及肿大的卵巢。一般不影响生育能力。

胰腺炎常于腮腺肿大数天后发生，可有恶心、呕吐和中上腹疼痛和压痛。由于单纯腮腺炎即可引起血、尿淀粉酶增高，因此需作脂肪酶检查，若升高则有助于胰腺炎的诊断。腮腺炎合并胰腺炎的发病率低于 10%。

其他如心肌炎、乳腺炎和甲状腺炎等亦可在腮腺炎发生前后发生。

五、实验室检查

（一）常规检查

白细胞计数和尿常规一般正常，有睾丸炎者白细胞可以增高。有肾损害时尿中可出现蛋白和管型。

（二）血清和尿液中淀粉酶测定

90% 的患者血清和尿淀粉酶增高。淀粉酶增高的程度往往与腮腺肿胀程度成正比。无腮腺肿大的脑膜炎患者，血和尿中淀粉酶也可升高。血脂肪酶增高，有助于胰腺炎的诊断。

（三）脑脊液检查

有腮腺炎而无脑膜炎症状和体征的患者，约半数脑脊液中白细胞计数轻度升高，且能从脑脊液中分离出腮腺炎病毒。

（四）血清学检查

1.抗体检查

ELISA 法检测血清中 NP 的 IgM 抗体可做出近期感染的诊断，有报道认为，用于患者唾液检查阳性率亦很高。

2.抗原检查

近年来有应用特异性抗体或单克隆抗体来检测腮腺炎病毒抗原，可做早期诊断。应用 PCR 技术检测腮腺炎病毒 RNA，可明显提高可疑患者的诊断率。

（五）病毒分离

应用早期患者的唾液、尿或脑膜炎患者的脑脊液，接种于原代猴肾、Vero 细胞或 Hela 细胞可分离出腮腺炎病毒，3 ～ 6 天内组织培养细胞可出现病变形成多核巨细胞。

六、并发症

尽管主要病变在腮腺，但流行性腮腺炎实际上是一种全身性感染，可累及中枢神经系统或其他腺体、器官出现相应的症状和体征。某些并发症可因无腮腺的肿大而误诊，只能以血清学检测确诊。常见并发症包括神经系统并发症、生殖系统并发症以及胰腺炎、肾炎等。

七、诊断

主要根据有发热和以耳垂为中心的腮腺肿大，结合流行情况和发病前 2 ～ 3 周有接触史，诊断一般不困难。没有腮腺肿大的脑膜脑炎、脑膜炎和睾丸炎等，确诊需依靠血清学检查和病毒分离。

八、鉴别诊断

1.化脓性腮腺炎

主要是一侧性腮腺肿大，不伴睾丸炎或卵巢炎。挤压腮腺时有脓液自腮腺管口流出。外周血中白细胞总数和中性粒细胞计数明显增高。

2.其他病毒性腮腺炎

甲型流感病毒、副流感病毒、肠道病毒中的柯萨奇 A 组病毒及淋巴细胞脉络丛脑膜炎病毒等均可以引起腮腺炎，需根据血清学检查和病毒分离进行鉴别。

3.其他原因的腮腺肿大

许多慢性病如糖尿病、慢性肝病、结节病、营养不良和腮腺导管阻塞等均可引起腮腺肿大，一般不伴急性感染症状，局部也无明显疼痛和压痛。

九、预后

腮腺炎大多预后良好，病死率为 0.5% ～ 2.3%。主要死于重症腮腺炎病毒性脑炎。

十、治疗

（一）一般治疗

卧床休息，给予流质饮食，避免进食酸性饮料。注意口腔卫生，餐后用生理盐水漱口。

（二）对症治疗

头痛和腮腺胀痛可应用镇痛药。睾丸胀痛可用棉花垫和丁字带托起。发热温度较高、患者食欲差时，应补充水、电解质和能量，以减轻症状。

（三）抗病毒治疗

发病早期可试用利巴韦林 1 g/d，儿童 15 mg/kg 静脉滴注，疗程 5 ～ 7 天，但效果有待确定。亦有报道应用干扰素治疗成人腮腺炎合并睾丸炎患者，能使腮腺炎和睾丸炎症状较快消失。

（四）肾上腺皮质激素的应用

对重症或并发脑膜脑炎、心肌炎患者，可应用地塞米松每天 5 ～ 10 mg，静脉滴注 5 ～ 7 天。

（五）颅内高压处理

若出现剧烈头痛、呕吐疑为颅内高压的患者，可应用 20% 甘露醇 1 ～ 2 g/kg 静脉推注，隔 4 ～ 6 小时一次，直到症状好转。

（六）预防睾丸炎

男性成人患者，为预防睾丸炎的发生，早期可应用己烯雌酸每次 1 mg，3 次 / 天口服。

十一、预防

患者应按呼吸道传染病隔离。由于症状开始前数天患者已开始排出病毒，因此预防的重点是应用疫苗对易感者进行主动免疫。

目前国内外应用腮腺炎减毒活疫苗，进行皮下接种，亦可采用喷鼻或气雾方法。90% 以上可产生抗体。潜伏期患者接种可以减轻发病症状。由于可能有致畸作用，故孕妇禁用。严重系统性免疫损害者为相对禁忌，但应用腮腺炎疫苗免疫无症状的人免疫缺陷病毒 (HIV) 感染的儿童，是被认可的。国际上推荐应用麻疹腮腺炎风疹 (MMR) 疫苗，但有报道应用 L-Z 腮腺炎病毒株作疫苗接种后 35 天内无菌性脑膜炎发生率 1/4000。

第七节　百日咳

百日咳是小儿常见的急性呼吸道传染病，百日咳杆菌是本病的致病菌。其特征为阵发性痉挛性咳嗽，咳嗽末伴有特殊的吸气吼声，病程较长，可达数周甚至 3 个月左右，故有百日咳之称。

一、病原学

百日咳杆菌 (BP) 属于鲍特菌属，革兰染色阴性和两端着色较深的短杆菌。最适合在鲜血 - 甘油 - 马铃薯等 BordetGengou(B-G) 培养基生长，37℃、pH6.8 ～ 7.0 孵育 2 ～ 3 天呈细小灰色露滴状菌落。百日咳杆菌分为四相：Ⅰ相菌落光滑，能溶血，有荚膜，毒力强，抗原性强，适合制备百日咳全细胞菌苗；Ⅳ相菌落大而粗糙，无荚膜，毒力和抗原性消失，无致病力；Ⅱ相和Ⅲ相为过渡型。

根据凝集试验可将百日咳杆菌不耐热凝集抗原分为 7 型，其中第 7 型为鲍特菌属所共有，1 型为百日咳菌种所具有，测定 2 ～ 6 型抗原可确定流行菌株。

该菌抗原组分与毒素有：①外膜蛋白 (EP)，包括分子量为 10 ～ 23 kD 的凝集原 (AGG)、丝状血凝素 (FHA) 和分子量为 69 kD 的百日咳黏附素 (Prn) 等，这些物质对细菌黏附、定居宿主细胞有重要作用；②生物活性物质，如细胞壁蛋白中的组胺过敏因子 (HSF)、淋巴细胞促进因子 (LPF) 及胰岛素激活蛋白 (IAP) 等，这些物质可能是同一种抗原，不同名称仅反映其不同作用,有称之为百日咳外毒素 (PT);③其他毒性物质,如内毒素 (ET)、气管细胞毒素 (TCT)、热不稳定毒素 (HLT) 及腺苷酸环化酶毒素 (ACT) 等。AGG、FHA、EP 和百日咳黏附素等有诱导宿主产生保护性抗体的作用。

该菌抵抗力弱,对紫外线及一般消毒剂均敏感,56℃ 30 分钟或干燥数小时即死亡。

二、流行病学

百日咳多见于温带和寒带。一般为散发,在儿童集体机构、托儿所、幼儿园等亦可引起流行。该病四季都可发生,但冬、春两季多见。

(一)传染原

百日咳患者、隐性感染者和带菌者为本病的传染原。从潜伏期开始至发病后 6 周均有传染性,尤以潜伏期末到病后卡他期 2 ~ 3 周内传染性最强。

(二)传播途径

由呼吸道飞沫传播,咳嗽、说话、打喷嚏时分泌物散布在空气中形成气溶胶,通过吸入传染。家庭内传播较为多见,间接传染的可能性小。

(三)人群易感性

人群对百日咳普遍易感,5 岁以下小儿易感性最高。由于母体缺乏足够的保护性抗体传递给胎儿,所以 6 个月以下婴儿发病率较高,新生儿亦可发病。儿童经菌苗接种若超过 12 年,其发病率仍可达 50% 以上,近年来国外报告为数不少的成人百日咳患者。

百日咳病后不能获得终生免疫,保护性抗体为 IgA 和 IgG。IgA 能抑制细菌对上皮细胞表面的黏附,而 IgG 具有长期保护作用。

三、发病机制与病理解剖

百日咳发病机制尚不清楚。百日咳杆菌侵入易感者呼吸道后,首先黏附于呼吸道上皮细胞纤毛上,繁殖并产生各种毒素和毒素性物质,引起上皮细胞纤毛的麻痹和细胞变性坏死以及全身反应。目前认为,69 kD 的黏附素和丝状血凝素,在百日咳杆菌黏附于易感者呼吸道上皮细胞时起重要作用。而外毒素在致细胞病变中起重要作用,百日咳外毒素由 5 种非共价链亚单位所组成 $(S_1 \sim S_5)$,其中 $S_2 \sim S_5$ 是没有毒性作用的非共价链亚单位,但它能与细胞表面受体结合,而且在 S_1 亚单位移位进入细胞溶质中起作用。S_1 具有酶活力,进入细胞后能抑制细胞腺苷酸环化酶系统的调节,抑制鸟苷三磷酸结合蛋白即 G 蛋白的合成,导致细胞变性、坏死。毒性物质、淋巴细胞促进因子进入血流后,使脾、胸腺和淋巴结等释放淋巴细胞增多,因而白细胞计数和淋巴细胞分类增高。

由于呼吸道上皮细胞纤毛的麻痹和细胞的破坏,使呼吸道炎症所产生的黏稠分泌物排出障碍,潴留的分泌物不断刺激呼吸道神经末梢,通过咳嗽中枢引起痉挛性咳嗽,直至分泌物排出为止。由于长期咳嗽刺激,使咳嗽中枢形成持续的兴奋灶,所以其他刺激如检查咽部、进食等亦可引起痉挛性咳嗽。疾病恢复期或病愈后一段时间内,可因哭泣或其他病因引起的上呼吸道感染诱发百日咳样痉咳。

百日咳杆菌主要引起支气管和细支气管黏膜的损害,但鼻咽部、喉和气管亦可见到病变,主要是黏膜上皮细胞基底部有中性粒细胞和单核细胞浸润,并可见细胞坏死。支气管和肺泡周围间质炎性浸润明显,气管和支气管旁淋巴结常肿大,分泌物阻塞支气管时可引起肺不张或支气管扩张。并发脑病者脑组织可有水肿、充血或弥散性出血点、神经细胞变性等。

四、临床表现

（一）潜伏期

一般 7～10 天，可长至 21 天。

（二）临床病程可分为三期

(1) 卡他期：从发病开始至出现痉咳，一般 1～2 周。开始症状类似感冒，除咳嗽外，可有流涕、喷嚏、轻度发热，也可只有干咳，并不引起注意。当其他症状逐渐消失时，咳嗽反而加重，日轻夜重，渐呈痉咳状。

(2) 痉咳期：一般为 2～6 周（自数天至 2 个多月）。阵发性、痉挛性咳嗽为本期特点。发作时频频不间断的短咳十余声或数十声为呼气状态，最后深长吸气，因其时喉部仍呈痉挛状态，故伴有高音调的鸡鸣样吼声，接着又发生下次的痉咳，如此反复发作多次，直至咳出黏稠痰液为止。咳嗽剧烈时，可有大、小便失禁，双手握拳屈肘、两眼圆睁、面红耳赤、涕泪交流，头向前倾、张口伸舌、唇色发绀等，表情极其痛苦，呕吐后方告结束。轻者一日数次，重者一日数十次，以夜间为多。当奔跑、进食、受凉、烟熏、哭吵等均可诱发。发作前一般无明显预兆。

(3) 间歇期：情况无特殊。痉咳时，上腔静脉压力增高，回心血流受阻而有瘀血现象，常见颜面及眼睑水肿，阵咳剧烈时，可出现鼻出血、咯血及眼结膜下出血等，甚至发生颅内出血。痉咳频繁者影响睡眠，致使患儿疲倦、不喜活动、食欲减退，加上呕吐，继发感染，可致营养障碍。如无继发感染，患儿一般体温正常，肺部无阳性体征或有不固定的啰音。

（三）新生儿和幼婴儿

常无典型痉咳，表现为阵发性屏气发绀，易致窒息、惊厥。呼吸动作可停止在呼气期，心率先增快，继而减慢乃至停止。若不及时行人工呼吸、给氧等积极抢救，可窒息死亡。

（四）成人百日咳

近年来青少年和成人百日咳有增多趋势，可占流行时总病例的 10.2%。一组经细菌培养证实的成人百日咳，平均年龄为 35 岁，有典型症状与痉咳后呕吐，但也可仅有数周干咳，罕有并发症。大多数仍可坚持工作，本人虽无多大痛苦，但可作为传染原，尤其威胁小儿，应予重视。

五、实验室检查

（一）血常规检查

发病第一周末白细胞计数和淋巴细胞分类计数开始升高。痉咳期白细胞一般为 $(20～40)×10^9$/L，最高可达 $100×10^9$/L。淋巴细胞分类一般在 60% 以上，亦可高达 90%。

（二）细菌学检查

目前常用鼻咽拭子培养法。培养越早阳性率越高，卡他期培养阳性率可达 90%，发病第 3～4 周阳性率仅 50%。

（三）血清学检查

ELISA 检测特异性 IgM，可做早期诊断。

（四）分子生物学检查

应用百日咳杆菌克隆的基因片段或百日咳杆菌部分序列，对百日咳患者的鼻咽吸出物进行分子杂交或 PCR 检查百日咳杆菌特异性插入序列 (IS481)，特异性和敏感性均很高，且可做快速诊断,但有假阳性病例,目前国内外已经应用于临床诊断。

六、并发症

最常见并发症是支气管肺炎,严重者可并发肺不张、肺气肿及皮下气肿和百日咳脑病,由于诊断水平提高和抗菌药物的应用,近年来这些并发症少见。

七、诊断与鉴别诊断

根据当地流行病学史,若患儿有发热,体温下降后咳嗽反而加剧,尤以夜间为甚且无明显肺部体征,结合白细胞计数和淋巴细胞分类明显增高可以做出临床诊断。确诊需靠细菌学、分子生物学或血清学检查。

痉咳期患者较易诊断,但需与百日咳综合征、痉挛性支气管炎、肺门结核等疾病鉴别。

八、预后

1 岁以下婴儿,特别是 3 个月以下婴儿预后差。有严重并发症如并发百日咳脑病、支气管肺炎者预后差。

九、治疗

(一)一般治疗和对症治疗

按呼吸道传染病隔离,保持室内安静、空气新鲜和适当温度、湿度。半岁以下婴儿常突然发生窒息,应有专人守护。痉咳剧烈者可给镇静剂,如苯巴比妥钠、地西泮等。沙丁胺醇(沙丁胺醇)亦能减轻咳嗽,可以试用。

(二)抗菌治疗

卡他期应用抗生素治疗可以减轻或阻断痉咳。红霉素,每天 30 ～ 50 mg/kg,分 3 ～ 4 次给药。也可用罗红霉素,小儿每天 2.5 ～ 5 mg/kg,分 2 次服用;成人每次 150 mg,每天 2 次,疗程不少于 10 天。

(三)肾上腺皮质激素与高效价免疫球蛋白治疗

重症婴幼儿可应用泼尼松每天 1 ～ 2 mg/kg,能减轻症状,疗程 3 ～ 5 天。亦可应用高效价免疫球蛋白,能减少痉咳次数和缩短痉咳期。

(四)并发症治疗

肺不张并发感染给予抗生素治疗。单纯肺不张可采取体位引流,必要时用纤维支气管镜排出堵塞的分泌物。百日咳脑病发生惊厥时可应用苯巴比妥钠每次 5 mg/kg 肌内注射或地西泮,每次 0.1 ～ 0.3 mg/kg 静脉注射,出现脑水肿时静脉注射甘露醇每次 1 ～ 2 g/kg。

十、预防

(一)控制传染原

在流行季节,确诊的患者应立即隔离至病后 40 天,对密切接触者应观察至少 3 周,若有前驱症状应尽早治疗。

(二)切断传播途径

保持室内通风,对痰液及口鼻分泌物进行消毒处理。

(三)提高人群免疫力

目前常用白喉、百日咳、破伤风三联制剂,每月注射 1 次,共 3 次。若百日咳流行时,可提前至出生后 1 个月接种。菌苗接种后有效免疫期为 4 ～ 5 年,因此对密切接触的曾注射过菌苗的 7 岁以下儿童，可以加强注射一次菌苗。国内外研究利用百日咳杆菌的某些抗原成分组成疫苗，副作用明显减少，预防效果亦较满意。

第八节　白喉

白喉 (diphtheria) 是由白喉杆菌引起的急性呼吸道传染病。临床特征为咽、喉、鼻部黏膜充血、肿胀并有不易脱落的灰白色假膜形成。由于细菌产生的外毒素所致全身中毒症状，严重者可并发心肌炎和末梢神经麻痹。本病呈世界性分布，四季均可发病，以秋季、冬季较多。

一、流行病学

(一) 传染原

患者和白喉带菌者是传染原。在潜伏期末即开始从呼吸道分泌物中向外排菌，具有传染性。健康带菌者占总人口的 0.1% ～ 5%，流行期带菌率可达 10% ～ 20%，恢复期带菌率 10% 左右。因此，轻型、不典型患者和健康带菌者在流行病学上更有意义。

(二) 传播途径

主要经呼吸道飞沫传播，也可经食物、玩具及物品间接传播。偶尔可经破损的皮肤传播。

(三) 易感人群

人群普遍易感，新生儿经胎盘及母乳获得免疫力，抗体水平在生后 3 个月后明显下降，1 岁后基本消失。患病后可产生针对外毒素的抗体，免疫力持久。预防接种或隐性感染可获得特异性免疫力。锡克试验 (Schicktest) 可测人群免疫水平，也可用间接血凝或 ELISA 法测人群血清抗毒素抗体水平。

(四) 流行特征

本病见于世界各地，以散发为主。实施计划免疫后儿童发病数明显下降，发病年龄向后推迟。一年四季均可发病，以冬、春季多发。居住拥挤，卫生条件差容易发生该病流行。

二、临床表现

潜伏期为 1 ～ 7 天，多为 2 ～ 4 天。按假膜所在部位分下列类型。

(一) 咽白喉

约占白喉的 80%。按假膜大小及病情轻重又可分为四型。

1. 普通型

典型咽白喉即普通型。起病慢，咽痛、中度发热、食欲缺乏、全身不适等。咽充血，扁桃体肿大，24 小时后即可有灰白色片状假膜形成。假膜边缘清楚，不易剥离，强行剥离则基底裸面出血。可有颌下淋巴结肿大压痛。

2. 轻型

全身症状轻，可仅轻微发热、咽痛。假膜多限于扁桃体，呈点状或小片状。假膜可不明显而白喉杆菌培养阳性。

3.重型

全身症状重，体温常超过 39℃，面色苍白。假膜广泛而厚，可扩大至腭弓、腭垂及咽后壁。色灰黄污秽，口臭。可有淋巴结周围软组织水肿。常有心肌炎或周围神经麻痹。

4.极重型

假膜较重型更广泛，污黑色，腐败口臭味，颈部因软组织水肿而似"牛颈"，呼吸急促。体温达 40℃，烦躁不安，心脏扩大或中毒性休克等，抢救不及时常易死亡。

（二）喉白喉

在喉白喉中，原发性喉白喉约占 25%，其余为咽白喉延续而成。特征性表现为"犬吠样"咳嗽，声音嘶哑或失声，甚至吸气时有喉梗阻所致的"三凹"现象、发绀等。假膜延至气管、支气管，或假膜脱落常窒息死亡。

（三）鼻白喉

继发性鼻白喉多来自咽白喉。原发性鼻白喉较少见。表现为鼻塞、浆液血性鼻涕，鼻孔周皮肤受累发红、糜烂、结痂。鼻前庭可有假膜。全身症状轻，有张口呼吸或哺乳困难等。

（四）其他部位白喉

皮肤白喉多见于热带。伤口白喉、眼结膜白喉及耳、口腔、食管、外阴、新生儿脐带等部位白喉，常仅有局部假膜而全身症状轻。

三、实验室检查

（一）血常规

外周血白细胞升高，多在 $(10 \sim 20) \times 10^9$/L，中性粒细胞增高，严重时可出现中毒颗粒。

（二）细菌学检查

取假膜与黏膜交界处标本涂片可见排列不规则的两端着色较深的棒状杆菌，标本也可接种于 Loeffler 血培养基，$8 \sim 12$ 小时可见白喉杆菌生长。还可用 2% 亚锑酸钾涂抹在假膜上，$10 \sim 20$ 分钟后假膜变为黑色或深灰色为阳性，提示有棒状杆菌感染。荧光标记特异性抗体染色查白喉杆菌，阳性率和特异性均较高，可用于早期诊断。

四、诊断

白喉的诊断主要依据流行病学资料和典型临床表现即可做出临床诊断。细菌学检查阳性即可确定诊断。

五、鉴别诊断

咽白喉应与樊尚（Vincent）咽峡炎、急性扁桃体炎及鹅口疮等相鉴别；喉白喉应与急性喉炎、变态反应性喉水肿及气管内异物相鉴别。鼻白喉应与慢性鼻炎、鼻内异物相鉴别。

六、治疗

（一）一般治疗

严格卧床 $2 \sim 6$ 周。高热量流质饮食，维持水与电解质平衡，注意口腔护理，保持室内通风和湿度。

（二）病原治疗

早期使用抗毒素和抗生素治疗是治疗成功与否的关键。

1. 抗生素

可抑制白喉杆菌生长,缩短病程和带菌时间。首选药物为青霉素 G。它对各型白喉均有效。每天 80 万～ 160 万 U,分 2～4 次肌内注射;或用红霉素,每天 10～15 mg/kg,分 4 次口服。也可用阿奇霉素或头孢菌素治疗。疗程 7～10 天,并发细菌性肺炎应根据药敏试验选用相应抗生素控制感染。

2. 抗毒素

抗毒素 (DTA) 治疗是本病的特异性治疗方法。由于白喉抗毒素不能中和进入细胞内的外毒素,宜尽早 (病后 3～4 天内) 使用。用量按假膜部位、中毒症状、治疗早晚而定,轻、中型为 3 万～5 万 U,重型为 6 万～10 万 U;治疗晚者加大剂量;喉白喉适当减量。注意用 DAT 后假膜很快脱落可堵塞气道,DAT 静脉注射 30 分钟达血峰浓度,肌内注射需 24 小时。重型及治疗晚者常将其稀释于 100～200 mL 葡萄糖液缓慢静脉滴注。注射前皮试过敏者采用脱敏疗法。

(三) 对症治疗

并发心肌炎或中毒症状重者可用肾上腺皮质激素,并酌情用镇静剂。喉梗阻或脱落假膜堵塞气道者可行气管切开或喉镜取膜。咽肌麻痹者鼻饲,必要时呼吸机辅助治疗。

第四章 肠道传染病

第一节 伤寒

伤寒副伤寒是由伤寒和副伤寒杆菌甲乙丙引起的急性消化道传染病可因水源和食物污染发生暴发流行，本病分布我国各地，常年散发，以夏、秋季最多，发病以儿童、青壮年较多。本病的病原是伤寒杆菌属沙门菌属 D 族 (组)，革兰染色阴性，呈短杆状，长 1 ～ 3.5 μm、宽 0.5 ～ 0.8 μm，周有鞭毛，能活动，不产生芽孢，无荚膜，在普通培养基上能生长，在含有胆汁的培养基中生长较好。

一、病原学

伤寒沙门菌属沙门菌属 D 组，革兰染色阴性，在 (0.6 ～ 1)μm ×(2 ～ 3)μm 之间。伤寒沙门菌于普通培养基中即可生长，但于含胆汁的培养基中则生长更好。伤寒沙门菌具有脂多糖菌体抗原(O 抗原)和鞭毛抗原(H 抗原)，可刺激机体产生特异性、非保护性 IgM 和 IgG 抗体。此外，该菌还有多糖毒力抗原 (Vi 抗原)，Vi 抗原的抗原性较弱，当伤寒沙门菌从人体中清除，Vi 抗体也随之消失。伤寒沙门菌不产生外毒素，其菌体裂解所释放的内毒素在发病机制中起重要作用。

二、流行病学

(一) 传染原

带菌者或患者为伤寒的唯一传染原。带菌者有以下几种情形：①潜伏期带菌者，即伤寒患者在潜伏期已经从粪便排菌；②暂时带菌者，即恢复期仍然排菌但在 3 个月内停止者；③慢性带菌者，即恢复期排菌超过 3 个月者。原先有胆石症或慢性胆囊炎等胆道系统疾病的女性或老年患者容易变为慢性带菌者，少数患者可终身排出细菌，是伤寒不断传播甚至流行的主要传染原。

典型伤寒患者在病程 2 ～ 4 周排菌量最大，每克粪便含菌量可达数十亿个，传染性强。而轻型患者由于难以被及时诊断、隔离，向外界环境排菌的可能性大，具有重要的流行病学意义。

(二) 传播途径

伤寒沙门菌通过粪 - 口途径传播。水源被污染是本病最重要的传播途径，常可引起暴发流行。食物被污染是传播伤寒的主要途径，有时可引起食物型的暴发流行。日常生活密切接触是伤寒散发流行的传播途径；苍蝇和蟑螂等媒介可机械性携带伤寒沙门菌引起散发流行。

(三) 人群易感性

未患过伤寒和未接种过伤寒菌苗的个体，均属易感。伤寒发病后可获得较稳固的免疫力，第二次发病少见。伤寒和副伤寒之间没有交叉免疫。

（四）流行特征

伤寒可发生于任何季节，但以夏、秋季多见。发病以学龄期儿童和青年多见。在发达国家，伤寒的发病率维持在低水平。但是，在发展中国家伤寒仍然是一种常见的传染病。

三、发病机制与病理解剖

人体摄入伤寒沙门菌后是否发病取决于所摄入细菌的数量、致病性以及宿主的防御能力。如，当胃酸的 pH 值小于 2 时伤寒沙门菌很快被杀灭。伤寒沙门菌摄入量达 10^5 以上才能引起发病，超过 10^7 或更多时将引起伤寒的典型疾病经过。而非特异性防御机制异常，如胃内胃酸减少和原先有幽门螺杆菌感染等有利于伤寒沙门菌的定位和繁殖，此时引起发病的伤寒沙门菌数量也相应降低。临床观察提示被激活的巨噬细胞对伤寒沙门菌的细胞内杀伤机制起重要作用，巨噬细胞吞噬伤寒沙门菌、红细胞、淋巴细胞及细胞碎片，称为"伤寒细胞"。伤寒细胞聚集成团，形成小结节，称为"伤寒小结"或"伤寒肉芽肿"，具有病理诊断意义。

未被胃酸杀灭的部分伤寒沙门菌将到达回肠下段，穿过黏膜上皮屏障，侵入回肠集合淋巴结的单核吞噬细胞内繁殖形成初发病灶；进一步侵犯肠系膜淋巴结经胸导管进入血液循环，形成第一次菌血症。此时，临床上处于潜伏期。伤寒沙门菌被单核 - 巨噬细胞系统吞噬、繁殖后再次进入血液循环，形成第二次菌血症。伤寒杆菌向肝、脾、胆、骨髓、肾和皮肤等器官组织播散，肠壁淋巴结出现髓样肿胀、增生、坏死，临床上处于初期和极期（相当于病程第 1 ~ 3 周）。在胆道系统内大量繁殖的伤寒沙门菌随胆汁排到肠道，一部分随粪便排出体外，一部分经肠道黏膜再次侵入肠壁淋巴结，使原先致敏的淋巴组织发生更严重的炎症反应，可引起溃疡形成，临床上处于缓解期（相当于病程第 3 ~ 4 周）。在极期和缓解期，当坏死或溃疡的病变累及血管时，可引起肠出血；当溃疡侵犯小肠的肌层和浆膜层时，可引起肠穿孔随着机体免疫力的增强，伤寒沙门菌在血液和各个脏器中被清除，肠壁溃疡愈合，临床上处于恢复期。

伤寒沙门菌释放脂多糖内毒素可激活单核吞噬细胞释放白细胞介素 -1 和肿瘤坏死因子等细胞因子，引起持续发热、表情淡漠、相对缓脉、休克和白细胞减少等表现。

四、临床表现

潜伏期长短与伤寒沙门菌的感染量以及机体的免疫状态有关，波动范围为 3 ~ 60 天，通常为 7 ~ 14 天。

（一）典型伤寒的临床表现

1. 初期

为病程的第 1 周。起病缓慢，最早出现的症状是发热，发热前可伴有畏寒，寒战少见；热度呈阶梯形上升，在 3 ~ 7 天后逐步到达高峰，可达 39℃ ~ 40℃。还可伴有全身疲倦、乏力、头痛、干咳、食欲减退、恶心、呕吐胃内容物、腹痛、轻度腹泻或便秘等表现。右下腹可有轻压痛。部分患者此时已能扪及增大的肝脏和脾脏。

2. 极期

为病程的第 2 ~ 3 周。出现伤寒特征性的临床表现。

(1) 持续发热：体温上升到达高热以后，多呈稽留热型。如果没有进行有效的抗菌治疗，热程可持续 2 周以上。

(2) 神经系统中毒症状：由于内毒素的致热和毒性作用，患者表现为表情淡漠、呆滞、反应迟钝、耳鸣、重听或听力下降，严重患者可出现谵妄、颈项强直（虚性脑膜炎的表现）甚至昏迷。儿童可出现抽搐。

（3）相对缓脉：成年人常见，并发心肌炎时，相对缓脉不明显。

（4）玫瑰疹：大约一半以上的患者，在病程 7 ～ 14 天可出现淡红色的小斑丘疹，称为玫瑰疹。直径 2 ～ 4 mm，压之褪色，多在 10 个以下，主要分布在胸、腹及肩背部，四肢罕见，一般在 2 ～ 4 天内变暗淡、消失，可分批出现。有时可变成压之不褪色的小出血点。

（5）消化系统症状：大约半数患者可出现腹部隐痛，位于右下腹或呈弥散性。便秘多见。仅有 10% 左右的患者出现腹泻，多为水样便。右下腹可有深压痛。

（6）肝脾大：大多数患者有轻度的肝脾大。

3. 缓解期

为病程的第 4 周。体温逐步下降，神经、消化系统症状减轻。应注意的是，由于本期小肠病理改变仍处于溃疡期，还有可能出现肠出血、肠穿孔等并发症。

4. 恢复期

为病程的第 5 周。体温正常，神经、消化系统症状消失，肝脾恢复正常。

由于多数患者能得到及时诊断和有效的抗菌治疗，或在病初患者使用抗生素，所以，目前具有典型表现患者较少见。

（二）其他类型

根据不同的发病年龄、机体免疫状态、是否存在基础疾病、所感染伤寒沙门菌的数量和毒力以及使用有效抗菌药物的早晚等因素，除典型伤寒之外，还有以下各种临床类型。

1. 轻型

全身毒血症状轻，病程短，1 ～ 2 周可恢复健康。多见于儿童或者发病初期使用有效抗菌药物以及曾经接受过伤寒菌苗预防的患者。由于临床特征不典型，容易出现漏诊或误诊。

2. 暴发型

急性起病，毒血症状严重，高热或体温不升，常并发中毒性脑病、心肌炎、肠麻痹、中毒性肝炎或休克等。

3. 迁延型

起病初期的表现与典型伤寒相似，但发热可持续 5 周以上至数月之久，呈弛张热或间歇热，肝脾大明显。常见于原先有慢性乙型肝炎、胆道结石或慢性血吸虫病等消化系统基础疾病的患者。

4. 逍遥型

起病初期症状不明显，患者能照常生活甚至工作，部分患者直至发生肠出血或肠穿孔才被诊断。

（三）特殊临床背景下以及病程发展阶段中伤寒的特点

1. 小儿伤寒

年龄越小临床表现越不典型。一般起病比较急，呕吐和腹泻等胃肠症状明显，热型不规则，便秘较少。多数患儿无相对缓脉，玫瑰疹较少见，肝脾大明显。外周白细胞计数可不减少。容易并发支气管炎或肺炎，肠出血和肠穿孔少见。

2. 老年伤寒

发热通常不高，多汗时容易出现虚脱。病程迁延，恢复期长。并发支气管肺炎和心力衰竭多见，病死率较高。

3. 再燃部分

患者于缓解期，体温还没有下降到正常时，又重新升高，持续 5～7 天后退热，称为再燃。此时血培养可再次出现阳性，可能与伤寒沙门菌菌血症尚未得到完全控制有关。有效和足量的抗菌药物治疗可减少或杜绝再燃。

4. 复发

10%～20% 用氯霉素治疗的患者在退热后 1～3 周临床症状再度出现，称为复发。此时血培养可再获阳性结果，与病灶内的细菌未被完全清除，重新侵入血流有关。少数患者可有 2 次以上的复发。

五、实验室检查

(一) 常规检查

1. 外周血常规

白细胞计数一般在 $(3～5)×10^9/L$ 之间，中性粒细胞减少，可能与骨髓的粒细胞系统受到细菌毒素的抑制、粒细胞的破坏增加和分布异常有关。嗜酸性粒细胞减少或消失，病情恢复后逐渐回升到正常，复发时再度减少或消失。嗜酸性粒细胞计数对诊断和评估病情均有重要的参考意义。血小板计数突然下降，应警惕出现溶血尿毒综合征或弥散性血管内凝血等严重并发症。

2. 尿常规

从病程第 2 周开始可有轻度蛋白尿或少量管型。

3. 粪便常规

腹泻患者粪便可见少许白细胞。并发肠出血可出现潜血试验阳性或肉眼血便。

(二) 细菌学检查

1. 血培养

病程第 1～2 周阳性率最高，可达 80%～90%，第 2 周后逐步下降，第 3 周末 50% 左右，以后迅速降低。再燃和复发时可出现阳性。

2. 骨髓培养

在病程中出现阳性的时间和血培养相仿。由于骨髓中的单核吞噬细胞吞噬伤寒沙门菌较多，伤寒沙门菌存在的时间也较长，所以，骨髓培养的阳性率比血培养稍高，可达 80%～95%。对血培养阴性或使用过抗菌药物诊断有困难的疑似患者，骨髓培养更有助于诊断。

3. 粪便培养

病程第 2 周起阳性率逐渐增加，第 3～4 周阳性最高，可达 75%。

4. 尿培养

初期多为阴性，病程第 3～4 周的阳性率仅为 25% 左右。

5. 其他

十二指肠引流液培养有助于带菌者的诊断，但操作不便，一般很少使用。玫瑰疹刮取液培养在必要时亦可进行。

（三）血清学检查

肥达试验，其原理是采用伤寒沙门菌菌体抗原 (O)、鞭毛抗原 (H)、副伤寒甲、乙、丙沙门菌鞭毛抗原共五种，采用凝集法分别测定患者血清中相应抗体的凝集效价。多数患者在病程第 2 周起出现阳性，第 3 周阳性率大约 50%，第 4～5 周可上升至 80%，痊愈后阳性可持续几个月。评价结果时，应注意以下特点。

1. 伤寒流行区的正常人群中，部分个体有低效价的凝集抗体存在，故此，当 O 抗体效价在 1∶80 以上，H 抗体效价在 1∶160 以上；或者 O 抗体效价有 4 倍以上的升高，才有辅助诊断意义。

2. 伤寒和副伤寒甲、乙沙门菌之间具有部分 O 抗原相同，能刺激机体产生相同的 O 抗体，所以，O 抗体升高只能支持沙门菌感染，不能区分伤寒或副伤寒。

3. 伤寒和副伤寒甲、乙、丙 4 种沙门菌的 H 抗原不同，产生不同的抗体。在没有接种过伤寒、副伤寒菌苗或未患过伤寒、副伤寒的情况下，当某一种 H 抗体增高超过阳性效价时，提示伤寒或副伤寒中某一种感染的可能。

4. 伤寒、副伤寒菌苗预防接种之后，O 抗体仅有轻度升高，持续 3～6 个月后消失。而 H 抗体明显升高可持续数年之久；并且可因患其他疾病出现回忆反应而升高，而 O 抗体不受影响。因此，单独出现 H 抗体升高，对伤寒的诊断帮助不大。

5. 试验必须动态观察，一般 5～7 天复查 1 次，效价逐渐升高，辅助诊断意义也随着提高。

6. 伤寒、副伤寒甲、乙、丙之外的其他沙门菌属细菌也具有 O 和 H 两种抗原，与伤寒或副伤寒甲、乙、丙患者的血清可产生交叉反应。

7. 少数伤寒、副伤寒患者肥达试验效价始终不高或阴性，尤其以免疫应答能力低下的老弱或婴幼儿患者为多见。有些患者早期应用抗菌药物治疗，病原菌清除早，抗体应答低下，也可出现阴性，故此，肥达试验阴性不能排除本病。相反，如结核病、结缔组织病等疾病在发热病程中出现肥达试验阳性，也不能因此而误诊为伤寒。

8. 伤寒、副伤寒患者的 Vi 抗体效价一般不高。但是，带菌者常有高水平的 Vi 抗体，并且持久存在，对慢性带菌者的调查有一定意义，效价大于 1∶40 时有诊断参考价值。

六、并发症

（一）中毒性肝炎

中毒性肝炎常发生在病程第 1～3 周。发生率为 10%～50%。体检可发现肝大和压痛。血清丙氨酸氨基转移酶 (ALT) 轻至中度升高，仅有部分患者血清胆红素轻度升高，发生肝衰竭少见。

（二）中毒性心肌炎

中毒性心肌炎常出现在病程第 2～3 周。患者有严重的毒血症状，主要表现为脉搏增快、血压下降，第一心音低钝、心律失常。心肌酶谱异常。心电图检查可出现 P-R 间期延长、ST 段下降或平坦、T 波改变等异常。

（三）肠穿孔

肠穿孔为最严重的并发症。发生率为 1%～4%。常发生于病程第 2～3 周，穿孔部位多发生在回肠末段，成人比小儿多见。穿孔可发生在经过病原治疗，患者的病情明显好转的数天内。穿孔前可有腹胀、腹泻或肠出血等前兆。临床表现为右下腹突然疼痛，伴恶心、呕吐以及四肢冰冷、呼吸急促、脉搏细速、体温和血压下降等休克表现（休克期）。经过 1～2 小时后，腹痛和休克症状可暂时缓解（平静期）。但是，不久体温迅速上升，腹痛持续存在并加剧；出现腹胀，腹壁紧张，全腹压痛和反跳痛，肠鸣音减弱或消失，移动性浊音阳性等腹膜炎体征；白细胞较原先升高，腹部 X 线检查可发现膈下有游离气体（腹膜炎期）。

（四）肠出血

肠出血为常见的严重并发症。多出现在病程第 2～3 周，发生率为 2%～15%。成人比小儿多见，常有饮食不当、活动过多、腹泻以及排便用力过度等诱发因素。大量出血时，常表现为体温突然下降、头晕、口渴、恶心和烦躁不安等症状；体检可发现患者有面色苍白、手足冰冷、呼吸急促、脉搏细速、血压下降等休克体征。

（五）其他并发症

其他并发症包括支气管炎及肺炎、溶血性尿毒综合征、急性胆囊炎、骨髓炎、肾盂肾炎、脑膜炎和血栓性静脉炎等。

七、诊断

（一）流行病学特点

当地的伤寒疫情，是否有过伤寒史，最近是否与伤寒患者有接触史，以及夏、秋季发病等流行病学资料均有重要的诊断参考价值。

（二）临床症状及体征

持续发热 1 周以上，伴全身中毒症状，表情淡漠、食欲下降、腹胀；胃肠症状，腹痛、腹泻或便秘；以及相对缓脉、玫瑰疹和肝脾大等体征。如并发肠穿孔或肠出血对诊断更有帮助。

（三）实验室依据

血和骨髓培养阳性有确诊意义。外周血白细胞数减少、淋巴细胞比例相对增多，嗜酸性粒细胞减少或消失。肥达试验阳性有辅助诊断意义。

八、鉴别诊断

伤寒病程第 1 周临床症状缺乏特征性，需与其他急性发热性疾病相鉴别。

（一）病毒性上呼吸道感染

患者有高热、头痛、白细胞减少等表现与伤寒相似。可借助患者起病急，咽痛、鼻塞、咳嗽等呼吸道症状明显，没有表情淡漠、玫瑰疹、肝脾大，病程不超过 2 周等临床特点与伤寒相鉴别。

（二）细菌性痢疾

患者有发热、腹痛、腹泻等表现与伤寒相似。可借助患者腹痛以左下腹为主，伴里急后重、排脓血便、白细胞升高，粪便可培养出痢疾杆菌等临床特点与伤寒相鉴别。

（三）疟疾

患者有发热、肝脾大、白细胞减少与伤寒相似。可借助患者寒战明显、体温每天波动范围较大，退热时出汗较多，红细胞和血红蛋白降低，外周血或骨髓涂片可找到疟原虫等临床特点与伤寒相鉴别。

伤寒病程 1～2 周以后，临床特征逐渐得以表现，需要与以下长期发热性疾病进行鉴别。

（四）革兰阴性杆菌败血症

患者高热、肝脾大、白细胞减少等表现与伤寒相似。可借助患者有胆道、泌尿道或呼吸道等原发性感染灶存在，寒战明显，弛张热多见，常有皮肤瘀点、瘀斑，血培养找到相应的致病菌等临床特点与伤寒相鉴别。

（五）血行播散性结核病

患者有长期发热、白细胞降低与伤寒相似。可借助患者常有结核病史或结核患者接触史，发热不规则、伴有盗汗，胸部 X 线片或 CT 可见粟粒性结核病灶等临床特点与伤寒相鉴别。

九、预后

伤寒的病死率在抗菌药物问世之前大约为 12%，使用氯霉素治疗之后下降至 4% 左右。尽管在发展中国家已有抗菌药物供应，仍然有病死率超过 10% 的报道，伤寒住院患者的病死率在巴基斯坦、越南大约为 2%，而巴布亚新几内亚和印度尼西亚则高达 30%～50%。相反，发达国家病死率已下降至 1% 以下。

十、治疗

（一）一般治疗

1. 消毒和隔离

患者入院以后应按照肠道传染病常规进行消毒隔离。临床症状消失后，每隔 5～7 天送粪便进行伤寒沙门菌培养，连续 2 次阴性才可解除隔离。

2. 休息

发热期患者应卧床休息，退热后 2～3 天可在床上稍坐，退热后 1 周后由轻度活动逐渐过渡至正常活动量。

3. 护理

观察体温、脉搏、血压和粪便性状等变化。注意口腔和皮肤清洁，定期更换体位，预防压疮和肺部感染。

4. 饮食

发热期应给予流质或无渣半流饮食，少量多餐。退热后饮食仍应从稀粥、软质饮食逐渐过渡，退热后 2 周才能恢复正常饮食。饮食的质量应包括足量的碳水化合物、蛋白质和各种维生素，以补充发热期的消耗，促进恢复。过早进食多渣、坚硬或容易产气的食物有诱发肠出血和肠穿孔的危险。

（二）对症治疗

1. 降温措施

高热时可进行物理降温，使用冰袋冷敷和（或）25%～30% 酒精四肢擦浴。发汗退热药，如阿司匹林有时可引起低血压，以慎用为宜。

2. 便秘

可使用生理盐水 300～500 mL 低压灌肠。无效时可改用 50% 甘油 60 mL 或液状石蜡 100 mL 灌肠。禁用高压灌肠和泻剂。

3. 腹胀

饮食应减少豆奶、牛奶等容易产气的食物。腹部使用松节油涂擦，或者肛管排气。禁用新斯的明等促进肠蠕动的药物。

4. 腹泻

应选择低糖低脂肪的食物。酌情给予小檗碱 (黄连素)0.3 g，口服，每天 3 次，一般不使用鸦片制剂，以免引起肠蠕动减弱，产生腹中积气。

5. 肾上腺皮质激素

仅使用于出现谵妄、昏迷或休克等严重毒血症状的高危患者，应在有效足量的抗菌药物配合下使用，可降低病死率。可选择地塞米松，5 mg 静脉滴注，每天 1 次。或者氢化可的松，50 ～ 100 mg 静脉滴注，每天 1 次。疗程一般 3 天。使用肾上腺皮质激素有可能掩盖肠穿孔的症状和体征，在观察病情变化时应给予重视。

(三) 病原治疗

自 1948 年以来，氯霉素治疗伤寒已有 50 余年的历史，曾被作为治疗伤寒的首选药物。20 世纪 50 年代已发现耐氯霉素的伤寒菌株；有些伤寒菌株则呈现多重耐药性。因此，氯霉素、氨苄西林和复方磺胺甲噁唑仅用于敏感菌株的治疗。

第三代喹诺酮类药物具有口服吸收良好，在血液、胆汁、肠道和尿路的浓度高，能渗透进入细胞内作用于细菌 DNA 旋转酶影响 DNA 合成发挥杀菌的药效，与其他抗菌药物无交叉耐药性，对氯霉素敏感的伤寒菌株、氯霉素耐药的伤寒菌株均有良好的抗菌活性等优点。故此，20 世纪 90 年代后，国内外许多报道推荐第三代喹诺酮类药物为治疗伤寒的首选药物。但随着第三代喹诺酮类药物的广泛应用，已报道伤寒菌株对第三代喹诺酮类药物出现耐药，耐药机制与伤寒沙门菌 DNA 螺旋酶 83 和 87 位发生点突变有关。相反，在一些地区由于近年减少对氨苄西林、庆大霉素和复方磺胺甲噁唑等抗菌药物的应用，伤寒杆菌对这些抗菌药物的敏感性有所恢复。

第三代头孢菌素的抗菌活性强，对伤寒沙门菌的最小抑菌浓度≤ 0.25 μg/ml，而且胆汁浓度高，副作用少。尽管有报道称，第 7 代头孢菌素治疗伤寒的退热时间比第三代喹诺酮类药物稍长，但是，在治疗氯霉素敏感的伤寒菌株、氯霉素耐药的伤寒菌株以及多重耐药的伤寒菌株中都能获得满意的疗效，治愈率达 90% 以上，复发率低于 5%。

所以，目前，在没有伤寒药物敏感性试验的结果之前，伤寒经验治疗的首选药物推荐使用第三代喹诺酮类药物，儿童和孕妇伤寒患者宜首先应用第三代头孢菌素。治疗开始以后，必须密切观察疗效，尽快取得药物敏感性试验的结果，以便决定是否需要进行治疗方案的调整。

1. 第三代喹诺酮类药物

(1) 左旋氧氟沙星：每次 0.2 ～ 0.4 g，口服 2 ～ 3 次；疗程 14 天。

(2) 氧氟沙星：每次 0.2 g，口服 3 次；疗程 14 天。对于重型或有并发症的患者，每次 0.2 g，静脉滴注，每天 2 次，症状控制后改为口服，疗程 14 天。

(3) 环丙沙星：每次 0.5 g，口服 2 次；疗程 14 天。对于重型或有并发症的患者，每次 0.2 g，静脉滴注，每天 2 次，症状控制后改为口服，疗程 14 天。

其他第三代喹诺酮类药物有培氟沙星、洛美沙星和司氟沙星等均有令人满意的临床疗效。

2. 第三代头孢菌素

(1) 头孢噻肟：每次 2 g，静脉滴注，每天 2 次；儿童，每次 50 mg/kg，静脉滴注，每天 2 次，疗程 14 天。

(2) 头孢哌酮：每次 2 g，静脉滴注，每天 2 次；儿童，每次 50 mg/kg，静脉滴注，每天 2 次，疗程 14 天。

(3) 头孢他唑：每次 2 g，静脉滴注，每天 2 次；儿童，每次 50 mg/kg，静脉滴注，每天 2 次，疗程 14 天。

(4) 头孢曲松：每次 1 ～ 2 g，静脉滴注，每天 2 次；儿童，每次 50 mg/kg，静脉滴注，每天 2 次，疗程 14 天。

(四) 带菌者的治疗

根据药敏试验选择治疗药物，一般可选择：氧氟沙星、左氧氟沙星或环丙沙星。

1. 氧氟沙星

每次 0.2 g，口服，每天 2 次。

2. 左氧氟沙星

每次 0.5 g，每天 1 次。

3. 环丙沙星

每次 0.5 g，口服，每天 2 次，疗程 4 ～ 6 天。

(五) 复发治疗

根据药物敏感试验选择抗菌药物，用足剂量和疗程。

(六) 并发症的治疗

1. 肠穿孔

(1) 局限性穿孔者应给予禁食，使用胃管进行胃肠减压；除了对原发病给予有效的抗菌药物治疗之外，应加强控制腹膜炎症，如联合氨基糖苷类、第三代头孢菌素或碳青霉烯类等抗菌药物。警惕感染性休克的发生。

(2) 肠穿孔并发腹膜炎的患者，应及时进行手术治疗，同时加用足量有效的抗菌药物控制腹膜炎。

2. 肠出血

(1) 绝对卧床休息，密切监测血压和粪便出血量。

(2) 暂时禁食。

(3) 如果患者烦躁不安，应给地西泮 (安定)，每次 10 mg 肌内注射，必要时隔 6 ～ 8 小时可重复 1 次；或者苯巴比妥，每次 0.1 g，肌内注射，必要时隔 4 ～ 6 小时可重复 1 次。

(4) 补充血容量，维持水、电解质和酸碱平衡。

(5) 止血药，维生素 K_1 每次 10 mg，静脉滴注，每天 2 次。卡巴克络 (安络血)，每次 10 mg，肌内注射，每天 2 次。酚磺乙胺 (止血敏)，每次 0.5 g，静脉滴注，每天 2 次。

(6) 按照出血情况，必要时给予输血。

(7) 内科止血治疗无效，应考虑手术治疗。

3. 中毒性心肌炎

(1) 严格卧床休息。

(2) 保护心肌药物：高渗葡萄糖、维生素 B_1、三磷腺苷和 1，6- 二磷酸果糖等。

(3) 必要时加用肾上腺皮质激素。

(4) 如果出现心力衰竭，应给予洋地黄和利尿剂维持至症状消失。

4. 溶血性尿毒综合征

(1) 足量有效的抗菌药物控制伤寒沙门菌的原发感染。

(2) 肾上腺皮质激素，如地塞米松或泼尼松龙。

(3) 输血，碱化尿液。

(4) 小剂量肝素或 (和) 低分子右旋糖酐进行抗凝。

(5) 必要时进行血液透析，促进肾功能的恢复。

5. 肺炎、中毒性肝炎、胆囊炎和 DIC 采取相应的内科治疗措施进行治疗。

十一、预防

(一) 控制传染原

患者应按肠道传染病隔离。体温正常后的第 15 天才解除隔离。如果有条件，症状消失后 5 天和 10 天各做尿、粪便培养，连续二次阴性，才能解除隔离。慢性携带者应调离饮食业，并给予治疗。接触者医学观察 15 天。

(二) 切断传播途径

应做好水源管理、饮食管理、粪便管理和消灭苍蝇等卫生工作。要避免饮用生水，避免进食未煮熟的肉类食品，进食水果前应洗净或削皮。

(三) 保护易感人群

对易感人群进行伤寒和副伤寒甲、乙三联菌苗预防接种，皮下注射 3 次，间隔 7 ～ 10 天，各 0.5 mL、1.0 mL、1.0 mL；免疫期为 1 年。每年可加强 1 次，1.0 mL，皮下注射。伤寒 Ty21 a 活疫苗，第 1、3、5 和 7 天各口服 1 个胶囊，以上疫苗仅有部分免疫保护作用。因此，已经进行免疫预防的个体，仍然需要注意饮食卫生。

第二节 副伤寒

副伤寒是由副伤寒甲、乙、丙三种沙门杆菌引起的急性传染病。副伤寒甲、乙的临床表现与伤寒相似，但病情更轻、病程较短，副伤寒丙的临床表现较为特殊，可表现为轻型伤寒、急性胃肠炎或脓毒血症。

一、副伤寒甲、乙

副伤寒甲分布比较局限，副伤寒乙呈世界性分布。我国成人的副伤寒以副伤寒甲为主，儿童以副伤寒乙较常见。副伤寒甲、乙患者肠道病变表浅，范围较广，可波及结肠。潜伏期比较短，2 ～ 15 天，一般为 8 ～ 10 天。起病常有腹痛、腹泻、呕吐等急性胃肠炎症状，2 ～ 3 天后减轻，接着体温升高，出现伤寒样症状。体温波动比较大，稽留热少见，热程短，副伤寒甲大约 3 周，副伤寒乙 2 周左右。皮疹出现比较早，稍大、颜色较深，量稍多可遍布全身。副伤寒甲复发率比较高，肠出血、肠穿孔等并发症少见，病死率较低。

二、副伤寒丙

副伤寒丙可表现为脓毒血症型、伤寒型或急性胃肠炎型，以脓毒血症型多见。临床表现比较复杂。起病急，寒战，体温迅速上升，热型不规则，热程 1 ～ 3 周。出现迁徙性化脓病灶时，病程延长，以肺部、骨骼及关节等部位的局限性化脓灶为常见。肠出血、肠穿孔少见。局部化脓病灶抽脓可检出副伤寒丙沙门菌。

副伤寒甲、乙、丙的治疗与伤寒相同，当副伤寒丙出现脓肿形成时，应进行外科手术排脓，同时加强抗菌治疗。

第三节 细菌性痢疾

细菌性痢疾 (bacilly dysentery，简称菌痢) 是由痢疾杆菌引起的常见肠道传染病。临床上以发热、腹痛、腹泻、里急后重感及黏液脓血便为特征。其基本病理损害为结肠黏膜的充血、水肿、出血等渗出性炎症改变。因各型痢菌毒力不同，临床表现轻重各异。

一、病原学

痢疾杆菌 (dysentery bacilli) 为肠杆菌科志贺菌属 (shigella)，革兰阴性杆菌，无鞭毛及荚膜，不形成芽孢，有菌毛。依据抗原结构不同，分为 A、B、C、D 四群，即志贺痢疾杆菌、福氏痢疾杆菌、鲍氏痢疾杆菌 (S.boydii) 及宋内痢疾杆菌，以及 42 个血清型 (含亚型)。国外自 20 世纪 60 年代后期逐渐以 D 群占优势，我国目前仍以 B 群为主 (占 62.8% ～ 77.3%)，D 群次之，近年局部地区 A 群有增多趋势。

痢疾杆菌对外界环境有一定抵抗力，其中以 D 群最强，B 群次之，A 群最弱。日光照射 30 分钟、加热至 60℃ 10 分钟或 100℃ 1 分钟即可杀灭。对酸及一般消毒剂均很敏感。在蔬菜、瓜果及被污染物品上可存活 1 ～ 2 周，但在阴暗、潮湿、冰冻条件下能生长数周，在粪便中存活时间的长短同气温、粪便中杂菌等有关。

各型志贺菌死亡裂解后释放内毒素 (脂多糖)，近来研究证明，A 群Ⅰ型及部分Ⅱ型、B 群 2 a 及个别 D 群可产生外毒素，该外毒素是神经毒素、细胞毒素与肠毒素作用。均参与致病作用。尤其外毒素的毒力很强，可加重肠黏膜的炎性变化以及肠道外病变。

痢疾杆菌对抗药物是产生耐药性，近年来国内外研究表明其耐药性日趋严重。耐药性产生是与染色体基因突变和 R 质粒 (亦称 R 因子) 在同属种间、异属种间不断相互传递有关。R 质粒为质粒之一种。是染色体外遗物质，由双股环状 DNA 分子组成，能自我自复制，携带某些遗传信息，若与细菌染色体整合在一起，则与染色体同步复制。R 质粒在细菌细胞间的传递，主要是通过接合、传导、转化三个途径，其中接合传递为其重要方式。R 质粒使细菌产生特异酶，可使抗菌药物失效，当微量诱导物 (少量抗菌药物) 存在时即可产生大量特异酶，增加细菌耐药性，为此，临床应用抗生素必须足量，切忌少量或局部使用抗菌药物，以防耐药菌株产生。

二、流行病学

(一) 传染原

传染原包括急、慢性菌痢患者和带菌者。非典型患者、慢性菌痢患者及无症状带菌者由于症状不典型而容易误诊或漏诊，因此在流行病学中具有重要意义。

(二) 传播途径

本病主要经粪 - 口途径传播。志贺菌随患者粪便排出后，通过手、苍蝇、食物和水，经口感染。另外，还可通过生活接触传播，即接触患者或带菌者的生活用具而感染。

(三) 人群易感性

人群普遍易感。病后可获得一定的免疫力，但持续时间短，不同菌群及血清型间无交叉保护性免疫，易反复感染。

(四) 流行特征

菌痢主要集中发生在发展中国家，尤其是医疗条件差且水源不安全的地区。全球每年志贺菌感染人次估计为 1.63 亿，其中发展中国家占 99%。在志贺菌感染者中，约 70% 的患者和60% 的死亡患者均为 5 岁以下儿童。

我国目前菌痢的发病率仍显著高于发达国家，但总体看发病率有逐年下降的趋势。各地菌痢发生率差异不大，终年散发，有明显的季节性。本病夏、秋季发病率高可能和降雨量多、苍蝇密度高以及进食生冷瓜果食品的机会多有关。

三、发病机制与病理解剖

(一) 发病机制

志贺菌进入机体后是否发病，取决于三个要素：细菌数量、致病力和人体抵抗力。志贺菌进入消化道后，大部分被胃酸杀死，少数进入下消化道的细菌也可因正常菌群的拮抗作用、肠道分泌型 IgA 的阻断作用而不能致病。致病力强的志贺菌即使 10 ～ 100 个细菌进入人体也可引起发病。当人体抵抗力下降时，少量细菌也可致病。

志贺菌经口进入，穿过胃酸屏障后，侵袭和生长在结肠黏膜上皮细胞，经基底膜进入固有层，并在其中繁殖、释放毒素，引起炎症反应和小血管循环障碍，炎性介质的释放使志贺菌进一步侵入并加重炎症反应，导致肠黏膜炎症、坏死及溃疡。由黏液、细胞碎屑、中性粒细胞、渗出液和血液形成黏液脓血便。

志贺菌释放的内毒素入血后，可以引起发热和毒血症，并可通过释放各种血管活性物质，引起急性微循环衰竭，进而引起感染性休克、DIC 及重要脏器衰竭，临床表现为中毒性菌痢。

外毒素是由志贺菌志贺毒素基因编码的蛋白，它能不可逆性地抑制蛋白质合成，从而导致上皮细胞损伤，可引起出血性结肠炎和溶血性尿毒综合征。

(二) 病理解剖

菌痢的病理变化主要发生于大肠，以乙状结肠与直肠为主，严重者可以波及整个结肠及回肠末端。

急性菌痢的典型病变过程为初期急性卡他性炎，随后出现特征性假膜性炎和溃疡，最后愈合。肠黏膜的基本病理变化是弥漫性纤维蛋白渗出性炎症。早期可见点状出血，病变进一步发展，肠黏膜上皮形成浅表坏死，表面有大量的黏液脓性渗出物。渗出物中有大量纤维素，与坏死组织、炎症细胞、红细胞及细菌一起形成特征性的假膜。一周左右，假膜开始脱落，形成大小不等、形状不一的"地图状"溃疡。肠道严重感染可引起肠系膜淋巴结肿大，肝、肾等实质脏器损伤。中毒性菌痢肠道病变轻微，突出的病理改变为大脑及脑干水肿、神经细胞变性。部分病例肾上腺充血，肾上腺皮质萎缩。

慢性菌痢肠黏膜水肿和肠壁增厚，肠黏膜溃疡不断形成和修复，导致瘢痕和息肉形成，少数病例出现肠腔狭窄。

四、临床表现

潜伏期一般为 1～3 天 (数小时至 7 天)，流行期为 6～11 月，发病高峰期在 8 月。分为急性菌痢、慢性菌痢和中毒性菌痢。

1. 急性菌痢

典型病变过程分为初期的急性卡他性炎，后期的假膜性炎和溃疡，最后愈合。主要有全身中毒症状与消化道症状，可分成四型。

(1) 普通型：起病急，有中度毒血症表现，怕冷、发热达 39℃、乏力、食欲减退、恶心、呕吐、腹痛、腹泻、里急后重。稀便转成脓血便，每日数十次，量少，失水不显著。一般病程 10～14 天。

(2) 轻型：全身中毒症状、腹痛、里急后重均不明显，可有低热、糊状或水样便，混有少量黏液，无脓血，一般每日 10 次以下。粪便镜检有红、白细胞，培养有痢疾杆菌生长，可以此与急性肠炎相鉴别。一般病程 3～6 天。

(3) 重型：有严重全身中毒症状及肠道症状。起病急、高热、恶心、呕吐、剧烈腹痛及腹部 (尤为左下腹) 压痛，里急后重明显，脓血便，便次频繁，甚至失禁。病情进展快，明显失水，四肢发冷，极度衰竭，易发生休克。

(4) 中毒型：此型多见于 2～7 岁体质好的儿童。起病急骤，全身中毒症状明显，高热达 40℃以上，而肠道炎症反应极轻。这是由于痢疾杆菌内毒素的作用，并且可能与某些儿童的特异性体质有关。中毒型菌痢又可根据不同的临床表现分为三型。

2. 慢性菌痢

菌痢患者可反复发作或迁延不愈达 2 个月以上，部分病例可能与急性期治疗不当或致病菌种类 (福氏菌感染易转为慢性) 有关，也可能与全身情况差或胃肠道局部有慢性疾患有关。主要病理变化为结肠溃疡性病变，溃疡边缘可有息肉形成，溃疡愈合后留有瘢痕，导致肠道狭窄，若瘢痕正在肠腺开口处，可阻塞肠腺，导致囊肿形成，其中贮存的病原菌可因囊肿破裂而间歇排出。分型如下。

(1) 慢性隐伏型：患者有菌痢史，但无临床症状，大便病原菌培养阳性，做乙状结肠镜检查可见菌痢的表现。

(2) 慢性迁延型：患者有急性菌痢史，长期迁延不愈，腹胀或长期腹泻，黏液脓血便，长期间歇排菌，为重要的传染原。

(3) 慢性型急性发作：患者有急性菌痢史，急性期后症状已不明显，受凉、饮食不当等诱因致使症状再现，但较急性期轻。

3. 中毒性菌痢

起病急骤，有严重的全身中毒症状，但肠道病变和症状较轻微。儿童多发，一般见于 2 ～ 7 岁。可出现中毒性休克或因呼吸衰竭而死亡。病原菌多为福氏或宋内氏痢疾杆菌。

五、实验室检查

(一) 一般检查

1. 血常规

急性菌痢白细胞总数可轻至中度增多，以中性粒细胞为主，可达 $(10 \sim 20) \times 10^9$/L。慢性患者可有贫血表现。

2. 粪便常规

粪便外观多为黏液脓血便，镜检可见白细胞 (≥ 15 个 / 高倍视野)、脓细胞和少数红细胞，如有巨噬细胞则有助于诊断。

(二) 病原学检查

1. 细菌培养

粪便培养出痢疾杆菌可以确诊。在抗菌药物使用前采集新鲜标本，取脓血部分及时送检和早期多次送检均有助于提高细菌培养阳性率。

2. 特异性核酸检测

采用核酸杂交或聚合酶链反应 (PCR) 可直接检查粪便中的痢疾杆菌核酸，具有灵敏度高、特异性强、快速简便、对标本要求低等优点，但临床较少使用。

(三) 免疫学检查

采用免疫学方法检测抗原具有早期、快速的优点，对菌痢的早期诊断有一定帮助，但由于粪便中抗原成分复杂，易出现假阳性。

六、并发症及后遗症

并发症和后遗症都少见。并发症包括菌血症、溶血性尿毒症综合征、关节炎、赖特 (Reiter) 综合征等。后遗症主要是神经系统后遗症，可产生耳聋、失语及肢体瘫痪等症状。

七、诊断

通常根据流行病学史、症状体征及实验室检查进行综合诊断，确诊依赖于病原学的检查。菌痢多发于夏、秋季，有不洁饮食或与菌痢患者接触史。急性期临床表现为发热、腹痛、腹泻、里急后重及黏液脓血便，左下腹有明显压痛。慢性菌痢患者则有急性痢疾史，病程超过 2 个月而病情未愈。中毒性菌痢以儿童多见，有高热、惊厥、意识障碍及呼吸、循环衰竭，起病时胃肠道症状轻微，甚至无腹痛、腹泻，常需盐水灌肠或肛拭子行粪便检查方可诊断。粪便镜检有大量白细胞 (≥ 15 个 / 高倍视野)、脓细胞及红细胞即可诊断。确诊有赖于粪便培养出痢疾杆菌。

八、鉴别诊断

菌痢应与多种腹泻性疾病相鉴别，中毒性菌痢则应与夏、秋季急性中枢神经系统感染或其他病因所致的感染性休克相鉴别。

(一) 急性菌痢

急性菌痢与下列疾病相鉴别。

1.急性阿米巴痢疾鉴别要点 (见表 4-1)

表 4-1 细菌性痢疾与急性阿米巴痢疾的鉴别

鉴别要点	细菌性痢疾	急性阿米巴痢疾
病原体	志贺菌	溶组织内阿米巴滋养体
流行病学	散发性，可流行	散发性
潜伏期	数小时至 7 天	数周至数月
临床表现	多有发热及毒血症状，腹痛重，有里急后重，腹泻每天十余次或数十次，多为左下腹压痛	多不发热，少有毒血症状，腹痛轻，无里急后重，腹泻每天数次，多为右下腹压痛
粪便检查	便量少，黏液脓血便，镜检有大量白细胞及红细胞，可见吞噬细胞。粪便培养有志贺菌生长	便量多，暗红色果酱样便，腥臭味浓，镜检白细胞少，红细胞多，有夏科 - 莱登晶体。可找到溶组织内阿米巴滋养体
血白细胞	总数及中性粒细胞明显增多	早期略增多
结肠镜检查	肠黏膜弥散性充血、水肿及浅表溃疡，病变以直肠、乙状结肠为主	有散发溃疡，边缘深切，周围有红晕，溃疡间黏膜充血较轻，病变主要在盲肠、升结肠，其次为乙状结肠和直肠

2.其他细菌性肠道感染

如肠侵袭性大肠埃希菌、空肠弯曲菌以及产气单胞菌等细菌引起的肠道感染也可出现痢疾样症状，鉴别有赖于粪便培养检出不同的病原菌。

3.细菌性胃肠型食物中毒

因进食被沙门菌、金黄色葡萄球菌、副溶血弧菌、大肠埃希菌等病原菌或它们产生的毒素污染的食物引起。有进食同一食物集体发病病史，粪便镜检通常白细胞不超过 5 个 / 高倍视野。确诊有赖于从可疑食物及患者呕吐物、粪便中检出同一细菌或毒素。

4.其他急性菌痢

还需与急性肠套叠及急性出血坏死性小肠炎相鉴别。

(二) 中毒性菌痢

1.休克型

其他细菌亦可引起感染性休克，故需与本型鉴别。血及粪便培养检出不同致病菌有助于鉴别。

2.脑型流行性乙型脑炎 (简称乙脑)

也多发于夏、秋季，且有高热、惊厥、昏迷等症状。乙脑起病后进展相对较缓，循环衰竭少见，意识障碍及脑膜刺激征明显，脑脊液可有蛋白及白细胞增高，乙脑病毒特异性 IgM 阳性可资鉴别。

(三) 慢性菌痢

慢性菌痢需与直肠癌、结肠癌、慢性血吸虫病及非特异性溃疡性结肠炎等疾病相鉴别，确诊依赖于特异性病原学检查、病理和结肠镜检。

九、预后

大部分急性菌痢患者于 1～2 周内痊愈，只有少数患者转为慢性或带菌者。中毒性菌痢预后差，病死率较高。

十、治疗

(一) 急性菌痢

1. 一般治疗

消化道隔离至临床症状消失，粪便培养连续 2 次阴性。毒血症状重者必须卧床休息。饮食以流食为主，忌食生冷、油腻及刺激性食物。

2. 抗菌治疗

轻型菌痢患者可不用抗菌药物，严重病例则需应用抗生素。近年来志贺菌对抗生素的耐药性逐年增长，因此，应根据当地流行菌株药敏试验或粪便培养的结果进行选择。抗生素治疗的疗程一般为 3～5 天。

常用药物包括以下几种。

(1) 喹诺酮类药物：抗菌谱广，口服吸收好，副作用小，耐药菌株相对较少，可作为首选药物。首选环丙沙星，其他喹诺酮类也可酌情选用。不能口服者也可静脉滴注。儿童、孕妇及哺乳期妇女如非必要不宜使用。

(2) 其他 WHO 推荐的二线用药：匹美西林和头孢曲松可应用于任何年龄组，同时对多重耐药菌株有效。阿奇霉素也可用于成人治疗。二线用药，只有在志贺菌菌株对环丙沙星耐药时才考虑应用。

(3) 小檗碱 (黄连素)：因其有减少肠道分泌的作用，故在使用抗生素时可同时使用，每次 0.1～0.3 g，每天 3 次，7 天为一疗程。

3. 对症治疗

只要有水和电解质丢失，均应口服补液 (ORS)，只有对严重脱水者才可考虑先静脉补液，然后尽快改为口服补液。高热可物理降温为主，必要时适当使用退热药；毒血症状严重者，可给予小剂量肾上腺皮质激素。腹痛剧烈者可用颠茄片或阿托品。

(二) 中毒性菌痢

中毒性菌痢应采取综合急救措施，力争早期治疗。

1. 对症治疗

(1) 降温止惊：高热应给予物理降温，必要时给予退热药；高热伴烦躁、惊厥者，可采用亚冬眠疗法。

(2) 休克型

1) 迅速扩充血容量纠正酸中毒：快速给予葡萄糖盐水、5% 碳酸氢钠及低分子右旋糖酐等液体，补液量及成分视脱水情况而定，休克好转后则继续静脉输液维持。

2) 改善微循环障碍：可给予山莨菪碱 (654-2)、酚妥拉明、多巴胺等药物，以改善重要脏器血流灌注。

3) 保护重要脏器功能：主要是心、脑、肾等重要脏器的功能。

4) 其他：可使用肾上腺皮质激素，有早期 DIC 表现者可给予肝素抗凝等治疗。

(3) 脑型：可给予 20% 甘露醇每次 1～2 g/kg 快速静脉滴注，每 4～6 小时注射一次，以减轻脑水肿。应用血管活性药物以改善脑部微循环，同时给予肾上腺皮质激素有助于改善病情。防治呼吸衰竭需保持呼吸道通畅、吸氧，如出现呼吸衰竭可使用洛贝林等药物，必要时可应用呼吸机。

2. 抗菌治疗

药物选择基本与急性菌痢相同，但应先采用静脉给药，可采用环丙沙星、左旋氧氟沙星等喹诺酮类或三代头孢菌素类抗生素。病情好转后改为口服，剂量和疗程同急性菌痢。

(三) 慢性菌痢

由于慢性菌痢病因复杂，可采用全身与局部治疗相结合的原则。

1. 一般治疗

注意生活规律，进食易消化、吸收的食物，忌食生冷、油腻及刺激性食物，积极治疗可能并存的慢性消化道疾病或肠道寄生虫病。

2. 病原治疗

根据病原菌药敏结果选用有效抗菌药物，通常联用两种不同类型药物，疗程需适当延长，必要时可给予多个疗程治疗。也可药物保留灌肠，选用 0.3% 小檗碱液、5% 大蒜素液或 2% 磺胺嘧啶银悬液等灌肠液 1 种，每次 100～200 mL，每晚 1 次，10～14 天为一疗程，灌肠液中添加小剂量肾上腺皮质激素可提高疗效。抗菌药物使用后，菌群失调引起的慢性腹泻可给予微生态制剂，包括益生菌和益生元。

3. 对症治疗

有肠道功能紊乱者可采用镇静或解痉药物。

十一、预防

采用以切断传播途径为主的综合预防措施，同时做好传染原的管理。

(一) 管理传染原

急、慢性患者和带菌者应隔离或定期进行访视管理，并给予彻底治疗，直至粪便培养阴性。

(二) 切断传播途径

养成良好的卫生习惯，特别注意饮食和饮水卫生。

(三) 保护易感人群

世界卫生组织报道，目前尚无获准生产的可有效预防志贺菌感染的疫苗。我国主要采用口服活菌苗，如 F2 a 型"依链"株。活菌苗对同型志贺菌保护率约为 80%，而对其他型别菌痢的流行可能无保护作用。

第四节　手足口病

手足口病是由肠道病毒引起的传染病，引发手足口病的肠道病毒有 20 多种 (型)，其中以柯萨奇病毒 A16 型 (Cox A16) 和肠道病毒 71 型 (EV 71) 最为常见。多发生于 5 岁以下儿童，表现厌食、低热、手、足、口腔等部位出现小疱疹或小溃疡，多数患儿一周左右自愈，少数患儿可引起心肌炎、肺水肿、无菌性脑膜脑炎等并发症。个别重症患儿病情发展快，导致死亡。目前缺乏有效治疗药物主要对症治疗。

一、病原学

手足口病病原体多样，均为单股正链 RNA 病毒、小 RNA 病毒科、肠病毒属。其中引起手足口病的肠道病毒有肠道病毒 71 型、柯萨奇病毒和埃可病毒的某些血清型，如 CoxA16、A4、A5、A9、A10、B2、B5、B13 和埃可病毒 11 型等。病毒颗粒呈立体对称的二十面体球形结构，直径 20 ～ 30 nm，由核酸、蛋白衣壳构成，无表面包膜，核酸基因长度为 7.4 ～ 7.5 kb。

病毒对乙醚、脱氧胆酸盐、去污剂、弱酸等有抵抗力，能抵抗 70% 乙醇和 5% 甲酚皂溶液。对紫外线及干燥敏感，对多种氧化剂 (1% 高锰酸钾、1% 过氧化氢、含氯消毒剂等)、甲醛和碘酒等也都比较敏感，病毒会很快灭活。病毒在 50℃时可被迅速灭活，在 4℃时可存活 1 年。-20℃时可长期保存。

二、流行病学

(一) 传染原

本病的传染原包括患者和隐性感染者。流行期间，患者为主要传染原，以发病后 1 周内传染性最强；散发期间，隐性感染者为主要传染原。

(二) 传播途径

手足口病主要经粪 - 口途径传播，其次是经呼吸道飞沫传播。本病传染性强，患者和病毒携带者的粪便、呼吸道分泌物及患者的黏膜疱疹液中含有大量病毒，接触由其污染的手、日常用具、衣物以及医疗器具等均可感染。其中，污染的手是传播中的关键媒介。在流行地区，苍蝇、蟑螂可机械携带病毒，在传播中起一定作用。

(三) 易感人群

人群对引起手足口病的肠道病毒普遍易感，隐性感染与显性感染之比约为 100 ：1。感染后可诱生具有型和亚组特异性的中和抗体及肠道局部抗体，各型之间无交叉免疫，因此，机体可先后或同时感染多种不同血清型或亚组病毒。由于肠道病毒分布广泛、传染性强，多数人在婴幼儿时期已经感染当地流行着的几种肠道病毒，到青少年和成年时期，多数已通过感染获得相应的免疫。

(四) 流行特征

手足口病流行形式多样，无明显地区性，世界各地广泛分布，热带和亚热带地区一年四季均可发生，温带地区冬季感染较少，夏、秋季 5 ～ 7 月可有一明显的感染高峰。引起本病的肠道病毒型别众多，传染性强，感染者排毒期较长，传播途径复杂，传播速度快，控制难度大，故在流行期间，常可发生幼儿园和托儿所集体感染和家庭聚集发病，有时可在短时间内造成较大范围的流行。

三、发病机制与病理解剖

(一) 发病机制

通过呼吸道或消化道进入体内，侵入局部黏膜上皮细胞及周围淋巴细胞中停留和增生。当增生到一定程度，病毒侵入局部淋巴结，进入血液循环形成第一次病毒血症，此时患者无明显临床症状，但可从各种体液中分离到病毒，具有传染性。病毒经血液循环侵入网状内皮组织、淋巴结、肝、脾、骨髓等处大量繁殖，并再次进入血液循环导致第二次病毒血症，此时机体可出现典型的临床症状和体征。EV71 具有嗜神经性，侵犯外周神经末梢后沿轴突逆行至中枢神经系统，通过直接感染引起细胞病变以及间接免疫损伤机制而致病。

一般情况下柯萨奇病毒 A 组不引起细胞病变，故症状多较轻；而柯萨奇病毒 B 组、肠道病毒 71 型、埃可病毒引起细胞病变，可表现为严重病例。

（二）病理解剖

皮疹或疱疹是手足口病特征性组织学病变。光镜下表现为表皮内水泡，水泡内有中性粒细胞和嗜酸性粒细胞碎片；水泡周围上皮有细胞间和细胞内水肿；水泡下真皮有多种白细胞的混合型浸润。电镜下可见上皮细胞内有嗜酸性包涵体。

脑膜脑炎、心肌炎和肺炎是手足口病的三个严重并发症。脑膜脑炎表现为淋巴细胞性软脑膜炎，脑灰质和白质血管周围淋巴细胞和浆细胞浸润、局灶性出血和局灶性神经细胞坏死以及胶质反应性增生。心肌炎表现为局灶性心肌细胞坏死，偶见间质淋巴细胞和浆细胞浸润。肺炎表现为弥散性间质淋巴细胞浸润、肺泡损伤、肺泡内出血和透明膜形成，可见肺细胞脱落和增生，有片状肺不张。

四、临床表现

手足口病潜伏期3～7天，多数突然起病。约半数患者于发病前1～2天或发病的同时有中、低热(38℃左右)，伴乏力，可出现喷嚏、咳嗽、流涕等感冒样症状，也可出现食欲减退、恶心、呕吐、腹痛等胃肠道症状。

手足口病主要发生在 5 岁以下的儿童，潜伏期多为 2～10 天，平均 3～5 天。

1. 普通病例表现

急性起病，发热、口痛、厌食、口腔黏膜出现散在疱疹或溃疡，位于舌、颊黏膜等处为多，也可波及软腭、牙龈、扁桃体和咽部。手、足、臀部、臂部、腿部出现斑丘疹，后转为疱疹，疱疹周围可有炎性红晕，疱内液体较少。手足部较多，掌背面均有。皮疹数少则几个多则几十个。消退后不留痕迹，无色素沉着。部分病例仅表现为皮疹或疱疹性咽峡炎。多在一周内痊愈，预后良好。部分病例皮疹表现不典型，如单一部位或仅表现为斑丘疹。

2. 重症病例表现

少数病例（尤其是小于 3 岁者）病情进展迅速，在发病 1～5 天出现脑膜炎、脑炎（以脑干脑炎最为凶险）、脑脊髓炎、肺水肿、循环障碍等，极少数病例病情危重，可致死亡，存活病例可留有后遗症。

(1) 神经系统表现并发中枢神经系统疾病时表现：精神差、嗜睡、易惊、头痛、呕吐、谵妄甚至昏迷；肢体抖动，肌阵挛、眼球震颤、共济失调、眼球运动障碍；无力或急性弛缓性麻痹；惊厥。查体可见脑膜刺激征，腱反射减弱或消失，巴氏征阳性。合并有中枢神经系统症状以 2 岁以内患儿多见。

(2) 呼吸系统表现并发肺水肿表现：呼吸浅促、呼吸困难或节律改变，口唇发绀，咳嗽，咳白色、粉红色或血性泡沫样痰液；肺部可闻及湿啰音或痰鸣音。

(3) 循环系统表现并发心肌炎表现：面色苍灰、皮肤花纹、四肢发凉，指(趾)发绀；出冷汗；

毛细血管再充盈时间延长。心率增快或减慢，脉搏浅速或减弱甚至消失；血压升高或下降。

五、实验室检查

（一）血常规

轻症病例一般无明显改变，或白细胞计数轻度增高，以淋巴细胞增多为主。重症病例白细胞计数可明显升高（$> 15 \times 10^9$/L）或显著降低（$< 2 \times 10^9$/L），恢复期逐渐降至正常。

（二）血生化检查

部分病例可有轻度肝酶以及心肌酶水平升高，升高程度与疾病严重程度和预后密切相关。恢复期逐渐降至正常，若此时仍升高可能与免疫损伤有关。并发多器官功能损害者还可出现血氨、血肌酐、尿素氮等升高；发生脑炎等并发症时还可有血糖升高，严重时血糖 > 9 mmol/L。C 反应蛋白一般不升高。

（三）脑脊液检查

脑脊液外观清亮，压力增高，白细胞增多（危重病例多核细胞可多于单核细胞），蛋白正常或轻度增高，糖和氯化物正常。脑脊液病毒中和抗体滴度增高有助于明确诊断。

（四）血气分析

轻症患儿血气分析在正常范围。重症患儿并发肺炎、肺水肿，在呼吸频率增快时可表现为呼吸性碱中毒，随病情加重会出现低氧血症、代谢性酸中毒；并发脑炎、脑水肿引起中枢性呼吸功能不全时还可出现呼吸性酸中毒、代谢性酸中毒。

（五）病原学检查

用组织培养分离肠道病毒是目前诊断的金标准，但病毒特异性核酸是手足口病病原确认的主要方法。还可通过血清学检查测定血清中肠道病毒中和抗体的滴度，通常用急性期血清与恢复期血清滴度进行比较，抗体滴度 4 倍或 4 倍以上增高证明病毒感染。

（六）影像学

疾病早期胸部 X 线检查可无异常或仅有双肺纹理增粗模糊，中、晚期出现双肺大片浸润影及胸腔积液，进一步发展为神经源性肺水肿时，肺部 CT 表现为弥散而无规律的斑片状、团絮状或片状边界模糊的密度增高影。当累及神经系统时，受累部位多表现为 T_1WI 增强扫描显示强化，而 T_2WI 序列可无明显强化信号。

六、并发症及后遗症

手足口病患者并发症主要根据病毒累及不同脏器表现不一，常见的呼吸系统、循环系统和神经系统并发症详见"临床表现"部分。神经系统受累程度可分为三种神经综合征：无菌性脑膜炎、急性肌肉麻痹、脑干脑炎，其中以脑干脑炎最多见。脑干脑炎又分为三级：Ⅰ级表现为肌震颤、无力或两者皆有；Ⅱ级表现为肌震颤及脑神经受累，导致 20% 的儿童留下后遗症；Ⅲ级迅速出现心肺衰竭，80% 的儿童死亡，存活者都留下严重后遗症。

七、诊断

（一）临床诊断

1. 流行病学资料

①好发于 4 ～ 7 月；②常见于学龄前儿童，婴幼儿多见；③常在婴幼儿集聚场所发生，发病前有直接或间接接触史。

2. 临床表现

典型病例表现为口痛、厌食、低热或不发热；口腔、手、足皮肤斑丘疹及疱疹样损害，肛周黏膜也可有类似表现。同一患者皮肤黏膜病损不一定全部出现，可仅出现皮疹或疱疹性咽峡炎。病程短，多在一周内痊愈。

如手足口病或疱疹性咽峡炎表现加上下列并发症一项以上者为重症病例。

(1) 脑炎：有意识障碍，严重病例可表现为频繁抽搐、昏迷、脑水肿及脑疝，脑干脑炎者可因呼吸、心搏骤停，迅速死亡。

(2) 无菌性脑膜炎：有头痛、脑膜刺激征，脑脊液有核细胞 $> 10 \times 10^6/L$，脑脊液细菌培养阴性。

(3) 弛缓性瘫痪：急性发作，一个或多个肢体的一群或多群骨骼肌麻痹或瘫痪。

(4) 肺水肿或肺出血：有呼吸困难、气急、心动过速、粉红色泡沫痰，胸部 X 线片可见进行性肺实变、肺充血。

(5) 心肌炎：心律失常、心肌收缩力下降、心脏增大、心肌损伤指标增高。

具有以下临床特征，年龄 < 3 岁的患儿，可能在短期内发展为危重病例：①持续高热不退；②精神萎靡、呕吐、肌阵挛，肢体无力、抽搐；③呼吸、心率增快；④出冷汗、末梢循环不良；⑤高血压或低血压；⑥外周血白细胞计数明显增高；⑦高血糖。

(二) 实验室确诊

临床诊断病例符合下列条件之一，即为实验室确诊病例。

1. 病毒分离

自咽拭子或咽喉洗液、粪便或肛拭子、脑脊液、疱疹液或血清以及脑、肺、脾、淋巴结等组织标本中分离到肠道病毒。

2. 血清学检测

血清中特异性 IgM 抗体阳性，或急性期与恢复期血清 IgG 抗体有 4 倍以上的升高。

3. 核酸检测

自咽拭子或咽喉洗液、粪便或肛拭子、脑脊液、疱疹液或血清，以及脑、肺、脾、淋巴结等组织标本中检测到病毒核酸。

八、鉴别诊断

(一) 普通病例

需与其他儿童发疹性疾病鉴别，如疱疹性荨麻疹、水痘、不典型麻疹、幼儿急疹以及风疹等。流行病学特点、皮疹形态、部位、出疹时间以及有无淋巴结肿大等可资鉴别，以皮疹形态及部位最为重要。

(二) 重症病例

重症病例常表现为高热、惊厥、昏迷、弛缓性瘫痪及心肺衰竭，可无手足口病的典型表现，需与中毒型菌痢、乙型脑炎、化脓性脑膜炎、结核性脑膜炎、Reye 综合征、急性呼吸窘迫综合征等疾病鉴别。以弛缓性瘫痪为主要症状者应该与脊髓灰质炎鉴别。发生神经源性肺水肿者，还应与重症肺炎鉴别。循环障碍为主要表现者应与暴发性心肌炎、感染性休克等鉴别。

（三）散发或不典型病例鉴别

应与以下疾病鉴别。

1. 口蹄疫

一般发生于畜牧区，主要通过接触病畜，经皮肤黏膜感染，成人牧民多见，四季散发。皮疹特征为口、咽、掌等部位出现大而清亮的水泡，疱疹易溃破，继发感染成脓疱，然后结痂、脱落。

2. 疱疹性口炎

由单纯疱疫病毒感染引起，多发于3岁以下。典型表现为口腔黏膜数目较多成簇、针头大小、壁薄透明的小水泡，常累及齿龈，一般无皮疹，常伴颏下或颌下淋巴结肿痛。

3. 脓疱疮

多发生于夏秋季节，儿童多见。传染性强，常在托儿所、幼儿园中引起流行。皮疹好发于颜面、颈、四肢等暴露部位；形态初起时为红斑、丘疹或水泡，迅速变成脓疱，疱壁薄易破，瘙痒。重者可伴有高热、淋巴结肿大或引起败血症。实验室检查示白细胞总数及中性粒细胞增高，脓液细菌培养为金黄色葡萄球菌或溶血性链球菌。

九、预后

绝大多数手足口病患者预后良好，病死率低于1%。有中枢神经系统、心脏和肺脏并发症的重型患者是导致手足口病死亡的高危人群，重型患者的病死率约20%。少部分神经系统严重受累患者会留下后遗症。

十、治疗

（一）一般治疗

1. 休息及饮食

发病一周内卧床休息，多饮温开水。饮食宜清淡、易消化、含维生素丰富。口腔有糜烂时进流质食物，禁食刺激性食物。

2. 消毒隔离，避免交叉感染

患儿应在家中隔离，直到体温正常、皮疹消退及水泡结痂，一般需2周。患儿所用物品应彻底消毒，一般用含氯消毒液浸泡及煮沸消毒。不宜蒸煮或浸泡的物品可置于日光下暴晒。患儿粪便需经含氯的消毒剂消毒2小时后倾倒。

3. 口咽部疱疹治疗

每次餐后应用温水漱口，口腔有糜烂时可涂金霉素、鱼肝油。选西瓜霜、冰硼散、珠黄散等任一种吹敷口腔患处，每天2～3次。

4. 手足皮肤疱疹治疗

患儿衣服、被褥保持清洁干燥。剪短患儿指甲，必要时包裹双手，防止抓破皮疹，破溃感染。选冰硼散、金黄散、青黛散等任一种用蒸馏水稀释溶化后用消毒棉签蘸涂患处，每天3～4次。疱疹破裂者，局部涂擦1%甲紫或抗生素软膏。

（二）病原治疗

手足口病目前还缺乏特异、高效的抗病毒药物，可酌情选用利巴韦林抗病毒治疗：小儿按体重每天10～15 mg/kg，分4次口服，疗程5～7天；静脉滴注：小儿按体重每天

10 ～ 15 mg/kg，分 2 次给药，每次静滴 20 分钟以上，疗程 3 ～ 7 天。

(三) 对症治疗

1. 低热或中度发热，可让患儿多饮水，如体温超过 38.5℃，可使用解热镇痛药，高热者给予头部冷敷和温水擦浴等物理降温。

2. 有咳嗽、咳痰者给予镇咳、祛痰药。

3. 呕吐、腹泻者予补液，纠正水、电解质、酸碱平衡的紊乱。

4. 注意保护心、肝、肺、脑重要脏器的功能。

(四) 重症病例的治疗

除上述治疗外，应根据重症病例脏器受累情况采取相应的对症治疗，并严密观察病情变化。

1. 神经系统受累

(1) 控制颅内高压：限制入量，给予甘露醇每次 0.5 ～ 1.0 g/kg，隔 4 ～ 8 小时一次，每次静脉注射 20 ～ 30 分钟，据病情调整给药间隔时间及剂量。

(2) 静脉注射免疫球蛋白：总量 2 g/kg，分 2 ～ 5 天给药。

(3) 酌情应用糖皮质激素：甲泼尼松龙每天 1 ～ 2 mg/kg；氢化可的松每天 3 ～ 5 mg/kg；地塞米松每天 0.2 ～ 0.5 mg/kg。病情凶险进展快者，可加大剂量。病情稳定后，尽早减量或停用。

(4) 其他对症治疗：如降温、镇静、止惊，必要时应用促进脑细胞恢复的药物，如神经节苷脂 20 mg/d，静脉滴注。

2. 呼吸、循环衰竭

(1) 保持呼吸道通畅，吸氧。呼吸功能障碍时，及时气管插管，使用正压机械通气。

(2) 在维持血压稳定的情况下，限制液体入量。

(3) 根据血压、循环的变化选用米力农、多巴胺、多巴酚丁胺等血管活性药物。

(4) 保护重要脏器功能，维持内环境稳定。

(5) 监测血糖变化，严重高血糖时可使用胰岛素。

(6) 应用西咪替丁、奥美拉唑等抑制胃酸分泌。

(7) 抗生素防治继发肺部细菌感染。

十一、预防

1. 饭前便后、外出后要用肥皂或洗手液等给儿童洗手，不要让儿童喝生水、吃生冷食物，避免接触患病儿童。

2. 看护人接触儿童前、替幼童更换尿布、处理粪便后均要洗手，并妥善处理污物。

3. 婴幼儿使用的奶瓶、奶嘴使用前后应充分清洗。

4. 本病流行期间不宜带儿童到人群聚集、空气流通差的公共场所，注意保持家庭环境卫生，居室要经常通风，勤晒衣被。

5. 儿童出现相关症状要及时到医疗机构就诊。患儿不要接触其他儿童，父母要及时对患儿的衣物进行晾晒或消毒，对患儿粪便及时进行消毒处理；轻症患儿不必住院，宜居家治疗、休息，以减少交叉感染。

6. 每日对玩具、个人卫生用具、餐具等物品进行清洗消毒。

7. 托幼单位每日进行晨检，发现可疑患儿时，采取及时送诊、居家休息的措施；对患儿所用的物品要立即进行消毒处理。

8.患儿增多时，要及时向卫生和教育部门报告。根据疫情控制需要当地教育和卫生部门可决定采取托幼机构或小学放假措施。

第五章 病毒性肝炎

病毒性肝炎是由多种肝炎病毒引起的以肝脏病变为主的一种传染病。临床上以食欲减退、恶心、上腹部不适、肝区痛、乏力为主要表现。部分患者可有黄疸、发热和肝大伴有肝功能损害。有些患者可慢性化，甚至发展成肝硬化，少数可发展为肝癌。

一、甲型病毒性肝炎

甲型病毒性肝炎简称甲型肝炎，是一种由甲型肝炎病毒引起的急性传染病，呈全世界范围分布，但多见于经济不发达的国家。临床上起病急，多以发热起病，有厌食、恶心、呕吐等消化道症状，伴乏力，部分患者出现尿黄，皮肤、黏膜黄染，大便颜色变浅；肝大，肝功能明显异常；甲型肝炎主要通过粪-口途径传播，好发于儿童和青少年，临床经过为自限性，绝大多数患者可在数周内恢复正常。一般不转为慢性和病原携带状态，极少出现肝衰竭，但无症状感染者较为常见。随着 1995 年采取了以甲肝疫苗免疫接种为主导措施的防治对策以来，甲肝的流行已得到有效控制，发患者群向成年人转移。

(一) 病原学

甲肝病毒是一种单股线状正链 RNA 病毒，属微小核糖核酸病毒科，1973 年 Feistone 等首先应用免疫电镜技术从急性甲型肝炎患者粪便中发现了 HAV，我国也于 1978 年分离到了该病毒，1991 年将其分类为小 RNA 病毒科的一个新属，即嗜肝 RNA 病毒属，HAV 呈对称 20 面体核衣壳，由 32 个壳微粒组成，直径 27～32 nm，内含单股正链 RNA，基因全长约 7 478 个核苷酸，具有四个主要多肽，即 VP1、VP2、VP3、VP4，其中 VP1 和 VP3 为构成病毒壳蛋白的主要抗原多肽，诱生中和抗体。

目前在世界范围内 HAV 仅有 1 个血清型和一个抗原抗体系统，但有 7 个基因型，目前世界上流行或散发的 HAV 毒株多数为基因Ⅰ型，约占 80%，少数为基因Ⅲ型，其他基因型极少。HAV 侵犯的主要靶器官为肝脏，与肝细胞表面特异性受体结合吸附并进入肝细在胞浆中脱去衣壳病毒进入细胞核内。病毒的正链 RNA 在 HAV 复制酶的作用下合成负链 RNA，再以负链 RNA 为模板合成 JE 链 RNA。子代 RNA 与衣壳蛋白结合组成完整病毒颗粒，也可继续参与进行复制 RNA 循环。

HAV 耐酸，耐乙醚，耐热，可在 pH 1.0 条件下存放 2～8 小时仍有感染性，60℃ 4 小时不能灭活，但 100℃ 5 分钟可灭活 HAV。对含氯及环氧乙烷等消毒剂及对紫外线、微波、γ 射线等较敏感，但对乙醇、氯己定等有耐受性，低温下可长期保存，其传染性亦不被破坏。HAV 在土壤、水、毛蚶等中可长期存活至数月，有利于通过水和食物传播。

(二) 流行病学

1. 传染原

急性期患者和亚临床感染者为主要传染原，潜伏期末及发病后 2～3 周内，患者粪便排出 HAV 量最多，以发病前 4 天至发病后 4～6 天传染性最强，发病 3 周后传染性明显减弱。HAV 病毒血症时间较短，大多在 ALT 达到峰值后消失。

2. 传播途径

甲型肝炎主要经粪 - 口途径传播，可通过食用被患者粪便污染的水和食物及与患者密切接触而传染，进食毛蚶、蛤蜊等水产品亦可引起甲肝，水源和食物污染可呈暴发流行，而密切接触传播多为散发。1988 年上海甲型肝炎暴发流行，即为进食受污染的毛蚶所致，因甲肝病毒血症期短，经血途径传播机会甚少。

3. 易感人群

人群对 HAV 普遍易感，绝大多数成年人都曾有过亚临床感染，血清中可检测到抗 -HAV，婴儿在 6 月龄内，因有来自母体的抗 -HAV 抗体，感染 HAV 的机会较少，6 月龄后成为易感者，感染甲型肝炎后，抗 -HAVIgG 可持续多年，获得持久的免疫力。

4. 流行特征

甲型肝炎是世界性疾病，甲型肝炎的流行与经济状况、居住条件、卫生水平，饮食习惯等有关，遭受自然灾害的地区及喜食生食或半熟食的地区易发生甲型肝炎流行，我国抗 -HAV 的流行率为 45%～90%，发病以学龄前儿童及青壮年为主。本病无严格季节性，秋冬季节发病较多。我国平均发病率为 (1～2)/10 万，死亡率为 0.04/10 万，病死率 0.06% 左右。1988 年春季在我国上海发生了历史上最大的一次甲肝流行，发患者数达 31 万余人，平均罹患率为 4 082.6/10 万，流行高峰期间每日发患者数达 1 万以上，11% 的家庭有 2 人以上同时发病，年龄以青壮年为主，20～39 岁占病例总数的 83.5%。

(三) 发病机制和病理

甲型肝炎的发病机制至今尚未完全阐明。HAV 经口感染进入体内后，可有短暂的病毒血症出现，目前认为 HAV 的致病作用除了 HAV 直接杀伤肝细胞外，还包括机体的免疫应答反应，而宿主的免疫反应可能在甲型肝炎发病中发挥重要作用。

1.HAV 的直接杀伤

HAV 经口进入消化道后，先在肠道中复制，然后经血液进入肝脏，在肝细胞和库普弗细胞内复制，经胆管由肠道排出，HAV 在肝细胞内复制的过程有可能导致肝细胞损伤，亦有研究发现 HAV 持续感染肝细胞时，并不产生细胞病变。

2. 免疫损伤

目前研究显示肝细胞损伤及肝细胞内病毒的清除与患者的细胞免疫功能有关，CD8+ 细胞有特异性杀伤感染 HAV 肝细胞的功能，甲型肝炎患者病毒特异性 CD8- 细胞亚群升高，而 CD8+ 细胞的杀伤作用与主要组织相容性 (MHC) 抗原的表达有关。MHC 抗原表达增强可促进这种杀伤作用，外周血淋巴细胞能产生并释放 γ- 干扰素，这种内源性的 γ- 干扰素能诱导感染肝细胞膜 I 类 MHC 抗原表达，因而能促进 CD8+ 细胞对感染肝细胞的杀伤作用，甲型肝炎早期 HAV 在肝细胞内大量复制，CD8+ 细胞的特异性杀伤作用是早期肝细胞受损的原因之一，病程后期的免疫病理损害与肝组织中浸润的 MHC 抗原，CD8+ 细胞的特异性杀伤作用有关，在肝细胞破坏的同时 HAV 清除，针对 I 类 MHC 抗原的特异性抗体能阻抑 CD8+ 细胞的这种杀伤作用，与细胞免疫反应有关的另一标志是甲型肝炎急性期患者淋巴细胞膜表面白细胞介素 2 受体 (MIL-2 R) 的表达显著增加，MIL-2 R 与 T 细胞的活化有关，且与肝细胞损伤标志 ALT 呈正相关。甲型肝炎急性期及恢复期，血清中的抗 -HAVIgM 和 IgG 抗体均有中和 HAV 的作用，甲型肝炎的抗原抗体可形成免疫复合物，其与肝细胞损伤的关系尚不清楚，此外，近年来许多报道指出活性氧是引起多种脏器组织损伤的原因之一，有报道急性甲型肝炎患儿的血浆脂质过氧化物酶(LPO)显著升高，红细胞超氧化物歧化酶(SOD)显著降低，LPO产生增多，可使肝细胞生物膜损伤。另一方面，由于HAV感染，肝细胞炎症及网状内皮系统功能下降等因素形成内毒素血症，导致肝微循环障碍，使肝有效循环量减少，组织缺血缺氧，也是LPO产生增多，进而加重了肝损伤。急性甲型肝炎早期，肝大充血，肝组织有轻度或中度炎性细胞浸润，肝细胞高度肿胀，呈气球样，胞质染色浅，嗜酸性染色增强，胞核浓缩，空泡变性，融解，消失，嗜酸性坏死较明显，成为嗜酸性小体。汇管区炎性细胞浸润，主要为淋巴细胞、浆细胞、人单核细胞，伴有库普弗细胞增生。可出现肝细胞灶性坏死及类似碎屑样坏死，一般程度较轻。病变累及肝内小胆管可出现瘀胆现象。少数起病急，发展快的急性重型肝炎，有大片肝细胞坏死，融解坏死的肝细胞迅速清除后，残留网状纤维支架，肝细胞体积缩小，组织学改变分为水肿型和坏死型，水肿型以弥散性肝细胞坏死肿胀为主，小叶中有多数大小不等的坏死灶，有明显的毛细胆管瘀胆；坏死型表现为广泛的肝细胞坏死，消失，可见网状支架，小胆管瘀胆，肝窦充血，有淋巴细胞、单核细胞及大量吞噬细胞浸润。

(四)临床表现

临床分为急性黄疸型、急性无黄疸型、瘀胆型、亚临床型和肝衰竭。整个病程为2～4个月。

1.急性黄疸型

(1)潜伏期：甲型肝炎潜伏期为15～45天(平均30天)。患者在此期常无自觉症状，在潜伏期后期，大约感染25天以后，粪便中有大量的HAV排出，潜伏期的患者的传染性最强。

(2)黄疸前期：大多急性起病，常以发热起病，随后出现乏力、厌食、厌油、恶心、呕吐、上腹部不适、头痛等，部分患者出现畏寒、肌肉关节疼痛、咳嗽、腹泻、皮肤瘙痒、皮疹，症状持续数日至2周。少数患者无明显症状，主要体征有轻度的肝大、脾大，心率缓慢，肝区压痛及叩击痛。末梢血白细胞总数正常或略低，淋巴细胞增高，可见异常淋巴细胞，尿胆红素阳性，ALT升高，抗-HAVIgM阳性。

(3)黄疸期：大约在发病后1周，发热消退，尿黄似浓茶，巩膜、皮肤黄染，大便呈陶土色，1～2周内黄疸达高峰，主要体征有肝大、脾大，肝区有压痛及叩击痛，肝功化验ALT、AST明显升高，血清胆红素可超过17.1 μmol/L，持续2～6周。

(4)恢复期：黄疸消退，症状消失，肝功能恢复正常，持续2周至4个月，少数有达6个月者。通常急性甲型肝炎不会转为慢性。

2.急性无黄疸型

一般症状较轻，病程较短，易忽略，仅表现为乏力、食欲减退、腹胀和肝区痛，部分患者无临床症状，可有肝大，肝功异常，表现为ALT、AST升高，血清胆红素在17.1 μmol/L以下，抗-HAV-IgM阳性。

3.急性瘀胆型甲型肝炎

起病急，消化道症状不明显，尿色深黄，巩膜皮肤明显黄染，可有灰白便及皮肤瘙痒，血清胆红素明显升高，以直接胆红素为主，血清转肽酶、碱性磷酸酶、胆固醇等明显升高，ALT中度升高，黄疸持续3周以上，少数达3个月以上，须除外肝外梗阻性黄疸。

4. 急性肝衰竭

急性甲型肝炎发展至急性肝衰竭的患者较为少见，通常发生于老年患者或既往具有慢性肝病患者。急性肝衰竭起病急，发展快，病程在 10 天内，黄疸迅速加深，消化道症状明显，极度乏力，出血倾向，并迅速出现肝性脑病症状，主要体征有意识障碍，扑翼样震颤，肝浊音界缩小等，血清总胆红素 17.1 μmol/L 以上，凝血酶原时间明显延长，凝血酶原活动度低于 40%，胆碱酯酶、血清胆固醇均明显降低。

(五) 实验室检查

1. 血、尿常规检查

外周血白细胞正常或轻度减少。病程早期尿中尿胆原增加，黄疸期尿胆原和尿胆红素均增加。

2. 肝功能检查

血清 ALT、AST 升高，急性黄疸型和急性瘀胆型甲型肝炎血清胆红素水平升高。急性黄疸型甲型肝炎患者的 ALT、AST 峰值水平可达数千 U/L，平均峰值在 1000 以上；瘀胆型甲型肝炎血清胆红素水平多高于正常值 10 倍以上，直接胆红素比例往往大于 70%。

3. 血清学检查

血清抗 -HAVIgM 是甲型肝炎早期诊断最灵敏可靠的血清学标志，在病程早期出现，阳性率接近 100%，极少假阳性，效价可维持 3～6 个月，少数患者可维持 1 年。抗 HAVIgG 出现稍晚，双份血清滴度 4 倍以下增高有诊断意义，单份血清阳性仅表示受过 HAV 感染，抗 -HAVIgG 可持续多年甚至终身。

4. HAV RNA 检测

主要用于研究患者病毒血症、粪便排毒、食物、水源污染等情况。

(六) 诊断

1. 流行病学史

有食用被甲型肝炎患者粪便污染的水或食物史，特别是被污染的毛蚶、蛤蜊等半熟食品，或与患者有密切接触史。

2. 临床表现

急性起病，发热，出现无其他原因可解释的乏力，食欲减退、恶心、厌油，黄疸、肝大等临床表现。

3. 肝功能检查

血清总胆红素在黄疸前期即开始升高，2 周内达高峰，血清 ALT 在潜伏期后期开始上升，AST 亦可升高。

4. 特异性免疫学检测

采用酶联免疫法 (ELISA) 检测抗 -HAVIgM 是确诊急性甲型肝炎最可靠的方法，病后 8 周内保持高滴度，并持续至恢复期。

(七) 鉴别诊断

急性甲型肝炎与乙型肝炎、丙型肝炎鉴别不难，甲型肝炎一般呈流行或暴发，以学龄前儿童及青壮年多见，起病急，常有发热，病前有可疑不洁饮食史，而乙型、丙型肝炎多为散发，以成年人为主，多无发热，甲型肝炎与戊型肝炎有时不易鉴别，戊型肝炎亦呈流行或暴发，亦有不洁饮食史，但发病年龄以 15 ～ 39 岁年龄组为多，且瘀胆型的比例较高，而鉴别诊断主要依据病毒特异性免疫学检测。此外，急性重型甲型肝炎需与中毒性及药物性肝炎相鉴别，主要根据病前有无误食毒物或用药史，急性甲型肝炎并须与 EBV 感染相鉴别，后者发热时间较长，常有咽峡炎、淋巴结肿大，异型淋巴细胞增多，嗜异凝集试验阳性、抗 -EB-VIgM 阳性等，在鉴别诊断时，还应考虑到全身感染性疾病，如伤寒、败血症等出现的肝大、黄疸、肝功能异常，如患者系孕妇，尚须与妊娠急性脂肪肝相鉴别，该病见于初产妇，于妊娠后期发病，有深度黄染，急性腹痛，出血倾向，肝肾综合征及昏迷等临床表现，尿胆红素阴性，超声波呈典型脂肪肝波形。

（八）预后

甲型肝炎预后良好，大多数患者在 3 个月内临床症状消失，肝功能恢复正常，最长不超过 6 个月，个别病程可达 6 个月以上，一般不转为慢性肝炎。

（九）治疗

甲型肝炎是一种自限性传染病，通常预后良好，一般无须特殊治疗。只需根据病情给予适当休息，合理的营养及对症支持治疗，即可迅速恢复健康。对于少数肝衰竭患者，则应采取综合治疗，加强支持治疗，积极预防和治疗各种并发症，必要时施行肝移植。

1. 休息

无黄疸型肝炎，临床无明显症状者不强调卧床休息，黄疸型肝炎急性期应加强休息，直至黄疸消退，肝衰竭患者应绝对卧床休息，恢复期可适当活动，以利康复。

2. 营养

急性期患者应进食清淡，低脂，富含维生素及易消化的饮食，恢复期应给予克分子的热量及高蛋白饮食，肝衰竭患者并发肝性脑病时应限制蛋白饮食，以减少肠道氨的产生，预防肝性脑病。

3. 药物辅助治疗

目前尚无特效药物，一般不主张过多用药，以免增加肝脏的负担，亦不需要抗病毒药物及肾上腺皮质激素，肝衰竭患者应采取综合措施，包括：加强支持治疗；促进肝细胞修复与再生；预防控制并发症的出现。

（十）预防

1. 管理传染源

早期发现传染源并予以隔离。隔离期自发病日算起共 3 周。患者隔离后对其居住、活动频繁地区尽早进行终末消毒。托幼儿机构发现甲型肝炎后，除病儿隔离治疗外，应对接触者进行医学观察 45 日。

2. 切断传播途径

提高个人和集体卫生水平，养成餐前便后洗手习惯，共用餐具应消毒，实行分餐制，加强水源、饮食、粪便管理。

3. 保护易感人群

对有甲型肝炎密切接触史的易感者，可用免疫球蛋白（人血丙种球蛋白）进行预防注射，用量为 0.02 ～ 0.05 mL/kg，注射时间越早越好，不宜迟于 2 周。因我国成人血中大都含有抗 -HAV-IgG，故用正常成人血提取的免疫球蛋白对预防 HAV 感染有一定效果。

控制甲型肝炎流行的根本措施是广泛开展疫苗接种。减毒活疫苗已研制成功，初步应用证明能诱导特异性抗体产生，但产量有限，成本较高。利用 HAV 免疫表位研制合成多肽疫苗，或研制基因工程疫苗，是今后发展的方向。

二、乙型病毒性肝炎

乙型病毒性肝炎是由乙肝病毒 (HBV) 引起的、以肝脏炎性病变为主，并可引起多器官损害的一种疾病。乙肝广泛流行于世界各国，主要侵犯儿童及青壮年，少数患者可转化为肝硬化或肝癌。因此，它已成为严重威胁人类健康的世界性疾病，也是我国当前流行最为广泛、危害性最严重的一种疾病。乙型病毒性肝炎无一定的流行期，一年四季均可发病，但多属散发。近年来乙肝发病率呈明显增高的趋势。

(一) 病原学

HBV 和土拨鼠肝炎病毒 (WHV)、地松鼠肝炎病毒 (GSHV)、北京鸭乙型肝炎病毒 (DHBV) 及苍鹭乙型肝炎病毒 (HHBV) 同属嗜肝 DNA 病毒。

HBV 颗粒形式：HBV 感染者血清中存在三种形式的病毒颗粒：①小球形颗粒，直径约 22 nm；②柱状颗粒，直径约 22 nm，长度约 100 ～ 1000 nm。这两种颗粒均由与病毒包膜相同的脂蛋白 (即乙型肝炎表面抗原，HBsAg) 组成，不含核酸；③大球形颗粒，亦称 Dane 颗粒，为 HBV 完整的病毒体，直径 42 nm，脂蛋白包膜 (HBsAg) 厚 7 nm，核心直径 28 mn，内含核心蛋白 (即乙型肝炎核心抗原，HBcAg)、部分环状双链 HBVDNA 和 HBVDNA 多聚酶。

(二) 发病机制

1. 免疫因素

肝炎病毒感染时对病毒抗原的免疫应答与病毒消除和发病机制相关。HBV 感染时，对外膜抗原的体液抗体应答利于清除血液中的病毒颗粒；对核壳和复制酶抗原的细胞免疫应答清除病毒，也损害肝细胞。

(1) 病毒免疫清除和肝组织免疫损伤对在肝细胞表面的病毒抗原所引起宿主的细胞免疫应答，一般认为是肝细胞损伤的决定因素。细胞免疫应答表现单个核细胞在肝组织中的浸润，继以不同程度的组织破坏；组织破坏也与体液免疫相关，可由于反应抗体、抗体和补体或免疫复合物的形成和在组织内的沉积。

肝炎病毒感染持续的原因是对病毒抗原的免疫应答低下，常由于病毒变异后的免疫逃逸；新生儿免疫耐受在 HBV 感染持续中起重要作用。

肝内 T 细胞：CHB(慢性乙型肝炎) 患者的大量致敏淋巴细胞进入肝内，外周血仅能部分反映发生在肝内的免疫过程，有复制的比无复制的患者，肝内 CD4 /CD8 细胞比率显著较高，提示原位的辅助 - 诱导性 CD4 T 细胞，可能经 HBcAg 激活，正调节 CD8 CTL 的细胞毒活性。活动性病变中分离的 Th 细胞克隆，近 70% 是 Th1 细胞；而 PBMC 中的仅 4%。肝内隔室的 CD4 细胞群中的 Th1 密度越大，所产生 IFNγ 的水平越高，细胞毒活性也越强。肝内的炎症环境中的抗原刺激可能有利于这些细胞的扩增。Th1 细胞参与 CHB 的肝细胞损伤机制。

抗原特异性识别：一种特异免疫反应的起始是 T 细胞受体复合体对靶抗原的识别。T 细胞受体复合物(淋巴细胞膜上的 TCR 与 CD3 结合物)还包括抗原提呈细胞或靶细胞表面的抗原和 MHC 决定簇。HBV 核壳抗原的核壳蛋白表位只是经细胞内处理的、8～16 个氨基酸的一小段寡肽(表位肽)。CD4 T 细胞的识别部位大致在 HBc/eAg 肽的 AAl-25 和 AA61-85 表位;CD8 CTL 识别的序列区未充分界定,不同种族、不同 MHC 型感染者的不同亚群的 T 细胞,在核壳抗原氨基酸序列上的识别表位有差别。IgG-抗-HBc 可部分掩蔽 HBcAg 表达,抗 HBc 抑制 CTL 对 HBV 靶抗原的识别,是使 HBV 感染持续的因素之一。抗 HBc 可抑制对肝细胞的细胞毒效应,由母亲被动输入的抗 HBc 亦可发生同样的作用。

HLA(白细胞抗原)限制:由 APC(抗原提呈细胞)提呈的抗原寡肽/HLA-Ⅱ复合体可直接与 CD4 T 细胞 CD4/HLA-Ⅱ分子的 β2-结构区相结合,从而限定效应与靶细胞之间相互作用的特异性。活动性肝病的患者的肝细胞膜有较强的 HLA-I 表达,可更有效的向 T 细胞提供核壳寡肽。

同样,APC 中抗原肽与 HLA-Ⅱ结合形成复合体,提呈于细胞表面。Th 细胞用其表面的 CD4 分子去探测 APC 表面的 HLA-Ⅱ,用其 TCR 去探测沟中的互补抗原肽,这是 CD4 Th 细胞的识别过程。

TCR 与肽/HLA 复合体之间的结合不稳定,须 CD4 分子与 HLA-Ⅱ的 β2 区段结合、CD8 分子与 HLA-I 的 α3 区段结合,形成立体结构才能保持。TCR 与复合体之间必要的接触时间。此外,这些细胞都产生细胞黏附分子,细胞间的粘连加强了细胞间的反应。

以 MHC(主要组织相容性复合体)表达的免疫遗传学基础是限定 HBV 感染发展的重要因素,可以解释对 HBV 易感的种族差异。HBV 感染者中 HLA 定型与临床经过的相关性已有不少报告,但尚无一致的意见。与 HBV 感染病变慢性活动正相关的 HLA 定型有 A3-B35、A29、A2、B8、B35、DR3、DR7,负相关的有 B5、B8、DQw1、DR2 和 DR5。

细胞因子:细胞因子在细胞间传递免疫信息,相互间形成一个免疫调节的细胞因子网络,通过这一网络进行细胞免疫应答。急性肝炎时在感染局部有 IFN 诱生,感染肝细胞释放 IFN 至周围介质,造成相邻肝细胞的抗病毒状态。慢性肝炎时由浸润的单个核细胞或其他非实质细胞原位释放的细胞因子,在免疫应答、细胞增殖和纤维化中起作用。

IL-2:Th 产生 IL-2 和表达 IL-2 R,是调节细胞免疫和体液免疫的中心环节。在慢性肝炎和慢性肝病,IL-2 产生减少,加入外源性 IL-2 亦不能纠正,提示 IL-2 R 的表达亦降低,对已减少的 IL-2 也不能充分利用,因而不能充分激活 T 细胞增生,在 CHB 和肝衰竭尤其显著。IL-2 诱导产生淋巴因子激活的杀伤细胞(LAK)功能也降低。

干扰素:急性肝炎时感染肝细胞释放 IFN 至周围介质,造成相邻肝细胞的抗病毒状态。慢性 HBV 感染时产生 IFN 的能力降低,肝衰竭患者的最低,患者血清中存在诱生 IFN 的抑制因子。

肿瘤坏死因子 α:主要由单核巨噬细胞产生,TNF-α 可能增强多种黏附分子的表达,引起炎症和细胞毒效应。TNF-α 可能毒害细胞自身,尤其可能激活细胞毒性免疫细胞。

转化生长因子 α:因能使正常的成纤维细胞的表型发生转化而命名,活化的 T、B 细胞可产生较大量的 TGFβ。一般而言,TGFβ 对来自间质的细胞起刺激作用;而对上皮来源的细胞起抑制作用。

在 CHB 患者的 PBMC(周围血单核细胞) 中加入 TGF-β₁：对 HBcAg 刺激产生的 IFN-γ 和抗 HBc 有明显抑制作用；降低 HBcAg 刺激的 PBMC 增生。TGF-β 对抗原特异或非特异、细胞或体液免疫，其抑制作用并无明显区别；对 T 细胞、B 细胞和单核细胞都能抑制；也能抑制 HLA-I 限制的 CTL，对 HBV 感染肝细胞的细胞毒活性。

TGF-β₁ 激活肝脏贮脂细胞产生基质蛋白，诱导胶原和其他细胞外基质成分的合成。肝内细胞因子谱：Th1 型细胞因子包括 IL-2、IFN-γ 和 TNF-β，主要涉及细胞免疫；Th2 型细胞因子如 IL-4 和 IL-5，主要调节体液免疫应答。

CHB 和 CHC(慢性丙型肝炎) 肝内浸润细胞中有不同的细胞因子类型，显示不同的抗病毒免疫应答行为。在 CHC 以 Th1 应答占优势，抑制 HCV(丙型肝炎病毒) 复制，但不足以完全清除，故 HCV 感染总是处于低负荷的病毒水平。在 CHB 较强的 Th2 和较弱的 Th1 应答，只能保持低效率的抗病毒效应，故感染倾向于长期持续。

如上所述，HBV 感染的肝组织损害始于特异抗原 -T 细胞反应，继以非特异炎症细胞产生的细胞因子相互作用。炎症的一个重要介质是 TNF，活动性 CHB 时 IFN-γ 刺激 TNF-α 产生增加，而在 AsC 时几乎无 TNF-α 产生。另外，CLD 中 IL-1 产生增加与肝活检纤维化的量明显相关。干扰素治疗完全应答的患者，在治疗开始后的 8 ～ 10 周炎症激活，常同时 PBMC 产生 TNF-α 和 IL-1 增加；对治疗无应答的患者这些因子不增加。在此，T 淋巴细胞通过淋巴因子 IFN-γ、单核 Mφ 通过单核因子 TNF-α 和 IL-1 将两个系统连接起来。

(2) 抗病毒免疫和病毒持续感染：参与免疫防护的主要是病毒的外膜抗原。外膜抗体应答：抗 HBs 易在病毒清除后的恢复期检出，而不在慢性感染中出现，故是中和性抗体；并可能防止病毒附着而侵入敏感细胞。然而，抗 HBs 通过形成抗原 - 抗体复合物，也参与一些与 HBV 感染有关的肝外综合征的发生机制。

免疫耐受性：免疫耐受是免疫系统在接触某种抗原后产生的、只对该种抗原呈特异的免疫无应答状态。对 HBV 的免疫耐受在感染小儿中发生较普遍。是形成 AsC 的免疫基础。

免疫耐受可能的机制：①免疫细胞有大量不同特异性的细胞克隆，新生儿期与 HBsAg 相应的细胞克隆接触 HBsAg 上的决定簇，不是发生免疫应答，而是被清除或抑制；②因 CD8 Ts 功能增强缺乏抗 HBs 应答；③母亲的 HBeAg 对新生儿 HBV 感染起免疫耐受作用；④血清中高浓度的抗原使特异克隆的 B 细胞耗竭，产生的少量抗体可被大量抗原耗费；或者抗病毒的 CTL 被高负荷的病毒所耗竭。

持续感染：①病毒变异：由于变异而免疫逃逸；②感染在免疫特赦部位保留：病毒感染的某些肝外组织淋巴细胞难以到达，或某些类型的细胞不表达 HLA 分子，病毒如能在这些部位复制，就可能逃避免疫清除，而成为肝脏持续感染的来源；③免疫耐受：慢性 HBV 感染患者大都有不同程度的免疫耐受性。

2. 肝细胞凋亡病毒清除和组织损伤

主要由 CTL 经穿孔素途径的细胞坏死或经 CD 95 L 的细胞凋亡；也可由单核巨噬细胞经 TNF-α 途径的细胞凋亡或坏死。两者有独立的机制，不同的发生背景。凋亡是细胞死亡的主动形式，而坏死是被动形式，凋亡是在许多形态和生化方面不同于细胞坏死的特定的细胞死亡形式，但两者有一些共同的作用路段，分开两者的界线并不清楚。

(1) 细胞表面分子：CD95 L 和 CD 95 或称 FasL 和 Fas，是许多细胞的细胞表面分子，CD95 L 是配体，而 CD95 是其受体。CTL 表达的 CD95 L 结合靶细胞表达的 CD95，可引起靶细胞的凋亡。

TNF-α 和 TNR-β：TNF-α 主要由 Mφ 产生，是多向性或多效性的细胞因子，在炎症和感染性休克中起重要作用。

(2) 细胞毒效应：CD95 L：CTL 上的 CD95 L 与靶细胞上的 CD95 结合，从而激活靶细胞内部的自杀程序。

经 CD 95 的信号导致凋亡，激发这一途径须 CD95 与其抗体或与其配体交联。CD95 激发的死亡途径不依赖细胞外 Ca2，也不必有大分子的合成。

CTL 的细胞毒效应是 IL-2 依赖的，因而，IL-2 可抑制凋亡的发生。

凋亡细胞的胞膜完整，碎裂成凋亡小体被 Mφ 或相邻肝细胞吞噬，病毒和其他内容物不外泄，是一种自卫机制。DNA 病毒拮抗细胞凋亡，转染 HBV 的肝癌细胞系 Hep G2 215 细胞，比未转染的 Hep G2 细胞耐受凋亡因子的刺激。

病毒性肝炎的肝细胞、HB 相关 HCC 的肝癌细胞也表达 CD 95 L 肝细胞的"自杀"和"同胞相杀"是一种非免疫攻击的清除病毒方式，可能是对 HBV 拮抗凋亡的补偿机制。

TNF-α：主要由 Mφ 产生，其介导的细胞毒活性取决于靶细胞的敏感性。当转译抑制剂放线菌酮致敏细胞后，TNF-α 引起凋亡，有典型的凋亡特征。

病毒性肝炎时的肝细胞也产生 TNF-α，HBx 可转化激活 TNF-α 启动子；TNF-α 杀伤取决于 HBV 表达的水平，在高表达的细胞系 TNF-α 才引起细胞凋亡。

(3) 肝炎与肝细胞凋亡

1) 急性和急性重型肝炎：病毒引起的肝细胞死亡的病理生理中，凋亡和坏死常同时发生。

阐明急性重型肝炎的发展过程有一小鼠模型可供参考。HBsAg 转基因小鼠注射 HBsAg 特异的 CTL，病变依次按阶段性发展：4 小时内 CTL 与肝细胞间直接相互作用，激发少数 HBsAg 阳性肝细胞发生凋亡，出现广泛散在的凋亡小体；4～12 小时中凋亡肝细胞继续增加，并出现许多炎症病灶，掺杂大量非抗原特异的淋巴细胞和中性粒细胞，扩大 CTL 的局部致细胞病变效应；注射后 24～72 小时，多数肝细胞气球样变性，坏死广泛分布于整个小叶，同时有许多凋亡细胞。CTL 经抗原刺激分泌 IFN-γ，激活非特异的炎性细胞，包括肝内的 Mφ，扩大 CTL 致细胞病变效应而发生大块肝细胞坏死。因而，急性重型肝炎是 HBsAg 特异、MHC-I 限制的 CTL 在识别抗原、分泌 IFN-γ，激活 Mφ 后发生的。

TNF-α 可经坏死或凋亡 (取决于实验系统) 杀死不同的肿瘤细胞系，肝损害有 2 个时相，即以细胞凋亡为特征的初始期和凋亡和广泛的细胞坏死为特征的较后期。

2) 慢性肝炎和慢性肝病：多数慢性肝炎患者肝内浸润的淋巴细胞可检出 CD95 L，可能表达 CD95 L 的淋巴细胞对启动肝细胞凋亡是主要的效应细胞。CD95 L 和 CD95 表达、DNA 损伤和凋亡都以界面性炎症区最显著，符合病毒在肝内的传染过程；局部大量浸润的 CTL 表达 CD95 L，经 CD95 介导肝细胞凋亡，是病毒性肝炎区别于其他肝损害的特征。病毒性肝炎时肝细胞也同时表达 CD95 和 CD95 L，在凋亡发生过程中不仅是靶细胞，也是效应细胞。

肝细胞中 CD95 L 和 CD95 表达的程度与炎症病变的活动性一致。正常肝组织阴性。轻型

CH(慢性肝炎) 可无或弱表达，仅在界面性炎症区有少数阳性细胞；中、重型 CH 常为中、强度表达，在界面性炎症区有多数阳性细胞，肝小叶中也有散在、甚至弥漫性分布。

CH 合并早期 LC 和活动性 LC 常有较重炎症，CD95 L 和 CD95 也常是中、强度表达；而 HCC 表达较弱，凋亡降低正是肿瘤发生的机制。

3. 病毒变异

人体感染变异病毒或感染野生病毒后，所引起的免疫应答不同。变异病毒的生物学意义可有：逃避自然发生的或疫苗产生的免疫、对药物引起抗性、改变发病机制，甚至改变种属和组织的嗜性。因而，病毒变异可能是病毒传播、致病和转归的重要因素。

(1)HBV 的前 c/c 基因区变异：前 C 区形成一个发夹结构 (包装信号 ε 干 - 襻结构)，是包裹前基因组 RNA 所必需，可能解释密码子 28 的 TAG 变异的极高流行率。G1896 与 T1858 即是上述 ε 干 - 襻结构的不稳定碱基对，ntl896 的 G 变异为 A 使干 - 祥结构较为稳定。故前 C/A83 变异可能是 HBV 感染自然史的较普遍现象，多发生在 HBe 血清转换过程中，常预示病变缓解。

(2)HBV 的 C 基因区段聚集变异：C 基因变异的分布并非随机，绝大部分集中在 AA48-60、AA84-101 和 AAl47-155 的 13、18 和 9 个氨基酸的 3 小段序列中，比其他部位有较高的替代率。

C 基因表达区是宿主对免疫应答的主要目标，与病变的发生和感染肝细胞的清除相关。C 基因区变异可能是 HBV 在其慢性感染过程中，用以逃避免疫清除的策略，使感染持续、进而使病变加重。

(3)HBV 的 C 基因启动子变异：C 基因启动子 (cp) 的变异也使 HBcAg 缺失，已发现 ntl 762 的 A → T 和 ntl 764 的 G → A，与 HBeAg(-) 表现型和急性重型肝炎有关。

cp 区在 ntl 643-1849，结构和功能较复杂，与 X 基因和 C 基因的前 C 区有部分重叠；DRl 和增强子 Ⅱ 在其区域内；前 C mRNA 和前基因组 C/P mRNA 都在此处开始。cp 由核心上游调节序列 (CURS) 和基本核心启动子 (Bcp) 两部分构成，Bcp 是在 ntl742-1849 区段的 108 个核苷酸，所包含的 DRl 区和 2 种 mRNA 的起点区都很保守，提示这些区域的稳定是病毒复制所必需。

仅感染 cp 变异株仍可有高滴度的 HBV DNA，可与感染野生毒株者相比拟，提示这些变异并不明显影响 HBV 前基因组的转录。

cp 是异质的，与 HBe 状态或急性重型肝炎未必有相关的特定改变。ntl 762 和 ntl 764 的替代偶见于急性重型肝炎，也见于慢性肝炎和其他慢性肝病，且未必是 HBeAg 表现型。

(三) 病理变化

1. 病毒性肝炎的基本病理变化

(1) 肝实质的退行性变和坏死

1) 肝细胞水样变性，亦称气球样变，严重时可类似植物细胞样改变。

2) 肝细胞坏死，包括凝固性坏死和溶解性坏死，前者坏死后成为嗜酸性小体。而溶解性坏死，根据其范围和部位的不同可分为点状坏死、灶性坏死、多小叶坏死、大块坏死及亚大块坏死；还有碎屑样坏死和桥性坏死。

3) 肝细胞脂肪变性。

4) 肝细胞瘀胆，毛细胆管和小胆管瘀胆。

5) 其他肝细胞退行性变还包括脂褐素沉积、嗜酸性颗粒变性、核空泡等。

6) 小胆管上皮细胞变性、坏死、脱落，排列极性紊乱，上皮细胞间可有炎细胞浸润，在肝细胞大片坏死时可见小胆管大量增生，胆管上皮细胞向肝细胞移行。

7) 在肝细胞变性、坏死同时常伴有肝细胞的修复和增生，甚至形成假小叶。

(2) 肝间质病变和炎性浸润

1) 肝组织的炎细胞浸润，主要为淋巴细胞、单个核细胞和浆细胞的浸润。还可见淋巴细胞攻击肝细胞现象。肝窦库普弗细胞常增生、活跃。

2) 肝脏间质增生、间隔形成及纤维化，特别是出现碎屑状坏死时，纤维组织随碎屑状坏死之炎症反应伸入肝小叶。桥性坏死后常形成新的纤维隔。当肝细胞大片坏死时，塌陷的网状支架亦可转化为胶原纤维，参与纤维隔形成。慢性肝炎时，肝脏贮脂细胞可增生并转化为纤维细胞，有报道指出肝炎时甚至肝细胞亦可产生胶原纤维。

2. 各型病毒性肝炎的病理变化

(1) 急性轻型病毒性肝炎：表现为肝大充血，肝组织有轻度或中度炎症浸润，肝实质的病变主要是肝细胞水样变性，伴肝细胞的嗜酸性坏死或点、灶状坏死。可有肝细胞及毛细胆管瘀胆等。

(2) 慢性病毒性肝炎

1) 轻度慢性肝炎：包括原 CPH、CLH 及轻型 CAH，$G_{1\sim2}$，$S_{0\sim2}$。肝实质的损害程度较轻，部分细胞水样变性，点、灶状坏死。汇管区轻度炎细胞浸润。部分病例有小叶周边炎症，可伴有轻微的碎屑状坏死。肝小叶结构保持完整。

2) 中度慢性肝炎：相当于原中型 CAH，G_3，$S_{2\sim3}$。肝汇管区炎症及肝小叶边缘炎症明显。肝小叶边缘出现明显的碎屑状坏死，为中度慢性肝炎的主要特征。肝小叶界板破坏可达到 50%，纤维组织与炎细胞明显伸入到肝小叶内。但多数小叶结构仍保持原有的基本轮廓。

3) 重度慢性肝炎：相当于原重型 CAH，G_4，$S_{3\sim4}$ 病变更为严重。汇管区炎症及纤维组织增生严重，并伴有重度碎屑状坏死。

(3) 重型肝炎

1) 急性重型肝炎：病理表现为肝细胞大灶性或亚大灶性坏死，坏死面积可达肝实质之 2/3 以上。在大灶性坏死的周围肝细胞可有重度的肝细胞水样变性。

2) 亚急性重型肝炎：在肝细胞新旧不同的大片坏死的基础上，伴有明显的肝细胞再生。

3) 慢性重型肝炎：除急性或亚急性重型肝炎的病理改变外，还可见到原有的慢性肝炎所致的陈旧的纤维化，同时可以看到小叶边缘或肝细胞结节边缘的明显的碎屑坏死或桥接坏死。

(四) 流行病学

1. 传染原

主要是 HBV 无症状携带者 (AsC) 和急、慢性乙型肝炎患者。AsC 因其数量多、分布广、携带时间长、病毒载量高，是重要的传染原。其传染性的强弱主要与血清病毒复制水平有关。急性乙型肝炎患者在潜伏后期即有传染性。慢性乙型肝炎患者病情反复发作或迁延不愈，传染性与病变的活动性无关，而与血清病毒水平相关。

2.传播途径

HBV 主要经血和血制品、母婴、破损的皮肤和黏膜及性接触传播。

(1) 母婴传播：HBsAg(+) 母亲的子女出生后若未经乙肝免疫接种，则 30% ～ 40%HBsAg(+)，而 HBsAg(-) 母亲的子女 < 10%。

HBeAg(+) 母亲的婴儿 70% 以上将在 1 年内 HBsAg 转阳，其中 80% 将成为 AsC；抗 HBe(+) 母亲的婴儿仅约 10% 有一过性感染。

母婴传播最重要的是发生在围生 (产) 期。其根据是：HBsAg(+) 母亲的婴儿，一儿受感染，HBsAg 转阳时间为出生后 3 ～ 4 个月，符合乙肝的潜伏期；HBsAg(+) 母亲的新生儿，按要求出生后接受 HBIG 及乙肝疫苗的预防后，可有 90% ～ 95% 的保护率；新生儿在分娩过程中接触大量的母血和羊水，新生儿胃液中绝大多数 HBsAg 阳性，可能与 HBV 感染密切相关。宫内传播的发生率和传播机制尚不一致，估计其发生率为 5% ～ 10%，但实际可能要高些。有报道，以出生时新生儿静脉血 HRsAg(+)，并持续 6 个月为标准，宫内感染率约 16%。水平传播指未经系统乙肝免疫接种的围生 (产) 期后小儿发生 HBV 感染，主要来自母亲或家人的亲密接触，也可来自社会。

(2) 医源性传播

1) 经血传播：输入 HBsAg 刚性血液可使 50% 的受血者发生输血后乙型肝炎。对供血员进行 HBsAg 及 ALT 的筛查已经大大减少了输血后乙型肝炎的发生，但筛查的方法必须灵敏。供血员中可能有 2% 的 HBsAg 阴性的隐匿性 AsC，受血者可能引起 HBV 感染。接受抗 HBc 阳性的血液，也可发生 HBV 感染，而目前我国尚不可能将抗 HBc 列入筛查项目。HBsAg 阴性的职业供血员引起的输血后乙型肝炎，是义务供血员的 2 倍。输入被 HBV 污染的凝血Ⅷ因子、Ⅸ因子、凝血酶原复合物等可以传染 HBV。成分输血如血小板、白细胞、压积红细胞也可传播。由于对献血员实施严格筛查，经输血及血制品而引起的 HBV 感染已较少发生。

2) 经污染的医疗器械传播：患者血清稀释 $1 \times (10^5 \sim 10^7)$，仍可含有猩猩 50% 的传染剂量，极微量的血液污染可能使易感者感染。不遵循消毒要求的操作、使用未经严格消毒的医疗器械、注射器、侵入性诊疗操作和手术，均是感染 HBV 的重要途径。静脉内滥用毒品是当前极需防范的传播途径。

3) 其他：如修足、文身、扎耳环孔，共用剃须刀、牙刷和餐具等也可以经破损的皮肤黏膜感染 HBV。医务人员特别是经常接触血液者，HBV 感染率高于一般人群。血液透析患者的 HBV 感染率高于一般人群。对于高危人群应加强乙肝免疫接种。

(3) 性接触传播：HBV 可经性接触传播，西方国家将慢性乙型肝炎列入性接触传播疾病。精液和阴道分泌物中含有 HBsAg 和 HBV DNA。性滥交者感染 HBV 的机会较正常人明显升高，相对危险度 (RR) 为 3.7。观察一组性滥交女性 HBsAg 携带率为 10.4%，正常对照组为 2.8%。性病史者、多性伴、肛交等人群是 HBV 感染的重要危险人群。应重视防范性接触传播。

日常工作或生活中，如同一办公室工作、共用办公用品、握手、拥抱、同住一宿舍，同一餐厅用餐和共用厕所等无血液唾液暴露的接触，一般不会传染 HBV。经吸血昆虫 (蚊、臭虫等) 传播未被证实。

总之，由于对新生儿乙肝疫苗计划免疫的实施，母婴传播率已明显下降，医源性传播、性接触传播及静脉毒瘾者中的传播明显上升，这些方面需加强防范。

3. 人群易感性

凡未感染过乙型肝炎也未进行过乙肝免疫接种者对 HBV 均易感。吸毒者、性传播疾病患者、性滥交者为高危人群。免疫功能低下者，血液透析患者，部分医护人员感染 HBV 的机会和可能性亦较大。

4. 流行特征

(1) 地区分布：乙肝呈世界性分布，按照流行率不同大致可分为高、中、低度三类流行区。西欧、北美和澳大利亚为低流行区 (人群 HBsAg 阳性率为 0.2% ～ 0.5%，抗 -HBs 阳性率为 4% ～ 6%)；东欧、日本、苏联、南美和地中海国家为中流行区 (HBsAg 阳性率为 2% ～ 7%，抗 -HBs 阳性率为 20% ～ 55%)；东南亚和热带非洲为高流行区 (HBsAg 阳性率为 8% ～ 20%，抗 -HBs 阳性率为 60% ～ 95%)。

据 2008 年卫生部公布的 2006 年全国流行病调查结果，我国人群乙肝表面抗原携带率从 1992 年的 9.75% 降至 7.18%。1 ～ 4 岁人群乙肝表面抗原携带率最低为 0.96%；5 ～ 14 岁人群为 2.42%，15 ～ 59 岁人群达 8.57%。抗 -HBs 阳性率为 50.09%。1 ～ 4 岁人群抗 -HBs 阳性率最高，为 71.24%；5 ～ 14 岁人群 56.58%；15 ～ 59 岁人群为 47.38%。按此次调查乙肝表面抗原携带率 7.18% 推算，我国仍有乙肝表面抗原携带者约 9 300 万人。目前我国已实现了世界卫生组织亚太地区提出的 5 岁以下儿童乙肝表面抗原携带率小于 2% 的目标，实现了国家 2006—2010 年乙肝防治规划提出的 5 岁以下儿童乙肝表面抗原携带率小于 1% 的目标。

(2) 季节性：无一定的流行周期和明显的季节性。

(3) 性别与年龄分布：乙肝的感染率、发病率和 HBsAg 阳性率均显示出男性高于女性。我国在 1992 年把乙肝疫苗纳入儿童免疫规划管理，2002 年乙肝疫苗纳入儿童免疫规划，因此，既往 10 岁以前呈现的乙肝感染率、发病率和 HBsAg 阳性率的高峰现已不存在了。

(4) 民族分布：骆抗先等调查，HBsAg 检出率在汉族为 15.3%，藏族、瑶族显著高，分别为 26.2% 和 24.0%；黎族、维吾尔族低，分别为 7.0% 和 5.3%。2008 年侯金林等报道调查 4 个民族 (1 024 例)HBV 携带者的基因型及亚型，显示 HBV 基因型 C/D 在西藏、青海、甘肃、宁夏、新疆 5 省占 5.1% ～ 71.4%，在藏族、维吾尔族、汉族人群中分别为 81%、5%、19%，在甘肃、宁夏的回族人群中分别为 57%、15%。基因型 C/DHBV 表达 HBeAg 水平明显高于单一基因型 C/DHBV。

(五) 病理

1. 病毒性肝炎的基本病理变化

(1) 肝实质的退行性变和坏死：①肝细胞水样变性 (亦称气球样变)、嗜酸性变。②肝细胞坏死，包括凝固性坏死和溶解性坏死，前者坏死后成为嗜酸性小体 (凋亡小体)；而溶解性坏死，根据其范围和部位的不同可分为点状坏死、灶性坏死、多小叶坏死、大块坏死及亚大块坏死。桥接坏死是按腺泡分布的连接静脉间的融合性坏死，形成桥样带。③肝细胞脂肪变性。④肝细胞瘀胆，毛细胆管和小胆管瘀胆。⑤其他肝细胞退行性变还包括脂褐素沉积、嗜酸性颗粒变性、核空泡等。⑥小胆管上皮细胞变性、坏死、脱落，排列极性紊乱，上皮细胞间可有炎细胞浸润，在肝细胞大片坏死时可见小胆管大量增生，胆管上皮细胞向肝细胞移行。⑦在肝细胞变性、坏死同时常伴有肝细胞的修复和增生，甚至形成假小叶。

(2) 肝间质病变和炎性浸润：①肝组织的炎细胞浸润，主要为淋巴细胞、单个核细胞和浆细胞的浸润。还可见淋巴细胞攻击肝细胞现象。肝窦库普弗细胞常增生、活跃。②肝脏间质增生、间隔形成及纤维化。汇管区扩大，炎性渗出，界面性炎症向周围肝实质进展。炎症可吸收，或转向纤维化。纤维组织随碎屑状坏死之炎症反应伸入肝小叶。桥接坏死后常形成新的纤维隔。肝细胞坏死后网织纤维塌陷，使腺泡结构改变，进而向肝硬化发展。血窦周围间隙 (Disse 间隙) 的肝星状细胞分化为肌纤维母细胞样细胞易使血窦壁胶原化。

2. 各型病毒性肝炎的病理变化

(1) 急性乙型肝炎：主要是明显的腺泡内炎症，肝细胞变性、凋亡或坏死，也可见肝细胞再生。点灶状坏死和广泛的血窦内单个核细胞浸润，病变重点在小叶中央区。汇管区炎症相对较轻，有淋巴细胞及组织细胞浸润。严重者可发生融合性坏死成桥状。融合性坏死可以完全恢复，也可以发展为慢性肝病。

与慢性乙型肝炎急性活动的区别主要在汇管区，急性肝炎罕见有界面和邻近肝细胞凋亡和坏死，罕见陷入坏死区中的肝细胞，罕见肝细胞玫瑰花结和纤维形成等真正界面性炎症的表现。

与非特异性肝脏反应性炎症区别在于急性乙型肝炎的病变，非特异性反应性炎症主要是汇管区炎及其周围炎。

(2) 慢性乙型肝炎：基本改变包括炎症分级，反映病变的活动性 (包括碎屑 / 桥状坏死、灶性坏死、汇管区炎症) 及纤维化程度。目前国际上常用 Knodell HAI 评分系统，亦可用 lshak 和 Scheuer 等评分系统或半定量计分方案，了解肝脏炎症坏死和纤维化的严重程度。

①轻度慢性肝炎：$G_{1\sim2}$，$S_{0\sim2}$，肝细胞变性，点、灶状坏死或凋亡小体；汇管区有 (无) 炎症细胞浸润、扩大，有或无局限性碎屑坏死 (界面炎症)；小叶结构完整。②中度慢性肝炎：G_3，$S_{1\sim3}$，汇管区炎症明显，伴中度碎屑坏死；小叶内炎症严重，融合性坏死或伴少数桥状坏死；纤维间隔形成，小叶结构大部分保存。③重度慢性肝炎：G_4，$S_{2\sim4}$，汇管区炎症严重或伴重度碎屑坏死；桥状坏死累及多数小叶；大量纤维间隔，小叶结构紊乱，或形成早期肝硬化。

(3)ALT 正常的慢性 HBV 感染者的组织学检查：综合国内外资料，此类感染者，血清 HBVDNA 载量高，1/6 ～ 1/3 的感染者肝脏有中、重度炎症坏死和纤维化。对于他们应考虑进行肝活组织检查，以便及时得到合理的治疗。

(六) 临床表现

潜伏期 6 周至 6 个月，一般为 3 个月左右。

1. 急性乙型肝炎

(1) 急性黄疸型肝炎：按病程可分为三期，总病程 2 ～ 4 个月。黄疸前期：起病较缓，主要为厌食、恶心等胃肠道症状及乏力。少数有呼吸道症状，偶可高热、剧烈腹痛，少数有血清病样表现，本期持续数天至 2 周。黄疸期：巩膜及皮肤黄染明显，于数日至 2 周内达高峰。黄疸出现后，发热渐退，食欲好转，部分患者消化道症状在短期内仍存在。肝大，质软，有压痛及叩痛。有 5% ～ 10% 的患者脾大。周围血白细胞一般正常或稍低，血清 ALT 升高十余倍至数十倍，急速发展的高水平胆红素血症表示病变严重，持续快速增高者警惕急性重型肝炎。HBsAg、HBeAg 出现在发病前，抗 HBe 最早转换。此期持续 2 ～ 6 周。恢复期：黄疸渐退，各种症状逐步消失，肝脾回缩至正常，肝功能恢复正常，本期持续 4 周左右。临床和血清学恢复后肝组织病变减轻，但充分恢复需在 6 个月以后。

(2) 急性无黄疸型肝炎：起病徐缓，症状类似上述黄疸前期表现，不少患者症状不明显，在普查或查血时，偶尔发现血清 ALT 升高，患者多于 3 个月内逐渐恢复，有 5% ～ 10% 转为慢性肝炎。

2. 慢性乙型肝炎

肝炎病程超过 6 个月，亦可隐匿发病，常在体检时发现。部分患者症状多种多样，反复发作或迁延不愈。消化功能紊乱症状多见，表现为食欲减退、厌油、恶心、腹胀、便溏等。多数患者有乏力、肝区不适。常于劳累、情绪改变、气候变化时症状加重。部分患者有低热及神经功能紊乱表现，如头晕、失眠、多梦或嗜睡、注意力不集中、记忆力减退、急躁易怒、周身不适、腰腿酸软等。部分患者可有出血倾向，表现为牙龈出血、鼻出血、皮下出血点或淤斑。少数患者无任何自觉症状。中、重度慢性肝炎患者健康状况下降，可呈肝性病容，表现为面色晦暗，青灰无华。可见肝掌、蜘蛛痣，肝脾大，质地中等或较硬，有触痛、叩痛，脾脏可进行性肿大。部分患者发生内分泌紊乱，出现多毛、痤疮、睾丸萎缩、男性乳房发育、乳头色素沉着，乳房可触及界限清楚的硬块。实验室检查显示 ALT 及胆红素反复或持续升高，AST 常可升高，部分患者 γ- 谷氨酰转肽酶、碱性磷酸酶也升高。胆碱酯酶及胆固醇明显减低时常提示肝损害严重。中重度慢性肝炎患者清蛋白 (A) 降低，球蛋白 (G) 增高，A/G 比值倒置，γ 球蛋白和 IgG 亦升高。凝血酶原的半衰期较短，能及时反映肝损害的严重程度，凝血因子 V、Ⅶ 常减少。部分患者可出现自身抗体，如抗核抗体、抗平滑肌抗体，抗线粒体抗体，类风湿因子及狼疮细胞等阳性。

肝外系统表现可发生于病毒性肝炎的任何病期，以慢性肝炎为多见。消化系统可有胆囊炎、胆管炎、胃炎、胰腺炎等；呼吸系统可有胸膜炎、肺炎；肾脏可有肾小球肾炎、肾小管酸中毒等；循环系统可有结节性多动脉炎、心肌炎、心包炎等；血液系统可有血小板减少性紫癜、粒细胞缺乏症、再生障碍性贫血和溶血性贫血等；皮肤可见痤疮、婴儿丘疹性皮炎 (Gianotti 病)、过敏性紫癜、面部蝶形红斑等；神经系统可有脑膜炎、脊髓炎、多发性神经炎、吉兰 - 巴雷综合征等；还可有关节炎、关节痛等症。病毒性肝炎时肝外系统表现的确切机制尚未阐明，可能与下列因素有关：①病毒的侵犯及机体对病毒感染的反应；②免疫复合物的形成和沉积；③机体细胞免疫反应引起的病变；④继发于肝实质损害的影响。

3.HBeAg 阴性的慢性乙型肝炎

HBsAg(+)，而 HBeAg(-)(抗 -HBc 阳性或阴性) 已超过 6 个月，病毒持续复制，病变长期活动，多年后易进展为严重肝病，这是一个特定的临床类型。

近年来世界各地 HBeAg(-) 慢性乙型肝炎流行率正在增长，以地中海地区最高，希腊达 80%，北欧和北美低于 20%，在东南亚地区朝鲜 38%，日本 54% ～ 83%。我国报道占 35.9%(267/743 例)。我国 HBeAg(-) 慢性乙型肝炎绝大多数来自 HBeAg(+) 病例。由于前 C/G 1896 A 点突变或基本 C 启动子变异，HBcAg 不能表达，但 HBV 仍持续复制。HBeAg(-) 慢性乙型肝炎有的病变轻微且长期稳定，有的 ALT 持续异常而病变进展；较多的是在不定的静息期中多次急性活动。病变很少能自发缓解。临床呈现为反复急性发作型；持续活动型或在持续低度活动过程中的间歇性急性加剧型。患者男性占优势，HBV 感染病史较长，平均年龄较大，

ALT 异常的幅度较低，HBV DNA 水平≤ 1×10^6 CP/ml 占 3/4，肝组织学改变比 HBeAg(+) 慢性乙型肝炎重。由于感染持续，病变反复活动侵袭性过程，发展至肝硬化、肝衰竭和原发性肝癌也较多。在我国约 70% 的肝硬化和 HCC 发生在 HBeAg 转换之后。对于此类患者抗病毒治疗的疗程需长，持续应答率较低。停药后复发率很高。

4. 隐匿性乙型肝炎病毒感染

隐匿性 HBV 感染的特征是肝内 HBV DNA 持续存在，但病毒复制的基因表达低下，血清 HBsAg(-)。可以表现为单一抗 HBc(+)、抗 HBs(+)、抗 HBc(+) 和抗 HBs(+) 或三个抗体均 (+) 或 HBV 五项血清指标全阴性，但 HBVDNA(+)。由于 PCR 检测技术的高度发展，隐匿性 HBV 感染的流行率上升。临床诊断的隐匿性 HBV 感染病例主要以检出血清 FIBV DNA 为标志，一般感染水平很低，用灵敏度 $10^2 \sim 10^3$ C P/ml 的 PCR 定量可以检出。HBV 能长期低水平复制，但却很稳定的机制尚不明确。有些隐匿性 HBV 感染病例由于 S 基因变异致使 HBsAg 的抗原性改变，用常规检测试验 HBsAg(-)；另外，大多数由于机体的免疫机制抑制病毒复制和 HBsAg 表达。其分子基础是 cccDNA 在肝细胞核内长期持续存在。

据报道，在一项 HBV 标志物全 (-) 的 407 例人群中，HBV 隐匿性感染占 8.1%l LIBSAg(-) 的慢性肝炎患者血清中 HBV DNA 5% ～ 55% 阳性。骆抗先报道，在单抗 HBc(+) 者中血清 HBVDNA(+) 占 30% ～ 35%；在乙肝疫苗无应答者中，PCR 检测 HBV 感染高达 60% ～ 70%；南方地区调查整个人群的 3% 左右为单项抗 HBc(+)、HBV DNA(+)。HBV 和 HCV 均可经输血传播，输血后丙型肝炎中可能同时有隐匿性 HBV 感染。

对于下列患者应注意监测血清、肝组织 HBVDNA:HBsAg(-)、原因不明的慢性肝炎患者；抗 HCV(+)、HCV RNA(-) 同时未发现其他原因的持续活动的慢性肝炎患者；隐源性活动性肝硬化、肝细胞癌；单项抗 -HBc 阳性的组织器官移植供者；单项高滴度抗 -H Bc 阳性的献血员。防止 HBV 的传播。

对于慢性隐匿性乙肝患者是否需要抗 HBV 治疗，尚无定论。

5. 瘀胆型乙型肝炎

患者同时具有乙型肝炎和肝内瘀胆的特点。

急性瘀胆型肝炎常急性起病，有时较隐匿。黄疸前期、黄疸期的症状体征类似急性乙型肝炎。血清转氨酶急速升高，血清胆红素持续上升。黄疸极期2 ～ 3 周后精神食欲好转、ALT 下降，但黄疸持续 2 ～ 4 个月，甚至更长，出现酶疸分离，凝血酶原时间不延长，或延长后可用维生素 K 纠正。有阻塞性黄疸的血清学特征，但影像学检查无肝外梗阻的表现。直接胆红素水平高，ALP、γ-GT、TBA、TC 增高。可有皮肤瘙痒，脂肪性腹泻。急性瘀胆型肝炎病程较长，恢复缓慢，一般需 3 ～ 4 个月，甚至迁延 6 个月以上。多数可完全恢复，预后较好，很少复发。

慢性瘀胆型肝炎全身情况尚好，肝大，血清直接胆红素占总胆红素的 60% 以上，凝血酶原活动度可一过性下降，用维生素 K 治疗 1 周左右可使其部分或完全纠正。同时注意除外其他肝内外梗阻性黄疸。肝炎肝硬化病例有深度黄疸时，多反映肝细胞坏死，常同时伴有 PT 延长，血清蛋白下降。

病毒性肝炎肝内瘀胆是肝细胞胆汁分泌系统的损害，并无胆小管阻塞性病变。肝组织学显示有肝细胞、毛细胆管和 kupffer 细胞胆色素沉积，同时存在轻重不等的肝组织炎症病变，炎症坏死是病毒性肝炎发生瘀胆的原发因素。

(七)并发症与后遗症

主要有以下几种。

1. 肝源性糖尿病

常见于中重度慢性肝炎及重型肝炎，在肝炎发病过程中出现高血糖及糖尿。肝源性糖尿病有两型。

(1)胰岛素依赖型：其发病机制可能是肝炎诱发的自身免疫反应损害胰岛 β 细胞，导致胰岛素分泌减少。根据是患者血清含有胰岛素含量绝对减少，同时因肝脏灭活功能减弱而致血浆胰高糖素含量增多，两者协同引起血糖升高。

(2)胰岛素非依赖型：其发病机制是反应细胞表面胰岛素受体减少及反应细胞内胰岛素受体后效应减弱，以致胰岛素不能发挥作用。这类患者血浆胰岛素绝对含量正常或升高，而相对含量不足，血浆胰高糖素含量也因肝脏灭活减少而增多，从而导致血糖升高。本型多见，胰岛素疗法效果差。

2. 脂肪肝

脂肪肝是中性脂肪（甘油三酯）在肝细胞内大量堆积的结果。因大量游离脂肪酸被动员入肝，脂肪酸氧化减少，而酯化成甘油三酯增多，以及负责脂蛋白排泌的载脂蛋白合成减少，均能引起脂肪肝。慢性肝炎易继发脂肪肝，其机制不明，可能与肥胖、糖耐量异常、血液游离脂肪酸及甘油三酯增多有关。其特点是：①肝炎后明显发胖；②一般情况佳，食欲良好；③血清 ALT 水平轻中度升高，GGT 大多升高，常规肝功能其他项目多系正常；④血脂含量升高；⑤超声波检查呈脂肪肝波形；⑥确诊有赖肝穿刺病理检查。

3. 肝炎后离胆红素血症

属肝炎良性后遗症，其发病机制可能是肝细胞葡萄糖醛酸转移酶活性降低。

特点是：

(1)肝炎后血清胆红素长期轻微升高，多以间接反应胆红素升高为主。

(2)黄疸常有小幅度较快的波动，每于劳累或感冒后轻度上升。

(3)肝炎已达临床治愈标准，不随黄疸波动而出现肝炎复发。本症应与 Gilbert 综合征鉴别，此综合征常发生于青少年，有家庭史，无肝炎病史，无肝脾大。

4. 肝硬化

肝炎后肝硬化大体分两种。一种是大结节性肝硬化，常发生于慢性肝炎反复活动或亚急性、慢性重型肝炎之后，因肝实质反复坏死、肝细胞团块状增生及明显瘢痕收缩等，形成粗大的结节，可使肝脏显著变形。另一种是小结节性肝硬化，常发生于部分无症状慢性 HBsAg 携带者，因其肝组织并非完全正常，往往有常规肝功能试验不能发现的潜在性轻微活动，长期隐匿性地发展成肝硬化，直到肝功能失代偿时方被发现。这种肝硬化因肝实质炎症轻微，仅形成密集的小结节，肝功能失代偿出现很慢。

代偿性肝硬化指肝硬化早期，属于 Child-PughA 级，肝功能试验正常或轻度异常，门静脉高压症不显著；失代偿性肝硬化指肝硬化中晚期，属于 Child-PnghB 和 C 级，肝功能试验明显异常，门静脉高压症显著，可出现腹水、肝性脑病或食管静脉破裂出血；活动性肝硬化是指伴有活动性慢性肝炎的肝硬化，静止性肝硬化是血清 ALT 和胆红素正常的肝硬化。

5. 肝癌

上述两种肝炎后肝硬化均可转变成原发性肝癌，无症状慢性 HBsAg 携带者亦可不经过肝硬化阶段而发展为原发性肝癌。其发生机制与肝内慢性炎症长期刺激、肝细胞基因突变及HBVDNA 整合有关，特别是 X 基因整合。HBxAg 反式激活原癌基因也起重要作用。各肝癌细胞中整合的 HBVDNA 序列完全相同，提示这些肝癌细胞可能由一株祖代整合型肝细胞克隆性增生而来。黄曲霉毒素等致癌化学物质可能起协同作用。

(八) 诊断

1. 急性乙型肝炎

根据典型临床症状，参考流行病学资料，并排除其他疾病者，可诊断为急性乙型肝炎。血清胆红素在 17.1 μmol/L 以上者，可诊断为黄疸型。我国 HBV 感染者为数众多，临床乙型肝炎患者要确定其为急性或 AsC 急性活动需做全面分析。急性乙型肝炎无既往 HB-sAg 阳性病史，ALT 升高幅度常在 500 U/L 以上，肝组织学改变以小叶内炎症和肝细胞变性为主，均匀分布。慢性病例则以汇管区炎症和间质反应较明显，如有纤维增生、小叶结构改变可确定为慢性感染。急性乙肝绝大多数在 6 个月内恢复、HBsAg 转阴。急性乙肝时抗 -HBcIgM 常呈现高滴度水平，慢性则为低滴度阳性或阴性。正确判断乙肝的急性或慢性肝炎急性发作对于了解其预后、分析疗效具有重要意义。

2. 慢性乙型肝炎

既往有乙型肝炎或 HBV 携带史或急性肝炎病程超过 6 个月，而目前仍有肝炎症状体征及肝功异常者可诊断为慢性肝炎。对于发病日期不明者，需根据全面情况综合分析。根据病情的轻重程度可将慢性肝炎分为轻、中、重度。

(1) 轻度慢性乙型肝炎：症状轻微、病情稳定，多半在健康检查时发现 HBsAg(+)、ALT 升高。回顾有乏力症状，但大多数仍可完成日常工作，偶有上腹不适、消化不良，右上腹隐痛。一般无黄疸。肝组织轻微病变、慢性汇管区炎症，可有较轻的桥状坏死，可吸收修复，遗留纤维化 (见病理部分)。部分患者反复活动，不易恢复。

(2) 中度慢性乙型肝炎：症状轻明显，乏力、食欲缺乏、腹胀、便溏等；肝脾可增大。ALT 和 AST 反复或持续升高，ALT/AST 比率较急性肝炎低。可以无黄疸、黄疸或少数胆汁淤滞。组织学改变见病理部分。

(3) 重度慢性乙型肝炎：症状明显，乏力倦怠、食欲减退、腹胀，右上腹闷痛。可有黄疸、肝掌、蜘蛛痣，肝大、脾可扪及。血清 ALT、AST 持续升高、清蛋白轻度降低、球蛋白升高致 A/G 比值下降。组织学改变见病理部分。

部分患者出现肝外症状：如皮疹、肾小球肾炎、多浆膜炎、甲状腺炎、血管炎、肺炎、一种或几种血细胞减少。少数可有程度不等的自身免疫现象。

(九) 实验室检查

1. 血常规

白细胞总数正常或稍低，分类计数中性粒细胞可减少，淋巴细胞相对增多。

2. 尿

急性黄疸型肝炎患者在黄疸出现前尿胆红素及尿胆原即可阳性。

3. 血清生化学试验

(1) 血清胆红素：患者在黄疸期血清胆红素逐日升高，多在 1～2 周内达高峰。属肝细胞性黄疸。

(2) 血清酶测定

血清丙氨酸氨基转移酶 (ALT)：在黄疸出现之前就开始上升，在病极期达峰值，急性肝炎可有极高的酶活性，恢复期随血清胆红素缓慢下降。慢性肝炎时 ALT 可反复波动，肝衰竭患者在胆红素急剧上升时 ALT 反而下降，称为"酶疸分离"，这是病情重笃之征象。

门冬氨酸氨基转移酶 (AST)：AST 约 4/5 存在于细胞线粒体 (ASTm)、1/5 在细胞质 (ASTs) 中，线粒体损伤时，血清 AST 明显升高，反映肝细胞病变的严重性。

在病毒性肝炎时，ALT 值高于 AST 值，尤其在急性病例，AST 增高幅度不及 ALT。慢性病毒性肝炎病变持续活动时 ALT/AST 比例接近 1，肝硬化时 AST 增高常较 ALT 显著，AST/ALT 比率常 > 1.0。

ALT、AST 除在病毒性肝炎活动期可增高外，其他肝脏疾病 (如肝癌、毒物、药物或乙醇性肝损害等)、胆道疾病、胰腺炎、心肌病变、心力衰竭等多种疾病时亦可升高，应注意鉴别。

血清乳酸脱氢酶 (LDH)、胆碱酯酶 (ChE)、γ- 谷氨酰转肽酶 (γ-GT) 等在急慢性肝损害时都可有改变，但灵敏度及改变幅度均远不及转氨酶。

血清碱性磷酸酶 (ALP) 在肝内外胆管梗阻、肝占位性病变时可明显升高。γ-GT 在胆汁瘀积和肝细胞损害时可增高，可用其来鉴别 ALP 增高是否与肝胆疾病相关。酗酒也可引起 γ-GT 增高。慢性肝炎在排除胆道疾病后，γ-GT 增高表示病变仍活动，肝衰竭时肝细胞微粒体严重损坏，γ-GT 合成减少，血 γ-GT 也下降。

(3) 蛋白代谢功能试验

低清蛋白 (ALB) 血症：是肝脏疾病的一个重要指标，其降低程度取决于肝病的重度和病期。低 ALB 血症和高球蛋白血症是诊断肝硬化的特征性血清学指标。血清前 ALB 因其半衰期仅 1.9 d，故在肝实质损害时，变化更为敏感，下降幅度与肝细胞损害程度相一致，其变化机制与 ALB 相似。

甲胎蛋白 (aFP)：在急性病毒性肝炎、慢性肝炎和肝硬化 (活动性) 时可有短期低中度升高，aFP 的增高标志肝细胞的再生活跃，在坏死性炎症静息时，aFP 随 ALT 正常而逐步下降。患者出现极高的血清 αFP 水平，以肝细胞性肝癌可能性最大。

血浆氨基酸谱分析：对肝性脑病的诊断及预后有重要意义，肝衰竭和肝硬化患者的支链氨基酸接近正常或减少，芳香族氨基酸明显升高，致使支 / 芳比值下降 (正常 3.0～3.5)，肝性脑病时甚至可倒置。

(4) 凝血酶原时间 (prothrombin time，PT) 及活动度 (prothrombin activity，PTA)：肝病时相关凝血因子合成减少，可引起 PT 延长 (凝血因子 I、II、V、VII、X 的活性降低或存在抗凝物质)，PT 延长程度标志着肝细胞坏死和肝衰竭的程度，肝衰竭 PTA 多在 40% 以下，PTA 降至 20% 以下，常预示预后不良。PT 延长也可见于先天性凝血因子缺陷者，弥散性血管内凝血时及维生素 K 缺乏者等情况，应注意鉴别。

(5) 脂质代谢有关试验：血清总胆固醇 (TC) 在肝衰竭时明显降低，胆固醇酯的比率 (正常占 50%～70%) 也下降。在瘀胆型肝炎及肝外阻塞时 TC 可明显增高。血清甘油三酯 (TG) 在肝细胞损伤和肝内外阻塞性黄疸时可增高。血清胆碱酯酶 (ChE) 反映肝脏合成功能，持续低水平，提示肝病严重。

4. 肝纤维化的血清学诊断

慢性肝病时细胞外基质 (ECM) 的形成与基质的降解失衡，致 ECM 过度沉积而形成纤维化。检测血清中的基质成分、其降解产物和参与代谢的酶，可作为诊断肝纤维化的血清标志物。

5.HBV 病毒标志物的检测

HBV 抗原抗体系统的意义如下。

(1)HBsAg 与抗 HBs: HBsAg 阳性是 HBV 感染的标志，表示体内有 HBV 存在。成年人暴露于 HBV 后最早 1～2 周，最迟 11～12 周血清中出现 HBsAg。急性自限性 HBV 感染时，血 HBsAg 持续存在 1～6 周，最长可达 20 周。慢性 HBV 感染者则长期 HBsAg 阳性。如果体内已无完整的乙型肝炎病毒，而有 HBV DNA 片段整合到肝细胞 DNA 中，也可检测到血清 HBsAg(+)，这种患者无传染性。

抗 HBs 是中和抗体，反映机体对 HBV 感染具有保护性免疫力。出现于 HBV 感染恢复好转期或接种乙型肝炎疫苗后。个别慢性乙型肝炎患者可出现 HBsAg 与抗 HBs 共存同一体内；隐匿性乙型肝炎患者虽抗 HBs 阳性，但血清或肝组织低水平 HBV DNA 阳性。目前认为暴发性肝衰竭 (HBV 感染所致) 主要是由于机体变态反应所致，故可呈现抗 HBs 阳性。

前 S1、前 S2 抗原与 HBV 进入肝细胞有关，反应传染性的大小。急性感染时，前 S1 和前 S2 抗原紧接着 HBsAg 而出现在血液中。前 S1 和前 S2 抗体均为中和抗体，前 S1 抗体出现于潜伏期，随后前 S2 抗体在急性期出现。急性乙型肝炎时前 S 抗体阳性常表示 HBV 正在或已经被清除。慢性乙型肝炎时前 S 抗体阳性率低，在病情好转时，它们出现可能预示病毒将被清除；在病情恶化，特别是当血清 HBV DNA 滴度仍很高时，则应考虑是否有前 S 基因的变异。

(2)HBcAg 与抗 -HBc: HBcAg 阳性表示体内有 HBV 颗粒，处于复制状态，有较强的传染性。一般实验室不做检测，只有用去污剂开壳后，方可测得 HBcAg。

抗 -HBc 不是中和抗体。感染 HBV 后最早出现的抗体是抗 -HBcIgM(在 HBsAg 出现后 3～5 周时阳性) 及抗 -HBc。抗 -HBcIgM 急性感染期滴度很高，慢性期则低，慢性肝炎急性发作时滴度随时可升高，但不及急性期水平。急性 HBV 感染者当抗原已转阴，抗 -HBe 及抗 -HBs 尚未出现时，单独抗 -HBc 阳性。抗 -HBc 一旦阳性可在体内长期存在，其本身不能区别是现症感染或既往感染。对于单独抗 -HBc 阳性者可以检测 HB-VDNA，后者阳性表明 HBV 仍在复制。抗 -HBc(+) 肝移植供体给非 HBV 感染终末期肝病患者时，这种供体传播 HBV 的危险性为 34%～86%。一旦感染，需终身抗病毒治疗。

(3)HBeAg 与抗 HBe:HBeAg 阳性表示体内有 HBV 复制；有传染性。急性感染时在潜伏末期即可阳性，至恢复期消失，若持续阳性提示向慢性发展。慢性肝炎及 HBV 携带者可长期阳性。HBV 前 C 区基因突变时，可发生 HBeAg 阴性的慢性乙型肝炎，病情更重些。单独 HBeAg 阳性时必须除外类风湿因子所致的假阳性。抗 -HBe 出现于 HBeAg 消失后，抗 -HBe 阳性可能是

HBV 复制减少或停止，随之病情好转。

也可能是前 C 区变异，此时血 HBV DNA 仍为阳性，肝组织病变继续发展。因此需结合患者全面情况进行判断。

(4)HBV DNA 和 DNA 聚合酶：HBV DNA 阳性表示 HBV 的复制，传染性强。是 HBV 感染最直接、特异且灵敏的指标。急性 HBV 感染时，潜伏期即可阳性，于感染后第 8 周达高峰，至血清转氨酶升高时，90% 以上已被清除。慢性 HBV 感染者，HBV DNA 可长期阳性。HBV DNA 也可整合到肝细胞基因组中。斑点杂交法检测 HBV DNA 特异性高，但灵敏度较低，PCR 法灵敏度高，但可出现假阳性。

DNA 聚合酶在 HBV 复制过程中起反转录酶的作用，由前基因组反转录成长链 HBV DNA；也在长链 HBV DNA 复制短链 HBV DNA 过程中起聚合酶的作用，它的活性高低直接反映 HBVDNA 复制水平的高低。但由于检测方法复杂，结果波动性很大，一般不做临床常规检测。

(十) 鉴别诊断

1. 药物性肝炎

特点为：

(1) 既往有用药史，已知有多种药物可引起不同程度肝损害，如异烟肼、利福平可致与病毒性肝炎相似的临床表现；长期服用双醋酚丁、甲基多巴等可致慢活肝；氯丙嗪、甲睾酮、砷、锑剂、酮康唑等可致瘀胆型肝炎。

(2) 临床症状轻，单项 ALT 升高，嗜酸性粒细胞增高。

(3) 停药后症状逐渐好，ALT 恢复正常。

2. 胆石症

既往有胆绞痛史，高热寒战，右上腹痛，墨菲征 (Murphy 征) 阳性，白细胞增高，中性粒细胞增高。

3. 原发性单发性肝硬化特点

(1) 中年女性多见。

(2) 黄疸持续显著，皮肤瘙痒，常有黄色瘤，肝脾大明显，ALP 显著升高，大多数抗线粒体抗体阳性。

(3) 肝功能损害较轻。

(4) 乙肝标志物阴性。

4. 肝豆状核变性 (Wilson 病)

常有家族史，多表现有肢体粗大、震颤，肌张力增高，眼角膜边缘有棕绿色色素环(K-F 环)，血铜和血浆铜蓝蛋白降低，尿铜增高，而慢活肝血铜和铜蓝蛋白明显升高。

5. 肝外梗阻性黄疸

如胰腺癌、胆总管癌、慢性胰腺炎等需鉴别。

(十一) 治疗

应根据临床类型、病原学的不同型别采取不同的治疗措施。总的原则是：以适当休息、合理营养为主，选择性使用药物为辅。应忌酒、防止过劳及避免应用损肝药物。用药要掌握宜简不宜繁。

1. 急性肝炎的治疗

(1) 早期严格卧床休息最为重要：症状明显好转可逐渐增加活动量，以不感到疲劳为原则，治疗至症状消失、隔离期满、肝功能正常可出院。经 1～3 个月休息，逐步恢复工作。

(2) 饮食以合乎患者口味，易消化的清淡食物为宜：应含多种维生素，有足够的热量及适量的蛋白质，脂肪不宜限制过严。

(3) 急性乙肝最有效的治疗就是抗病毒治疗：另外就是以适当休息和合理营养为主，根据不同病情给予适当的药物辅助治疗，同时避免饮酒、使用肝毒性药物及其他对肝脏不利的因素

(4) 中药治疗：可因地制宜，采用中草药治疗或中药方剂辨证治疗。急性肝炎的治疗应清热利湿、芳香化浊、调气活血。热偏重者可用茵陈蒿汤、栀子柏皮汤加减，或龙胆草、板蓝根、金钱草、金银花等煎服；湿偏重者可用茵陈四苓散、三仁汤加减。

(5) 营养应高蛋白饮食　热量摄入不宜过高，以防发生脂肪肝，也不宜食过量的糖，以免导致糖尿病。

(6) 抗病毒药物治疗

① α- 干扰素 (Interferon，IFNα)：能阻止病毒在宿主肝细胞内复制，且具有免疫调节作用。但停药后部分病例的血清指标又逆转。早期、大剂量、长疗程干扰素治疗可提高疗效。副作用有发热、低血压、恶心、腹泻、肌痛乏力等，可在治疗初期出现，亦可发生暂时性脱发、粒细胞减少、血小板减少、贫血等，但停药后可迅速恢复。② 干扰素诱导剂：聚肌苷酸 (聚肌胞，Peoly I:C) 在体内可通过诱生干扰素而阻断病毒复制，但诱生干扰素的能力较低。近又合成新药 Amplige(Poly I：C·12 U)，是一种作用较聚肌胞强大的干扰素诱生剂。

2. 慢性肝炎的治疗

提高生活品质是乙肝治疗的终极目标。众所周知，乙肝病毒很难被彻底消灭。无论是干扰素还是核苷酸类似物都只能抑制乙肝病毒的复制，短期治疗 (≤1 年) 停药后，患者的 HBV-DNA 水平可能会出现大幅度反弹，导致乙肝复发。乙肝抗病毒最忌讳早停药，擅自停药或换药很可能会造成病情恶化，最终造成疗效不佳，加重疾病进展。因此，大家在治疗期间一定要做到长期用药、规范用药。

3. 重型肝炎的治疗

及早发现、及早治疗具有再恢复的可能，但相当数量的患者预后不良。患者应绝对卧床，避免并去除诱发肝昏迷的诱因，预防和控制感染，及时救治出血，加强对症支持疗法。有条件者应考虑肝脏移植手术。

4. 无症状 HBsAg 携带者的治疗

凡有 HBV 复制指标阳性者，适用抗病毒药物治疗，首选 α-IFN。

(十二) 预后

HBV 感染持续 6 个月以上即为慢性 HBV 感染。围生 (产) 期感染 HBV 约 90% 以上将发展成慢性感染者，1～5 岁感染者，慢性化率约为 30%，成年期感染 HBV 慢性化率不到 5%。围生 (产) 期感染 HBV 后一般会经历免疫耐受期、免疫清除期 (慢性乙型肝炎期)、非活动性携带期。免疫耐受期的特点是 HBeAg 阳性、血清高载量 HBV DNA($> 10^5$ 或 $10^{8～11}$ CP/ml，

相当于＞ 20 000 U/ml），ALT 正常 (或轻度升高)，肝组织学轻度或无炎症。免疫清除期患者血清高载量病毒，ALT 持续升高或有波动，肝组织学显示炎症和不同程度的肝纤维化，HBeAg 阳性或抗 -H Be 阳性。非活动携带期表现为血清 HBV NA 低水平或检测不到，ALT 正常，抗 HBe 阳性，肝细胞无炎症，可能有轻度肝纤维化。

在青少年和成人期感染 HBV 者一般无免疫耐受期，临床表现为活动性慢性乙型肝炎，进而疾病缓解，进入非活动携带状态。无论是围生 (产) 期和婴幼儿期，或是青少年和成人期感染 HBV 者，在非活动携带个例中，约有 20% 以后可能病毒再现，病变再活动，出现 HBeAg 阳转；或发生前 C 或 C 区启动子变异，HBV 活跃复制，出现 HBeAg(-) 病毒血症，两者均表现为活动性慢性乙型肝炎。可多次病变活动，在感染持续中病变累积加重。

对一项 684 例慢性乙型肝炎的前瞻性研究表明，慢性乙型肝炎患者发展为肝硬化的估计年发生率为 2.1%。另一项对 HBeAg 阴性慢性乙型肝炎进行平均 9 年 (1 ~ 18.4 年) 随访，进展为肝硬化和 HCC 的发生率分别为 2.3% 和 4.4%。

对 3 653 例 HBV 感染者 11.4 年的前瞻性队列研究显示，HBV DNA 载量＞ 10^5 CP/ml 是发生 HCC 的强独立危险因素。免疫耐受期虽有高 HBV DNA 载量，但 HCC 的发生率并不高，这是因为高 HBV DNA 载量者还需加强年龄、ALT 反复波动等因素，HCC 发生率才升高。尽管肝硬化是 HCC 的强危险因素，30% ~ 50% 的 HBV 相关 HCC 缺乏肝硬化的证据。

即使发生了 HBsAg 清除，特别是 HBsAg 清除前已经进展到肝硬化或年龄较高者，在 HBsAg 清除后数年仍可发生 HCC。

(十三) 预防

1. 管理传染原

由于 HBV 携带者广泛存在，传染原管理非常困难。血清 HBV 感染标志阳性者不能献血，避免从事饮食行业及托幼工作。

2. 切断传播途径

重点在于防止通过血液和体液传播。具体措施包括：①注射器、针头、针灸针、采血针等应高压蒸汽消毒或煮沸 20 分钟；②预防接种或注射药物时，注射器和针头须每人单用；③非必要时不输血和血制品；④食具、洗漱刮面用具专用；⑤接触患者后用肥皂和流水洗手。

3. 保护易感人群

(1) 乙型肝炎疫苗血源 HBsAg 灭活疫苗产量有限，成本昂贵。易感儿童每次 15 ~ 20 μg，成人 20 ~ 40 μg，按 0、1、6 月接种 3 次，所产生的抗 -HBs 可持续 3 年以上，以后每 5 年加强 1 次为妥。慢性 HBsAg 携带者接种疫苗无效。基因工程疫苗能大量提高疫苗产量和质量，降低成本，目前已广泛应用基因工程疫苗。每次 5 ~ 10 μg，仍按 0、1、6 月方案接种 3 次，免疫效果明显提高。

(2) 乙型肝炎免疫球蛋白 (HBIg)：疫苗接种属自动免疫，诱导抗 -HBs 产生需一段时间。而 HBIg 注射属被动免疫，系直接注入抗 -HBs，保护作用迅速，更适用于即将暴露者或意外暴露的高危人群。意外暴露者应在 7 日内肌内注射 0.05 ~ 0.07 mL/kg，1 个月后追加 1 次。HBIg 对疫苗效果并无明显干扰。HBeAg/HBsAg 阳性母亲的新生儿，生后应立即 (不迟于 24 小时) 肌内注射 HBIg 1 mL，于 1、2、3 月共接种乙型肝炎疫苗 3 次。

三、丙型病毒性肝炎

丙型肝炎是由丙型肝炎病毒感染所引起的以进展性的肝脏炎症为主的病毒性肝脏疾病，是欧美国家主要的终末期肝病。主要通过血液途径传播，目前还缺乏有效的预防性疫苗。成年感染后，60%～80%将发展为慢性感染。临床表现隐匿，以乏力为主要表现，并可伴有肝外表现，部分患者可出现食欲减退、黄疸、肝大、关节痛等。诊断主要依靠外周血检测到 HCV RNA。α 干扰素联合利巴韦林是目前唯一有效的治疗方法。

（一）病原学

丙型肝炎病毒 (HCV) 属黄病毒科，与 GBV 最为接近。在受感染者血清及肝组织内数量少，用电镜不易看到。系通过微滤技术判断其大小，直径 30～60 nm，沉淀系数 140 S，浮密度 1.1 g/cm^3。经 HCVcDNA 分析，HCV 基因组为一线状单股正链 RNA，全长 9.4～9.6 kb，其长度差异主要因多聚腺苷 (polyA) 尾的长短不一。由编码区、5'非编码区和 3'非编码区组成。编码区包括结构基因和非结构 (NS) 基因。结构基因分 C 区和 E 区，相应的编码产物分别是核心蛋白 (coreprotein) 和包膜蛋白，由它们组装病毒颗粒。非结构基因分别为 NS1、NS2、NS3、NS4 a、NS4 b、NS5 a 和 NS5 b 基因，相应的编码产物依次是 NS1、NS2、NS3、NS4 a、NS4 b、NS5 a 和 NS5 b 蛋白。E 区又分成 El 区和 E2 区，后来认为 NS1 基因实际就是 E2 区，故用 E2/NS1 表示，属包膜结构基因而不属于非结构基因。C 区和 E1 区、E2/NS1 区表达产物（核心抗原和包膜蛋白）均含重要的抗原表位（核心抗原和包膜抗原）。NS3 蛋白为病毒蛋白酶和 HCVRNA 的螺旋酶 (helicase)，NS5 蛋白为 HCVRNA 指导的 RNA 多聚酶。故非结构蛋白主要是参与 HCV 复制的功能酶。目前世界各地分离的 HCVRNA，以 C 和 NS3～5 区最保守，E 基因核苷酸同源性较低，特别是 E2/NS1 区变异性最大（高度可变区）。HCVRNA 在复制过程中，有很高的变异率，以形成相互关联而各不相同的准种为主，准种可以使病毒逃避宿主的免疫监视，引起感染持续化。在对一个准种的反应中产生的抗体对另一准种不能提供有效的保护，日积月累的变异又可使病毒基因序列发生明显的差别而形成不同的基因型和亚型，这就是 HCV 疫苗研制无突破性进展的主要原因。我国 HCV 株与美国 HCV 原型株相差较远，在高度可变区，两者核苷酸同源性仅 70%；与日本 HCV 株有较近的亲缘性，在高度可变区，两者核苷酸同源性高达 80%～90%。尽管 HCVRNA 核苷酸序列变异大为其特点，但由于一部分核苷酸变异属于"静止突变"，即不改变其编码的氨基酸种类，所以不同株 HCVRNA 编码的多肽产物（抗原）氨基酸同源性仍较高，对进口试剂的敏感性影响不大。美国 Chiron 公司的 5-1-1 多肽和 C100 多肽，基因位于 NS4 区中，其克隆成功对发展 HCV 感染特异性诊断有重要贡献。经基因组比较分析，认为 HCV 可能是黄病毒科的一个远亲。

根据 HCVRNA 核苷酸序列分析，按 Simmouds 分型，可将 HCV 分为 6 型，50 多个亚型，在我国存在多种 HCV 血清型，包括 1 a、1 b、2 a、2 b 及 3 a 等，其中以 1 b 和 2 a 为主，占 70%～80%。HCV 不同毒株的感染有一定的地域和人群分布，有些 HCV 感染者可以存在 2 种或 1 种以上基因型或亚型感染，这种情况多见于反复血液透析或多次接受血液制品的患者。HCV 基因分型对追踪传染原、研究感染慢性化机制、评价抗病毒药物疗效及研制疫苗均有重要意义。

HCV 与 HBV 相比，许多生物特性存在差别：①RNA 病毒 HCV 不如 DNA 病毒 HBV 稳定，更易变异，因而更易慢性化；② HCV 复制过程无反转录环节，不像 HBVDNA 那样可整合人肝细胞基因组；③ HCV 感染者的病毒血症水平比 HBV 感染者低得多，因而感染力也弱得多；④ HCV 感染者抗体水平很低，故自行康复的患者再次暴露 HCV 后有可能再次受感染。

HCV 对有机溶剂敏感，终浓度为 10% 的氯仿可杀灭 10 倍黑猩猩感染剂量 (CID/ml) 病毒。加热 60℃ 10 小时或用 1 ： 1000 甲醛在 37℃ 下处理 6 小时也可使血清传染性丧失。血制品中的 HCV 可用干热 80℃ 72 小时或加变性剂使之灭活。

(二) 流行病学

1. 一般流行情况

全世界约有 1.5 亿 HCV 感染者，约占全世界总人口的 3%。各地所报道的感染率有所不同，可能与所用方法的特异性和灵敏性差异有关，也与研究地域和研究人群的特征不同有关。大多数流行病学研究是在献血者中进行的，只有少数的大型调查来自于整体人群。在一般人群中，北美和西欧的感染率低，日本的感染率居中，东欧、中东和南美的一些地区感染率高。埃及的 HCV 感染率非常高。在很多报道中，男性的 HCV 感染高于女性。儿童的感染率较低，随着年龄增长，感染率增加。

1992—1995 年全国病毒性肝炎流行病学调查显示，我国一般人群的抗 -HCV 流行率为 3.2%，各地区间抗 -HCV 阳性率有一定差异，以长江为界，北方 (3.6%) 高于南方 (2.9%)，西南、华东、华北、西北、中南和东北分别为 2.5%、2.7%、3.2%、3.3%、3.8% 和 4.6%。抗 -HCV 阳性率随年龄增长而逐渐上升，由 1 岁组的 2.0% 至 50～59 岁组的 3.9%。男女间无明显差异。有受血史、献血史者，夫妻间和乙型肝炎病毒感染指征阳性者抗 -HCV 流行率显著增高。

慢性肝炎、肝硬化和肝癌患者中慢性 FICV 感染率在欧洲和日本都非常高 (60%～90%)，在美国、澳大利亚和非洲为中等程度流行 (30%～60%)，而在我国和其他的远东国家流行率较低 (10%～30%)，有明确输血后肝炎的人群中，抗 HCV 的阳性率最高。慢性肝炎、肝硬化和肝癌患者中 HCV 感染率的状况还与该地区的 HBV 流行情况有关。在 HBV 感染高流行区，HCV 的流行相对较低，在这些地区，还可见到 HBV 与 HCV 的混合感染，两个病毒的混合感染增加了肝脏疾病恶化和发展的可能。在 HBV 感染中等或低发地区，丙型肝炎的比例显著上升。我国及一些东南亚国家肝脏疾病的主要病因还是 HBV。

2.HCV 感染的传播途径

由于对血液安全的重视和医疗技术的发展，HCV 传播途径已经发生了显著的变化。1992 年以前接受输血和血制品的流行病学资料仍然是诊断的重要参考依据，但在有些研究中，只有 5%～30% 的丙肝患者有输血史，在献血者中进行抗 -HCV 筛查之后，因输血或血制品所导致的 HCV 传播显著下降。静脉药瘾成为主要的传播方式。血液透析，医护人员的注射针刺，文身等传播的流行率一般不超过 5%。虽然部分感染者没有明确的非肠道危险因素暴露史，但仔细评估可发现过去有传播 HCV 的危险行为。

(1)输血途径传播：经输血传播 HCV 曾经是导致输血后肝炎的主要原因，占输血后非甲非乙制肝炎的 85%。20 世纪 80 年代，在抗 -HCV 检测尚未问世前，发达国家取消有偿献血，同时增加 ALT 等检测，在一定程度上降低了包括丙型肝炎在内的输血传播疾病。第一代酶免抗 -HCV 检测方法的应用使输血传播 HCV 的危险性降低了 80%，但检测的"窗口期"较长，急性感染尚未出现症状且抗 -HCV 尚未转阳者仍可能成为传染原。使用第二代酶免抗 -HCV 筛查献血员，窗口期漏检的比例已大幅度下降，约为 0.0 004%。血制品的用量和 HCV 感染的危险性直接相关。

（2）非输血的经皮传播：主要是经破损的皮肤和黏膜暴露，是目前最主要的传播方式。在欧洲，因静脉药瘾导致的 HCV 传播占 60% ～ 90%。这部分感染者中，HCV 传播的主要途径是共用污染针头。鼻可卡因使用者中共用吸管也是经黏膜传播的潜在途径。静脉药瘾者 HCV 感染的危险性随年龄、静脉药瘾的时间和频率，共用注射器的次数、共用注射器人群中 HCV 感染率增加而增加。HCV 是肾透析患者中急性肝炎的主要原因，在血透析患者中抗 -HCV 阳性率平均为 10% ～ 20%，这些患者感染 HCV 的途径除了输血，还有可能与透析过程中的措施有关。但也有研究并未发现血透设施相关的传播证据。采用一次性透析用品和其他普遍的预防措施、消毒技术可明显减少透析人群中 HCV 的传播。

对器官移植供者进行抗 -HCV 筛查前，接受器官移植的患者也有感染 HCV 的危险。接受抗 -HCV 阳性供者器官移植的患者约有 50% 在移植后发展成肝炎。

接触血液和血制品的医务人员可能通过污染的注射针头或黏膜接触而暴露于 HCV。西方医务人员抗 -HCV 阳性率平均为 1%。通过针刺意外暴露导致 HCV 传播的病例为 0.7% ～ 10%，平均 3%。某些特定的工作群体，如外科医生、牙医等意外暴露而感染的危险性更高。感染的医护人员也可能将 HCV 传染给患者。

不安全注射也是 HCV 传播的重要途径。1996 年，我国对云南等 10 个省的平均安全注射率调查表明，仅为 18%，通过 3 年世界银行安全注射项目的实施，1999 年该 10 个省的平均安全注射率增至 63%，但仍有 37% 为不安全注射。未经严格消毒的牙科器械、内镜、侵袭性操作、针刺等也是经皮和黏膜暴露的重要途径。一些可能导致皮肤破损和血液暴露的传统医疗方法也可能与 HCV 传播有关；共用剃须刀、牙刷、文身和穿耳环孔等也是 HCV 潜在的经血传播方式。意大利于 2001 年进行的一项研究显示，侵袭性操作是急性丙型肝炎和抗 -HCV 阳转的主要相关因素。12 个医学中心连续记录的 214 例急性丙型肝炎患者中，32% 有侵袭性操作历史。

（3）隐蔽的非经皮传播：很大一部分急性或慢性丙型肝炎患者没有明确的非肠道接触史，推测可能与家庭生活中密切接触、性传播或母婴传播有关。无防护措施的性交，特别是与 HCV 感染患者性交以及有多个性伴侣者感染的危险性增高。西方国家感染者的异性性伴侣中抗 -HCV 阳性率约为 5%，日本丙型肝炎患者配偶的 HCV RNA 阳性率则高达 18%。若配偶共同感染了 HIV，HCV 的性传播可能性将进一步增加，可能与 HIV 相关的免疫缺陷造成 HCV 病毒滴度较高有关。HCV 感染率在男性同性恋中比在普通人群中高，在有静脉药瘾的男性同性恋者中感染率增高至 4% ～ 8%，妓女、嫖客和性病患者中的 HCV 感染率也较高。性行为是否会增加 HCV 的传播还不清楚。

在一些研究中，与 HCV 感染者进行家庭生活接触而非性接触的人群中，HCV 感染率高于普通人群和接触 HCV 阴性患者的家庭成员，但感染率通常不超过 10%。也有研究认为，家庭生活而非性接触并不增加 HCV 传播的危险性。父母双方都感染 HCV 的儿童感染危险性增加。HCV 在这部分人群中的具体传播途径还不清楚。

围生期 HCV 传播是母婴传播的主要途径，母婴传播的平均传播率为 2%。影响母婴传播的因素包括母亲 HCV RNA 的滴度和母亲合并感染 HIV。对抗 -HCV 阳性的母亲进行 HCV RNA 滴度检测发现，若母亲在分娩时 HCV RNA 阳性，则传播的危险性高至 4%～7%，只有 HCVRNA 滴度高于 10^4 CP/ml 才能将 HCV 传播给新生儿，高病毒负荷的母亲将 HCV 传播给新生儿的比例为 36%。HCV 和 HIV 混合感染的母亲发生 HCV 母婴传播率高达 36%～44%。目前的所有观察还不能区分宫内传播，围生期传播或其他的途径传播。

一般认为，母乳喂养并不增加丙型肝炎母亲的母婴传播率。

部分 HCV 感染者的传播途径不明。接吻、拥抱、喷嚏、咳嗽、食物、饮水、共用餐具和水杯、无皮肤破损及其他无血液暴露的接触一般不传播 HCV。

(三) 发病机制和病理

近年来，由于 HCV 生物学的了解，包括分子结构，HCV 在感染细胞中的表达，以及对宿主免疫反应的类型和方式的认识都有很大的发展。但是，关于丙型肝炎的发病机制仍不是很清楚，包括病毒持续感染的决定因素、肝细胞损害和肝外表现的机制。

1.HCV 感染慢性化的机制

有证据表明，HCV 感染后的慢性化依赖于病毒变异逃避宿主的免疫反应。HCV 的清除依赖机体产生中和抗体，或依赖细胞毒性 T 细胞杀伤感染细胞或通过释放调节性细胞因子抑制细胞内病毒。但 HCV 可以通过包膜蛋白的快速突变逃避中和抗体的作用，由于 HCV 复制中 RNA 依赖的 RNA 聚合酶校对活性差，血循环中的 HCV 的表现为准种的特性，任何一个准种都可能发展成为优势株，导致中和抗体不能有效发挥作用。中和抗体在 HCV 准种中的特异性范围很窄，成为研发有效 HCV 疫苗的主要问题。

HCV 也可以直接感染淋巴细胞而减弱抗病毒免疫应答。迄今为止，不仅在 CD8+ 和 CD4+T 细胞中，且在 B 细胞和单核细胞中都发现了 HCV 基因序列。但还不能就此认为 HCV 可以像其他黄病毒在内的很多黄病毒性疾病一样，通过淋巴细胞非细胞病变性感染使病毒持续存在。干扰素生成缺乏可能也是感染慢性化的相关因素。

2.HCV 感染的致病机制

很多黄病毒家族的成员都可通过直接细胞病变作用造成细胞的损害，对有炎症浸润和变性的丙型肝炎患者组织学结构观察提示，HCV 可能具有直接的细胞病变作用。

炎症活跃的 HCV 慢性感染者血清和肝脏的对比研究已证实，细胞毒作用对丙型肝炎的肝细胞损害有影响。主要是细胞毒性 T 细胞 (CD8+) 通过 HLA-I 限制性方式与 HCV 核心和包膜抗原相互作用，导致肝细胞的凋亡。细胞毒性 T 细胞的数量与 ALT 水平有关。CD4+ 淋巴细胞也参与了发病，在慢性 HCV 感染者外周血和肝脏中可以检测到识别 HCV 非结构蛋白 (NS4 和 NS5) 与结构蛋白 (核心蛋白) 表位的 CD4+T 细胞。

3.HCV 感染与自身免疫

HCV 感染与很多免疫性疾病有关，如冷球蛋白血症、脉管炎、肾小球性肾炎、关节炎、甲状腺炎，还可产生大量的自身抗体，最典型的是出现 2 型自身免疫性肝炎的特征性抗体，抗肝肾微粒体抗体 (抗 -LKM)，小到 10% 的丙型肝炎患者中可检测到抗 -LKM。

抗 -LKM 抗体的靶抗原是细胞色素 P45 011 D6 的空间构象或线性的自身表位以及其他的微粒体蛋白，HCV 抗原和自身抗原的抗原相似性可能是产生该抗体的原因。HCV 相关的冷球蛋白血症和其他类型的血管炎的发病机制可能是病毒长期刺激免疫系统，产生了单克隆和寡克隆抗体反应以及形成 IgG/IgM 免疫复合物，或者 HCV 可能直接感染淋巴组织。免疫系统的慢性刺激或感染还可能最终导致低恶性度的 B 细胞淋巴瘤。

4. 病理变化

急性丙型肝炎的组织学特征除了包括其他病毒性肝炎的常见典型表现外，还可见到几种特殊的形态学变化，如胞质嗜伊红染色增强，大泡性脂肪变性，窦状小管细胞活化，胆管细胞在窦内瘀积，以及形成大量的嗜酸小体。

这些变化与淋巴细胞浸润共存，但淋巴细胞浸润没有甲肝和乙肝明显。慢性丙型肝炎的组织学特征变化程度较大，没有特异性的变化或仅有轻度变化，包括小叶的慢性活动性炎症，伴有或不伴肝硬化。与乙型肝炎和自身免疫性肝炎相比，慢性丙型肝炎患者肝组织中汇管和汇管周围的炎症活动较少，变性和小叶损伤较常见，桥状坏死少见，30% ～ 70% 的患者可见巨泡样脂肪变性，窦周炎性细胞的活化，常见嗜伊红染色颗粒。25% 的患者出现胆管损伤。

（四）临床表现

1. 急性丙型肝炎

急性丙肝的平均潜伏期为 7 ～ 8 周，但波动范围较广，为 2 ～ 26 周。急性期往往症状轻微或不明显，临床症状和其他病毒性肝炎症状相同，包括不适、尿黄、恶心，部分患者可伴有呕吐、腹部不适和（或）黄疸。2/3 以上的病例可无症状。只有 25% 输血相关的丙型肝炎患者在前瞻性研究中出现黄疸，不到 10% 的患者病情稍重。除非患者有免疫缺陷、基础肝脏疾病、甲肝、乙肝、药物损伤等其他因袭，急性丙型肝炎中的重症或暴发型很少见。HCV 导致暴发性肝衰竭的作用有明显的地理上的差异，西方国家的急性重型肝炎很少检测到 HCV RNA，而在日本却较常见。

2. 慢性丙型肝炎

慢性丙型肝炎的临床表现取决于肝脏疾病所处的阶段。在没有肝硬化的慢性肝炎患者中，约 1/3 有临床症状，症状与其他慢性肝病相同，主要表现为乏力、食欲减退、腹部不适。乏力是慢性丙型肝炎最常见的临床表现，根据疾病的阶段不同，50% ～ 100% 的患者有乏力。其他表现在疾病初期都比较少见，随着疾病的进展而明显。还可有肌肉疼痛、关节疼痛和瘙痒。30% ～ 70% 的患者有轻度到中度肝大，部分患者有脾大。除了失代偿的终末期患者，慢性丙型肝炎中出现黄疸的患者不超过 1%。

3. 肝外表现

既往认为，慢性丙型肝炎的肝外表现涉及皮肤（迟发性皮肤卟啉病、白癜风、扁平苔藓）、肾脏（膜性肾病、膜增生性肾小球肾炎）、血液系统（冷球蛋白血症、霍奇金病、非霍奇金淋巴瘤）、内分泌（糖尿病、甲状腺炎）和风湿（干燥综合征）。近来的大样本，基于住院和门诊的病例对照研究显示，HCV 感染与迟发性皮肤卟啉病、扁平苔藓、白癜风、特发性混合性冷球蛋白血症、膜增生性肾小球肾炎、非霍奇金淋巴瘤密切相关。

与糖尿病、低度恶性的 B 细胞淋巴瘤、Mooren 角膜溃疡、自身免疫性甲状腺炎、干燥综合征、特发性肺纤维化、关节痛、肌痛可能有关。而在发生肝外表现的患者中，年龄、女性和肝脏纤维化是重要的相关因素。明确慢性丙型肝炎病毒（HCV）感染的肝外表现和与 HCV 感染的相关性具有重要的意义。

①由于慢性丙型肝炎的发展隐匿，临床表现不典型，最主要的临床表现是乏力，因此，对于 HCV 感染肝外表现的认识可以促进对于慢性丙型肝炎的早期诊断和及时治疗；②有些疾病对慢性丙型肝炎的治疗有效，比如慢性丙型肝炎患者的膜增生性肾小球肾炎在抗病毒治疗后缓解，因此，对该类患者应当立即予以治疗；③具有这些表现的患者在临床上应该检测 HCV 的感染标志。

(1) 迟发性皮肤卟啉病：迟发性皮肤卟啉病是卟啉症最常见的表现形式，以皮肤过敏增加、皮肤易损伤出血为特征，慢性的患者可以表现为色素沉着、脱发、多毛和皮肤增厚。根据不同来源的报道，迟发性皮肤卟啉病患者中丙型肝炎抗体 (抗 -HCV) 的阳性率达 10% ～ 80%，欧洲的一些报道更高达 62% ～ 95%。因此，认为 HCV 感染和迟发性皮肤卟啉病密切相关。同时，有一些病例对照研究显示，迟发性皮肤卟啉病患者具有比对照组更高的丙型肝炎流行率。还有研究显示，慢性丙型肝炎患者中迟发性皮肤卟啉病的发生率为 0.77% ～ 1%，是对照组的 12 倍。推测 HCV 感染改变了卟啉的代谢，也可能是由于 HCV 诱导肝脏铁负荷的增加而发生迟发性皮肤卟啉病。因此，临床上应对所有迟发性皮肤卟啉病患者检测 HCV 标志。抗 HCV 治疗似乎可以改善皮肤损害，但都来自一些病例报道，而且不同的报道对干扰素为基础的抗病毒治疗评价也不一样，但由于担心发生不良事件以及毒性作用，还缺少随机对照研究。

(2) 扁平苔藓：皮肤扁平苔藓损害以皮肤扁平、紫罗兰色有光泽的多角形丘疹为特点，患者感觉瘙痒，融合后则如苔藓样，可以出现于身体的任何部位，如手臂、躯干、生殖器、指甲和头皮等。往往呈良性经过。口腔扁平苔藓则以交织成网状、树枝状、环状等不同形态的条纹为特点，有时可出现丘疹、水泡、糜烂等多种病损。口腔扁平苔藓因病理变化、临床表现、转归预后等与皮肤扁平苔藓有较大的差异，被认为是一种独立的疾病，有认为是癌前病变。

一般人群中皮肤扁平苔藓的流行率为 0.5% ～ 2%，一些小样本研究显示，HCV 感染者中扁平苔藓的流行率为 1% ～ 4%，高于非 HCV 感染对照人群的 2 倍，甚至有报道高达 13.5%。一项含有 263 例患者的病例对照研究显示，口腔扁平苔藓患者中 HCV 感染的流行率约为 28.8%，显著高于 3% 的对照组流行率。HCV 感染者出现扁平苔藓对抗病毒治疗应答的情况不一致，均来自于小样本或者病例报道。

(3) 特发性混合性冷球蛋白血症：大多数冷球蛋白血症患者无症状，较多见是高黏滞综合征的症状如疲劳、虚弱、皮肤和黏膜出血、视力障碍、头痛以及各种各样的其他的神经症状，10% ～ 25% 的患者表现为特发性混合性冷球蛋白血症临床综合征，即以关节痛、雷诺病、紫癜和虚弱为特点的系统性血管炎，并可能出现外周神经炎和膜性肾小球肾炎。有些患者主要的表现是反复发生的细菌感染。体格检查可发现全身淋巴结肿大、紫癜、肝脾大、视网膜静脉明显充血和局限性狭窄。实验室检查可发现贫血，血清蛋白电泳出现典型的 M 峰，经免疫电泳或免疫固定法证明为 IgM。

据此可确诊。骨 X 线检查可显示骨质疏松，但溶骨损害少见。骨髓检查可见浆细胞、淋巴细胞及浆细胞样淋巴细胞有程度不等的增加。

混合性冷球蛋白血症的发生与感染的 HCV 基因型无明显关系，但与感染持续时间和肝脏疾病的进展阶段有明显关系。

约 50% 的慢性丙型肝炎患者血清中有不同浓度的冷球蛋白，10% ～ 15% 有明显的冷沉淀。冷球蛋白血症可以表现为 Ⅱ 型 (单克隆和多克隆混合型) 或 Ⅲ 型 (多克隆型)。同时，在大多数特发性混合性冷球蛋白血症的患者中有肝脏疾病的证据，特别是 HCV 感染的证据。还可在冷凝蛋白免疫复合体和血管损伤处检测到 HCV RNA。即使在抗 -HCV 阴性的 Ⅱ 型特发性混合性冷球蛋白血症患者血清和冷凝蛋白中也可检测到 HCV RNA，40% 的特发性混合性冷球蛋白血症的患者皮肤中可以检测到 HCV 抗原，35% ～ 60% 的患者中肾脏损害与特发性混合性冷球蛋白血症有关，81% 的伴有膜增生性肾小球肾炎的特发性混合性冷球蛋白血症外周血可以检测到 HCV RNA。7% ～ 90% 的特发性混合性冷球蛋白血症患者出现外周神经病变，常出现于手足，但也出现于躯体。对包含 2 323 例慢性丙型肝炎患者的 19 个研究进行荟萃分析，特发性混合性冷球蛋白血症和肝硬化的发生显著相关。

(4) 膜增生性肾小球肾炎：HCV 感染和肾小球疾病相关性的临床证据越来越多，伴有 Ⅱ 型冷球蛋白血症的膜增生性肾小球肾炎是 HCV 感染肾脏损害的最主要表现形式。不伴有冷球蛋白血症的肾小球肾炎和膜性肾病很少与 HCV 感染有关。该类患者在接受适当的干扰素抗病毒治疗后可以获得良好的持续病毒学应答，因此，在治疗前应该获得明确的组织学诊断从而明确 HCV 在诱导膜增生性肾小球肾炎中的作用。具有明显的组织学活性损害的患者，联合免疫抑制剂治疗有效，可以考虑。

(5) 糖尿病：有报道，HCV 感染人群的糖尿病发生率高于一般人群，并有学者认为 HCV 感染是发生糖尿病的危险因素，而不论是否出现肝脏损害。当慢性丙型肝炎患者所感染的 HCV 为基因 2 a 型时，患者不仅仅易于发生糖尿病，而且易发展为肝硬化。在丙型肝炎肝硬化的患者中，糖尿病的发生率高达 25%。在伴有糖尿病的慢性丙型肝炎患者中，即使检测不到抗胰岛抗体，这些患者仍有高胰岛素抵抗率。这些患者应用干扰素治疗的意义还未能达成共识，在部分患者中可能会诱导抗胰岛自身抗体的产生。

(五) 诊断

1. 急性丙型肝炎的诊断

(1) 流行病学史：2 ～ 16 周 (平均 7 周) 前有明确的 HCV 暴露史。

(2) 临床表现：全身乏力、食欲减退、腹部不适等，少数伴低热，轻度肝大，部分患者可出现脾大。少数患者可出现黄疸。部分患者无明显症状，表现为隐匿性感染。

(3) 实验室检查：ALT 多呈轻度和中度升高，抗 -HCV 和 HCV RNA 阳性。HCV RNA 常在 ALT 恢复正常前转阴，但也有 ALT 恢复正常而 HCV RNA 持续阳性者。

2. 慢性丙型肝炎的诊断

(1) 诊断依据：HCV 感染超过 6 个月，或发病日期不明，无肝炎史，但肝脏组织病理学检查符合慢性肝炎，或根据症状、体征、实验室及影像学检查结果综合分析，亦可做出诊断。

(2) 慢性丙型肝炎肝外表现：包括特发性混合性冷球蛋白血症、血管炎、膜增生性肾小球肾炎、迟发性皮肤卟啉病，B 细胞淋巴瘤、Moorcn 角膜溃疡、自身免疫性甲状腺炎、干燥综合征，扁平苔藓、特发性肺纤维化。

(3) 肝硬化与肝细胞癌 (HCC)：慢性 HCV 感染的最严重结果是进行性肝纤维化所致的肝硬化和 HCC。可根据肝硬化、肝癌的相关表现以及 HCV RNA 和抗 -HCV 检测等进行诊断。

(4) 混合感染：HCU 与其他病毒的重叠、合并感染统称为混合感染。根据各自特异的病毒标志加以诊断。

(5) 骨髓移植后丙型肝炎：骨髓移植后的丙型肝炎可能与移植的 HCV RNA 感染复发有关，也可能与移植时 HCV 感染有关，后者在抗 -HCV 筛选后也显著降低。

(6) 肝脏移植后 HCV 感染的复发：丙型肝炎常住肝移植后复发，且其病程的进展速度明显快于免疫功能正常的丙型肝炎患者。一旦移植的肝脏发生肝硬化，出现并发症的危险性将高于免疫功能正常的肝硬化患者。肝移植后丙型肝炎复发与移植时 HCV RNA 水平及移植后免疫抑制程度有关。

3. 实验室检查

(1) 病毒标志检测的技术：包括酶免疫技术和分子生物学技术。酶免疫技术广泛用于血清中的病毒抗原和抗体的检测，包括检测 HCV 核心抗原与抗 -HCV 的酶免疫测定 (EIA) 或酶联免疫吸附实验 (FLISA)，以及检测特异性抗体的重组免疫印迹测定 (RIBA)。酶免疫技术还可用于 HCV 的血清学分型。分子生物学技术既有定性和定量测定病毒基因的靶扩增或信号扩增技术，也有用于病毒基因分型的序列分析和反向杂交。

检测 HCV 基因最常用的靶扩增技术是聚合酶链反应 (PCR)。因为 HCV 是 RNA 病毒，须先经过反转录 (RT) 合成互补的双链 DNA，然后在 DNA 聚合酶作用下，使病毒某基因片段是指数扩增，获得最大的双链 DNA；另一个靶扩增技术为转录介导的扩增 (TMA)，依赖反转录酶合成互补 DNA 链，再以 RNA 聚合酶合成扩增产物单链 RNA。以上两种方法都在获得有效扩增后，通过特异性探针与扩增产物的杂交而显示。如在扩增体系中加入标准对照，即可通过竞争结合的原理，根据标准对照扩增获得的标准曲线对病毒模板的相对数量进行定量。近来发展起来的实时 PCR 可以在 PCR 扩增过程中对扩增模板进行监测，比传统的靶扩增更敏感，并可避免因过度扩增而造成的污染，且所测定的动态范围更宽。信号扩增是以特异性探针捕获 HCV 模板后对杂交探针的信号加以扩增，病毒本身的模板不扩增，依靠同时检测的标准品制备标准曲线进行定量。反向杂交主要用于 HCV 基因分型，其他基因分型的分子生物学技术因为难以标准化已较少使用。

(2) HCV RNA 的检测及临床意义：是 HCV 活跃复制的可靠标志，表示肝内有 HCV RNA 的存在和复制。常常在感染后 $1 \sim 2$ 周即可存外周血中测定到，在自然清除病毒的感染者中，常在清除前达高峰，而在慢性感染者，常常在高峰后逐渐下降至较低水平而维持在稳态，每天产生 10^{12} 病毒颗粒，半衰期 2.7 小时。有时在持续感染中可能有短暂的低水平复制，低于检测水平，在临床上表现为间隙性病毒血症。HCV RNA 复制水平与疾病严重性无关。

HCV RNA 的检测既可以定性也可以定量，测定的意义在于确定感染、指导治疗和判断应答。历史上，定性检测的敏感性高于定量检测试剂。

PCR 与 TMA 定性检测试剂的敏感性分别达到 50 U/ml 和 10 U/ml，特异性均可达到 98% ~ 99%。定量检测方法除了 PCR 和 TMA 外，还有信号扩增的分支链 DNA。以往不同定量检测方法的单位不一致，同一份临床样本不同检测方法所得结果不同，为此，世界卫生组织 (WHO) 近年建立了国际标准以国际单位 (U) 来反映 HCVRNA 的量，从而便于 HCV RNA 定量检测的全球标准化。国际单位并不能真正反映样本中的病毒颗粒，只是反映 HCV RNA 的量。

现行的 HCV RNA 定量检测都采用国际单位来表示检测值，并且随着实时聚合酶链反应 (PCR) 的发展，定量检测技术的敏感性已显著提高，国际上也有一些用于实时定量的 PCR 的检测试剂获得批准，因此，不再需要定性的检测试剂，使现在的临床指南和各种诊断治疗推荐意见能够可比，统一起来。但是，国产试剂的敏感性还有待进一步提高。对于以往非标准化检测的结果也可以通过系数进行转换。对于超过检测线形范围上限的样本应该稀释 10～100 倍后再检测，方能获得准确定量。定量检测的特异性为 98%～99%，不受基因型的影响。

(3) 抗 -HCV 的检测及临床意义：第一代 ELISA 抗 -HCV 检测使用 HCV 非结构蛋白 NS4 的 C100～3 表位，但敏感性较低，在低危人群中的特异性也很低。现在临床上常常使用第二代或第三代抗 -HCV 试剂，现行抗 -HCV 诊断试剂的特异性超过 99%。免疫功能正常的 HCV RNA 感染者中 99% 以上抗 -HCV 阳性。HCV 感染后产生抗 -HCV 的窗口期依不同患者而有所不同，第三代诊断试剂的窗口期一般为 7～8 周，但由于个体差异，最晚可以延迟到几个月，甚至在免疫抑制和部分血液透析的患者检测不到抗体。抗 -HCV 检测阳性后，血清 HCV RNA 滴度开始下降。针对 HCV 不同抗原的抗体通常不同时出现，抗核心抗体 (C22) 常常首先升高，接着是抗 -NS3(C33 c) 和抗 -NS4(抗 -C100)，偶有抗 -NS5 最早出现。50%～70% 的感染者再出现症状时抗 -HCV 阳性，在感染白发清除的患者中，抗 -HCV 往往持续终身。

按照美国疾病控制中心 2003 年新的抗 -HCV 报告和实验室检测导则，在使用 ortho 试剂时，抗 -HCV 仅仅在重复检测 S/Co ≥ 3.8 时才可能是真正的抗 -HCV 阳性。而对于抗体 S/Co 低于 3.8 者应该以免疫印迹试验来确认 EIA 检测的抗 -HCV，而我国不同试剂的 S/Co 也有所不同。近来，由于抗 -HCV 诊断试剂质量的改善，免疫印迹试验在临床已很少应用，但在血库低危人群中的筛查中，由于抗 -HCV 的阳性预测值远低于临床应用，所以免疫印迹往往只应用于血库低危人群的筛查。在美国和欧盟，曾有以病毒核酸检测替代免疫印迹试验的趋势，但其成本 - 效益问题还有争论。所以，2003 年的美国 CDC 又重新提出免疫印迹检测的应用。

(4)HCV 核心抗原的检测及临床意义：目前 HCV 抗原检测主要为 HCV 核心蛋白。HCV 核心抗原在外周血中有游离抗原与总抗原两种状态，前者存在于抗 -HCV 阳转前，晚于 HCV RNA 阳性 1～2 天。在抗 -HCV 出现后，所测定的 HCV 抗原为总抗原，与 HCV RNA 的水平相平行，其含量可以作为 HCV 复制的标志，以 pg/ml 表示，从而可以作为病毒复制的替代检测标志。血清中 HCV 抗原含量很低，比乙型肝炎病毒表面抗原低 2～3 个数量级，所以对检测试剂的敏感度和特异性要求很高。2001 年，强生 ortho 公司推出了世界上首个 HCV 抗原检测试剂盒 Ortho Trak-C，试剂盒所使用的结合抗体和检测抗体分别使用 2 对不同的鼠抗人单抗，采用抗体夹心法检测核心抗原，最新版本的 Trak-C 可测到 1.5 pg/ml 的核心蛋白。由于检测前先要对血清中的抗原 - 抗体复合物进行解离并裂解病毒颗粒，所以该试剂盒检测的是总的核心抗原。雅培的 Architect HCV 核心抗原检测试剂盒则采用了微粒化学发光免疫法，实现了抗原检测的自动化。核心抗原含量与 RNA 水平正相关，窗口期仅比 RNA 晚 0.24 天，而比抗体检测缩短 58.2 天，有较高的敏感性。抗原检测有与抗体检测相似的优点：操作简便、耗时短、成本相对较低、对专用仪器依赖性小，同时又具备 RNA 检测的优点：窗口期短，能直观反应 HCV 的病毒载量，可用于抗病毒治疗监测，是很有前景的检测项目。但抗原检测等待解决的问题是提高敏感性，因为现有的抗原检测试剂在 RNA20 000 U/ml 以下时大多为阴性，会造成一定漏诊率；另外，灵敏度提高的同时亦需解决假阳性的问题，低于 8.5 pg/ml 的样本假阳性率为 100%，需要以"中和试验"作为抗原检测确认试验。FI 前商品化的 HCV 检测试剂均尚未获得美国 FDA 认可。

HCV 核心抗原检测对于早期病毒血症的检测是敏感的，但在抗病毒治疗监测中不适宜于病毒清除的实时检测。

(5)HCV 基因分型的检测及临床意义：HCV 基因分型的金标准是 E1 或非结构基因 (NS)5 b 的序列分析并与参考序列的比较以及分子进化分析。临床的基因分型可以通过直接序列分析，型特异性寡核苷酸探针的反向杂交或限制性酶切长度多态性分析来确定。基于 5'UTR 直接序列分析的基因分型和型特异性寡核苷酸探针的反向杂交均已标准化，两种方法均能测定 HCV 的 6 个基因型和一系列基因亚型。对基因型的检测误差不多，但基因亚型的分型错误为 10%～25%。这些错误并非由技术造成的，而是与所选择的测定基因区有关。由于只有基因型与临床的关系密切，所以，临床上也不需要检测基因亚型。

检测不同基因型的特异性抗体也可以进行基因分型，但不能区别不同的基因亚型。90% 的免疫功能相对正常的慢性感染者可以通过血清学方法鉴别基因型，与分子生物学方法的符合率达 95%，对基因 1 型的检测效果优于其他基因型。

对于血清学方法与分子生物学方法检测结果不一致的感染者，以 E1 或 NS5 b 区基因的序列分析往往与分子生物学分型结果一致。血清学分型的另一个不足是检测结果有时表现为混合反应，此时，不能区别是真正的混合感染抑或为交叉反应，也可能为一个基因型感染的恢复而另一个基因型感染持续存在的结果。

(6) 血清生物化学和免疫学：丙氨酸氨基转移酶 (ALT)、天门冬氨酸氨基转移酶 (AST) 水平变化可反映肝细胞损害程度，ALT 反映肝脏损害的敏感性高于天门冬氨酸氨基转移酶，但 ALT、AST 水平与 HCV 感染引起的肝组织炎症分度和病情的严重程度并不平行，丙型肝炎中的 ALT 升高并不像乙型肝炎中那样显著，在疾病活动间期可以表现为正常或在正常水平上下波动，肝硬化时波动更少。急性丙型肝炎患者的 ALT 和 AST 水平较低，很少超过 600 U/L。但在大多数情况下，ALT 波动是疾病早期的特征而不是持续性疾病的特点。ALT 的升高往往有三种模式。①多相升高，该表现最典型，表现为疾病全过程中，ALT 显著波动；② ALT 间歇性增高，伴有间歇的 ALT 正常；③单项变化，ALT 水平迅速升高到顶峰，然后迅速下降，直至正常；④ ALT 上升后保持稳定，并维持在较高水平。多相 ALT 变化方式发展为慢性丙型肝炎更常见。

大约 30% 的慢性丙型肝炎患者的 ALT 水平正常，凡约 40% 的慢性丙型肝炎患者的 ALT 水平低于正常值上限 2 倍。尽管多数患者仅有轻度肝损伤，但仍有一部分患者可发展为晚期肝硬化。与其他病毒性肝炎相比，急性和慢性丙型肝炎的 γ- 谷氨酰转移酶的水平略高一些，血清 IgG 通常升高而不伴随 IgM 的明显变化，非肝硬化患者的 γ 球蛋白不升高或只有轻度升高，且与 IgG 有关。

甲胎蛋白 (alpha fetoprotein，AFP) 对于慢性丙型肝炎肝硬化患者发生肝癌的诊断有意义，但需要结合影像学检查。

(7) 其他辅助检查：腹部超声、电子计算机断层扫描 (CT) 或磁共振 (MRI) 对于肝硬化和肝癌的诊断有帮助。上消化道内镜或食管 X 线造影检查可判断食管胃底静脉曲张。

(8) 肝组织学检查：对于急性丙型肝炎并不常规推荐肝组织学检查，肝脏活检对于预测是否慢性化也不是必须的。但肝脏组织学变化仍是评价慢性丙型肝炎疾病状况和判断预后的最好方式。根据伴有或不伴有桥状坏死的汇管周围坏死、实质损伤、汇管区炎症三种参数进行炎症的分级；由纤维化评分来确定分期。高炎症分级评分与更活跃的疾病相关并预示更快的疾病进程，高纤维化评分提示更严重的疾病，并在一定程度上预测肝硬化的发生。对未接受治疗的患者进行长时间的追踪，发现肝硬化的危险性与汇管区初始情况，汇管周围纤维化和炎症坏死的程度密切相关。

(六) 鉴别诊断

根据 HCV RNA 和抗 -HCV 的检测，丙型肝炎的诊断并不难，主要是与其他原因引起的肝炎相鉴别，如其他病毒所引起的肝炎、药物性肝损害等。在慢性丙型肝炎的鉴别诊断中，应注意与特发性混合性冷球蛋白血症、血管炎、膜增生性肾小球肾炎、迟发性皮肤卟啉病、B 细胞淋巴瘤、Mooren 角膜溃疡、自身免疫性甲状腺炎、干燥综合征、扁平苔藓、特发性肺纤维化等疾病并发或独立疾病的鉴别，应该根据 HCV 感染的标志和以上疾病的特点加以诊断和鉴别。在骨髓移植后丙型肝炎的鉴别诊断中，主要是鉴别丙型肝炎和移植物抗宿主病，两者的鉴别要点前者是由于免疫抑制使 HCV 再活动，而后者则是免疫功能过强所致。

(七) 并发症

1.HCV 和肝细胞癌

HCV 在肝细胞癌中的意义依地区不同而不同。南欧和日本肝癌患者中抗 -HCV 高于 HBV 血清标志，澳大利亚、中国台湾地区和阿拉伯半岛肝癌中 HCV 感染率居中，美国、南非和远东一些国家肝癌中 HCV 感染较少。抗 -HCV 阳性的肝癌患者几乎都有隐性或明确肝硬化的存在，肿瘤组织中也可检测到 HCVRNA 序列，并发现 HCV 可以在这些组织中复制。HCV 感染促进肝癌发生的机制尚不清楚，HCV 和 (或) 病毒产物，特别是核心蛋白的直接致癌作用可能是致癌因素之一，肝硬化本身也是肿瘤发生的危险因素。

HCV 从感染到发生肿瘤时间间隔为 5 ～ 30 年，3% ～ 10% 的代偿性肝硬化患者发生肝癌。

2. 丙型肝炎和 II 型自身免疫性肝炎之间的关系

很多慢性丙型肝炎的患者都有低度的器官特异性和非特异性的自身抗体，主要为抗核抗体和抗平滑肌抗体。在没有自身免疫性肝炎或其他自身免疫性疾病共存的典型特征时，这些自身抗体几乎没有什么临床意义。不到 10% 的慢性 HCV 感染者血清中还可检测到抗肝 / 肾微粒体抗体 (抗 -LKM)，应注意鉴别抗 -LKM 阳性的慢性丙型肝炎和 II 型自身免疫性肝炎，也可能两者同时存在。

(八) 治疗

1. 干扰素 (interferon，IFN) 治疗

IFN 治疗输血后慢性丙型肝炎的持久应答率为 25%，可防止 30% 的急性丙肝向慢性化发展，到目前为止，IFN 仍是公认的治疗丙型肝炎病毒的药物。

Omata 报道，输血后丙肝 1 年后 ALT 恢复正常者，IFN 治疗组为 64%，对照组为 7%，输血后 3 年 HCV RNA 阴性者，IFN 治疗组为 90%，对照组为 0。一般认为，HCV 感染时间越短，

肝组织学病变越轻，血中病毒水平越低则疗效越好。因此对急性丙型肝炎，血 ALT 持续不降者，应考虑 IFN 抗病毒治疗。慢性丙型肝炎患者，具下述指标者，亦可应用 IFN 治疗：①血清 ALT 持续异常；②肝组织学检查有慢性肝炎特征；③既往有注射毒品史或从事医务工作者等；④除外其他原因所致肝病，特别是自身免疫性肝病；⑤ HCV 血清指标阳性。

IFN 剂量目前一般用 3～5 mV，每周 3 次，疗程 6 个月。据报道，在干扰素治疗过程中，50% 以上的慢性丙型肝炎患者的生化和组织学指标好转，但部分患者于 6～12 个月内复发。但如患者于治疗后 12 个月 ALT 持续正常，血清 HCV RNA 阴性，则可能治愈。延长疗程可提高应答率。

影响 IFN 疗效的因素除年龄、病程长短外，主要与下列因素有关：①基因型：基因 Ⅱ 型 IFN 治疗效果差，Ⅲ 型治疗效果好；②血清 HCV RNA 含量：一般认为，患者初始 HCV RNA 滴度与 IFN 疗效高度相关。HCV RNA 初始滴度低者，IFN 治疗效果好；③病毒变异：有人提出 IFN 敏感性和耐受性 HCV 的理论。Enomoto 等分析了各感染 HCV-1 b 株患者体内 HCV 全长基因序列和氨基酸序列，发现患者对 IFN 治疗反应与 HCV-1 b 准种的变化有关。其中一名患者在 IFN 治疗前有两种 HCV 准种，一个在 IFN 治疗后不久即从患者体内消失，而另一个准种在整个 IFN 治疗期间均未发生变化。比较两个准种序列差异时发现，主要在 HCVNS5 A 蛋白羟基端的密码子序列 (2 209～2 248) 间发生突变。把此区称为"IFN 敏感性决定区 (ISDR)"，认为凡具有原型 HCV-1 b 的准种，均对 IFN- 耐受，而具有 ISDR 突变形的 HCV-1 b 准种则对 IFN 敏感，后者 IFN 疗效明显高于前者。

2. 利巴韦林 (三氮唑核苷，Virazole，Ribavirin)

当前国内外学者多数认为利巴韦林治疗慢性丙型肝炎，在改善肝功能、抗病毒方面显示一定疗效，但这种作用停药后不能维持，可与 IFN 或免疫调节剂并用，以提高疗效。

3. 肝移植

慢性丙型肝炎晚期可用肝移植治疗。但新移植的肝常发生 HCV 感染，系由肝外 HCV 传入所致，也可发生急性重型肝炎。

(九) 预后

1. 自然史

通常慢性丙型肝炎并没有明显的急性阶段。慢性感染的自然史在不同人群可能并不一致。有部分患者缓慢进展到更加严重的活动性肝脏疾病，纤维化增加，最终发展成肝硬化，其中部分患者发生肝癌。疾病进展可能需要数年或数十年。在其他患者中，肝脏疾病在轻度或中度阶段保持稳定，没有明显的恶化。从急性丙型肝炎进展为肝硬化的过程在不同患者组不一致，进展至终末期肝病的速度也不相同。美国的一项平均追踪 4 年的研究发现，50% 的患者进展为肝硬化，5% 进展为肝细胞癌，其中 15% 死亡。西班牙一项追踪患者 10 年得到相似的结果，30% 的慢性丙肝患者发展为肝硬化，2%～7% 发展为肝癌。4.9% 死于肝脏并发症。但也有报道，350 名注射 HCV 污染的免疫球蛋白的妇女 50% 发展为慢性丙型肝炎，但 345 名在感染 15 年后肝组织学只有轻微慢性肝炎表现。说明 HCV 感染慢性化以后的进展是不一致的。目前，可以按感染至肝硬化发生的间隔时间 3～10 年，15～30 年，超过 50 年而大致分为快速、中等、缓慢纤维化者。

影响慢性 HCV 感染病程进展的因素很多，感染时的年龄是最主要的影响因素，感染时年龄 45～50 岁或 50 岁以上者慢性丙型肝炎的进程尤其严重，更快地进展为肝硬化；感染的获得方式可能也影响了疾病的进展，通过输血感染的患者比密切接触感染的患者组织学表现、结局都要更加严重，可能与感染时病毒量更大和复制水平更高有关；静脉药瘾者中，没有 HIV 混合感染者的病情较轻；还有报道 HCV 基因 1 b 型感染者的疾病活动显著，病程进展较快，但也有观点认为，HCV 基因 1 b 型感染者往往年龄高、病程长，所以病情较重，而非病毒本身的致病性；HCV 病毒负荷以及 HCV 准种特性与疾病进展的关系无明确定论。HBV 或 HIV 混合感染，嗜酒对于慢性丙型肝炎的病情进展有明确的促进作用。丙种球蛋白缺乏症的患者丙型肝炎的进程也往往较为严重。有部分慢性HCV感染者 ALT 水平正常，有持续或间断的病毒血症，曾有人称之为"无症状 HCV 携带者"，但实际上约 1/3 的 ALT 正常的 HCV 感染者做肝脏活检时可发现有慢性肝炎的组织学证据，通常是轻到中度；个别患者会有肝硬化。真正正常的肝脏活检是少见的。鉴于 HCV 感染者肝脏病变的进展性，对于 ALT 正常者也应进行抗病毒治疗。

2. 特殊群体丙型肝炎的临床过程

急性和慢性丙型肝炎的病程受宿主免疫状态和其他肝脏损害因素的影响。免疫抑制宿主的丙型肝炎病程往往更为严重，如肾移植受者感染 HCV 后发生肝脏疾病可显著降低生存率。合并 HIV 感染的 HCV 感染者中，HCV 复制水平增加，且 HIV 感染促进了 HCV 相关肝脏疾病的进展，CD4 细胞数目减少则进一步促进疾病进展，且往往表现更迅猛且严重。频繁使用血制品和输血增加了血液系统疾病患者的 HCV 感染率，同良性贫血相比，HCV 感染后丙型肝炎更严重，进展更迅速。在骨髓移植受者，移植前感染 HCV 常导致移植后严重的肝脏疾病，但 HCV 感染并不影响急性白血病长期生存率。嗜酒者感染 HCV 也促进了肝脏疾病的迅猛进展和严重的临床状况。HBV 和 HCV 的混合感染也促进了肝脏组织学的损伤和更迅速地进展为慢性肝衰竭。

（十）预防

HCV 感染的主要来源是输血和应用血液制品，因此对献血员进行抗 -HCV 筛查是目前预防 HCV 感染的主要措施。血液制品中 HCV 的污染也是 HCV 感染的重要来源。减少血液制品的污染除应严格筛查献血员外，血液制品生产过程中，如何有效的灭活 HCV，又能保持生物制品活性，尚待进一步研究。

管理传染原：按肝炎型别隔患者，采用一次性医疗用品；宣传丙型肝炎防治知识，遵守消毒隔离制度。

切断传播途径：医疗器械一用一消毒，采用 1 次性医疗用品；严格掌握输血、血浆、血制品的适应证；保证血液及血制品质量。

保护易感人群：有报道，用免疫球蛋白预防丙型肝炎有效，用法为 0.06 mL/kg，肌内注射。最终控制本病要依靠疫苗预防，HCV 分子克隆成功，为本病的疫苗预防提供了条件。

丙型病毒性肝炎的最终控制将取决于疫苗的应用。HCV 分子克隆成功，为丙型肝炎的疫苗研制提供了可能性。最近 Chiron 公司应用 HCV 结构区重组多肽 E1 和 E2 疫苗免疫 7 只黑猩猩，然后用同一型 HCV 攻击，其中 5 只可耐受低剂量的 HCV 攻击，但是由于 HCV 存在不同型，且易发生变异，加之目前对生产 HCV 中和抗体的抗原决定簇尚未确定，因此，HCV 疫苗的研制任务仍十分艰巨。

（十一）预后

丙型肝炎病毒感染较乙型肝炎病毒感染更易慢性化，急性丙型肝炎中约半数病例演变为慢性丙型肝炎。对急性丙型肝炎的随访观察5年，肝脏病理检查证实60%发展为肝硬化。日本和西方资料表明，70%的肝炎后肝硬化是由HCV感染引起。我国乙型肝炎流行非常严重，所以目前仍以HBV感染引起的肝炎肝硬化居多。在肝硬化的基础上又可转变为肝细胞癌，HCV感染后肝硬化发生率高于HBV感染后肝硬化。由丙型肝炎到肝细胞癌一般需20～25年。

四、丁型病毒性肝炎

丁型病毒性肝炎是由丁型肝炎病毒引起的急性或慢性肝脏炎症病变。HDV是一种缺陷病毒，只能存在于HBV感染的人或某些嗜肝DNA病毒表面抗原阳性的动物中，极少有单独HDV感染。丁型肝炎的临床表现在一定程度上取决于同时伴随的HBV感染状态。

（一）病原学

HDV外壳为HBsAg，传播需嗜肝DNA病毒的协助，由他们提供外壳装配成完整病毒。完整的HDV颗粒呈球形，直径35～37 nm，内含HDV RNA及HDVAg。HDV基因组是一个单链、环状RNA，由1 683个核苷酸组成。HDVAg有P24及P27两种，P24可促进高水平HDV复制，而P27则抑制HDV复制，它们之间的平衡由基因组控制。在感染的细胞中除了HDV基因组，还有一种与其互补的RNA，称为互补基因组(antigenome)，HDV基因组及互补基因组上有多个开放读码框架(open reading frame，ORF)，互补基因组上的ORF5编码HDVAg。

HDV较容易发生变异，虽然血清型只有一个，但基因型至少三种。Ⅰ型呈全球分布，易发生急性重型肝炎；Ⅱ型主要见于日本、亚洲北部、中国台湾；Ⅲ型见于南美。血清学检测证明，HDVAg出现与血清中HBV DNA减少一致，当HDVAg表达增加时，HBV DNA减少。在HDVAg表达处于高峰时，HBV DNA常已消失，但随着HD-VAg阴性和抗-HDV的出现，HBV DNA又恢复至原来水平。既往认为HDV的装配依赖于HB-sAg的合成，它的复制与表达也需要HBV或其他嗜肝病毒的协助。体外转染试验证明，HDV RNA的复制和HDV Ag的表达并不需要嗜肝病毒的帮助，HDV本身可以独立完成，但在形成完整的HDV时，必须由嗜肝病毒为其提供外壳才能完成。

（二）流行病学

1. 传染原

主要是急、慢性丁型肝炎患者和HDV携带者。

2. 传播途径

与乙肝相似，但不完全相同。可以通过输入带有HDV的血液制品或使用病毒污染的注射器、针头而发生感染。日常生活密切接触含有HDV的体液，通过隐性破损的皮肤、黏膜进入血液。静脉注射毒品的人及性接触传播HDV的危险性明显高于HBV。HDV感染的孕妇，围生期有HBV活动性感染时，可以传播给新生婴儿。在HDV地方性高流行区，如婴儿围生期感染了HBV，出生后可能通过HDV阳性的家庭成员水平传播，而引起婴儿HDV/HBV重叠感染。在我国HBV感染有相当部分来自母婴垂直传播，而HDV感染经围生期传播者罕见。

3. 人群易感性

主要是 HBsAg 携带者，特别是 HBsAg 阳性的药瘾者及男性同性恋者。

4. 流行特征

根据 HBsAg 阳性携带者抗 -HDV 的血清流行病学调查，HDV 感染遍及全球，据估计全世界约有 15 000 000 HBsAg 携带者感染 HDV，但各地发病率相差悬殊，同一国家内的感染率也不一致。HDV 感染率与 HBV 感染并不呈平行关系。在亚马孙河流域，HBsAg 阳性携带者中 HDV 血清标志物阳性高达 52.8%。Sagnelli 等对意大利 79 家医院 1 336 例 HBsAg 阳性患者检测发现 HDV 感染率 9.7%。印度 2005 年报道他们 HBsAg 阳性患者中 HDV 感染率为 10.6%。而伊朗 HBV 感染者中 HDV 感染率仅 5.8%。我国 HBV 感染率虽高，HDV 感染率并不一致，北方较低，西南较高，特别是四川地区有地方性流行趋势。2006 年报道四川地区 216 例 HBsAg 阳性患者中 HDV 感染率达 10.6%。

（三）发病机制与病理

临床及动物实验观察 HDV 感染后，肝脏功能损害程度与血清及肝内 HDVAg 滴度成正比，

应用原位杂交技术检测肝内 HDV RNA 多分布在肝细胞损害程度较明显的区域，故认为 HDV 有直接致肝细胞损伤作用。有的学者亦发现，慢性乙型肝炎或 HBsAg 携带者重叠 HDV 感染后临床表现轻重不等，肝组织从正常、轻微炎症反映到严重肝坏死，伴有门脉区较重的炎症细胞浸润，提示丁型肝炎的发病除 HDV 直接细胞毒作用外尚与宿主的免疫应答有关。

HDV 与 HBV 复制的关系目前认识不一致，多数学者认为，HDV 感染对 HBV 的复制起抑制作用，但慢性乙型肝炎患者常因重叠 HDV 感染引起双重损害而表现出肝病重症化，且肝硬化及肝癌发生率增加。涂林等报道 312 例 HBsAg 携带者中 HDV 检出率 9.94%，在 HBV 复制活跃组 HDV 检出率 3.76%，复制缓慢组 HDV 检出率 19.05%，在重叠感染组肝功能损害更明显。

（四）临床表现

人感染 HDV 后，其临床表现决定于原有 HBV 感染状态。潜伏期 4～20 周。有下列两种类型

1. HDV 与 HBV 同时感染

见于既往无 HDV 感染，同时感染 HDV 与 HBV，表现为急性丁型肝炎。其临床症状与急性乙型肝炎相似，在病程中可见两次胆红素和 ALT 升高。血清中 HBsAg 先出现，然后肝内 HDAg 阳性。急性期患者，血清中 HDAg 阳性持续数日即转阴，继而抗 -HDIgM 阳性，持续时间短，滴度低。抗 -HDIgG 则为阴性。

2. HDV 与 HBV 重叠感染

临床表现多样，可似急性肝炎，也可为慢性肝炎、重型肝炎。多见于慢性 HBV 感染者，其症状主要决定于 HDV 感染前是慢性 HBsAg 携带者，抑或是 HB 慢性肝病者。如为 HBsAg 携带者，感染 HDV 后则表现似急性 HBsAg 阳性肝炎，但抗 -HBVIgM 阴性，较单纯 HBV 感染重。如为 HBV 慢性肝病，由于 HBV 持续感染，HDV 不断复制，使已有肝组织病变加重，可表现为肝炎急性发作，或加速向慢活肝和肝硬化发展。因此，凡遇慢性乙型肝炎，原病情稳定，突然症状恶化，甚至发生肝衰竭，颇似重型肝炎，应考虑为重叠感染 HDV 的可能。

（五）检查

1. 血清检查

血清中丁型肝炎病毒抗原 (HDAg) 和丁型肝炎病毒抗体 (抗 -HD)。

2. 肝功能检查

包括胆红素、麝香草酚浊度试验、AST、ALT、A/G、凝血酶原时间、血清蛋白电泳等。

3. 特异血清病原学检查

包括 HBsAg、抗 -HBs、HBeAg、抗 -HBe、抗 -HBc、抗 -HBcIgM。有条件可检测 HBV-DNA、DNA-p、Pre-S1、Pre-S2 等。

4. 血清学检测

可检出部分 HDV 感染的患者，尚有相当一部分患者只有从肝组织检测 HDAg 才能确诊。

（六）诊断

根据临床表现特征的诊断甚为不易，下述线索可资提示：① HDV 流行区内 HBsAg 携带者发生的肝炎；②急性乙型肝炎出现双峰性血清 ALT 和胆红素浓度波动；③病情已趋稳定的非活动性病例突然出现肝炎活动，或慢性乙型肝炎病程中表现进行性恶化；④ HBV 复制指标本已降低或消失而临床表现反见恶化的病例。但是，确诊则决定于 HDV 血清学标志的检测。

血清学诊断：HDV 抗原、抗体可同时存在于血清。筛检中，常以抗 -HD 检测为第一步骤。抗 -HD 检测有放射免疫法 (RIA) 和酶吸附法 (EIA)。

抗 -HDIgM 在临床发病的急性早期便可出现，持续 3 ～ 9 周，于恢复期消失；倘若转为持续感染状态，则可持续阳性，且以 7 S 型为主，而在病情反复活动时可有 19 S 型出现。因此，可作为同时感染和重叠感染急性发病的鉴别。

急性发病时，在抗 -HDIgM 滴度开始下降之后，抗 -HDIgG 滴度显示上升，但亦有限，并于 2 ～ 18 个月内消失。持续高滴度抗 -HDIgG 的存在是慢性持续性 HDV 感染的主要血清学标志。

采用 cRNA 探针斑点杂交法或反转录 - 聚合酶链反应检测 HDVRNA 为确定 HDV 感染的最敏感和直接的证据。

病程早期即 HDAg 血症阶段用 EIA 法或 RIA 法可检测血清 HDAg 而有助于早期诊断。在慢性感染时，因血中持续存在高水平的抗 -HD，HDAg 多以免疫复合物的形式存在，须用免疫印迹法分离 HDAg，可检测到 HDAg-P24 和 HDAg-P27 蛋白。

组织学诊断：肝活检标本肝细胞核内 HDV(HDAg 或 HDVRNA) 组织染色为确诊手段。HbsAg 阳性肝组织中 HDAg 检出率达 9.6%，其感染率自当更高。酶抗体法 (过氧化酶) 或荧光抗体法均具特异性诊断价值，但阴性病例的血清中未必都查不出抗 -HD。

（七）治疗

1. 同时感染

一般预后良好，可按急性肝炎原则治疗。

2. 重叠感染

迄今尚无满意的抗丁型肝炎病毒治疗药物。目前国内外报道唯一治疗有效药物是 α- 干扰素。报道常规干扰素高剂量 9×10^6/U，每周 3 次肌内注射，疗程 12 个月治疗慢性

HDV/HBV 感染，可使 71% 的患者 ALT 恢复正常，追踪 6 个月 50% 维持 ALT 正常，肝

组织病理学得到改善，HDV RNA 下降，但无明显消失，认为剂量的高低与治疗持续的时间长短与疗效有关。目前认为聚乙二醇干扰素 α 可提高应答率。Castelnau 等报道，应用聚乙二醇干扰素 α2 b，1.5 μg/kg，治疗 12 个月，57% 的患者 HDV RNA 低于可检测水平，43% 的患者获得持续性病毒应答。目前上市的核苷类似物证实对 HDV 无抑制作用，因为核苷类似物抑制 HBV DNA 水平，而 HBV DNA 水平与 HB-sAg 的表达无明显相关，HDV 的复制并不需要 HBV DNA，而是需要 HBsAg 的表达。联合利巴书林不能提高病毒应答率。

（八）预防

1. 严格筛选献血员，保证血液和血制品质量，是降低输血后丁型肝炎发病率的有效方法。

2. 对 HBV 易感者，广泛接种乙肝疫苗，是最终消灭 HBsAg 携带状态的有力措施，也是控制 HDV 感染切实可行的方法。

3. 严格执行消毒隔离制度，无菌技术操作，对针刺和注射实行一次性医疗用具，或一用一消毒，防止医源性传播。

五、戊型病毒性肝炎

本病主要见于亚洲和非洲的一些发展中国家。一般在发达国家以散发病例为主，发展中国家以流行为主。自 1980 年后中国新疆地区曾有数次流行，其他各地均有散发性戊型肝炎的报道，约占急性散发性肝炎 10%，至少已有 6 个省市自治区曾报道发生戊型肝炎暴发流行。其流行特点似甲型肝炎，经粪 - 口途径传播。以水型流行最常见，少数为食物型暴发或日常生活接触传播。具有明显季节性，多见于雨季或洪水之后；发患者群以青壮年为主，孕妇易感性较高，病情重且病死率高；无家庭聚集现象。

（一）病原学

戊型肝炎病毒为球形颗粒，无包膜，直径 27 ～ 34 nm，平均直径 32.3 nm，HEV 病毒颗粒明显大于 HAV 颗粒。表面上有钉突和杯状条纹，类似嵌杯病毒。因其形态类似，曾被归为嵌杯病毒科。然而，核苷酸序列分析显示，HEV 与披膜病毒科，如风疹病毒更为接近。现国际病毒分类委员会将 HEV 归类为未分类病毒。

HEV 基因组为一单股正链 RNA，长度大约是 7.5 kb。在 5' 端有一段 27 ～ 35 bp 长的非编码区（NCR），HEV 包含 3 个相互重叠的开放的读码框架（ORF），3' 端有长为 65 ～ 74 bp 的非编码区。HEV 的编码区分为非结构区和结构区，ORF1（长约 5 079 bp）编码与病毒 RNA 复制有关的非结构蛋白。ORF2 长约 1 780 bp，编码由 660 个氨基酸组成的 HEV 结构蛋白，可能为 HEV 衣壳蛋白，与急性期抗 HEVIgG、IgM 和恢复期抗 HEVIgG 的产生密切相关。ORF3 位于 ORF1 和 ORF2 之间，编码的蛋白主要参与急性期血清抗 HEVIgG 的产生。

目前对 HEV 基因型尚无统一的分类方法。

较多学者是根据 ORF2 的核苷酸序列进行基因分型，即将 ORF2 区的核苷酸差异不超过 20% 的分离株归为一个基因型。目前认为 HEV 至少可以分为 4 个基因型：1 型包括东南亚（缅甸和部分印度株）、中北亚（中国、巴基斯坦、哈萨克斯坦和印度株）和北非株，2 型为单一的北美（墨西哥）分离株，3 型由美国株和从株分离到的毒株构成，4 型包括从中国分离的亚型和大部分中国台湾分离株。

国内基因型的研究：从新疆流行性戊型肝炎患者粪便中分离的 2 株 HEV 全基因组序列分

析表明，新疆 HEV 流行株与缅甸株同属于基因 I 型。对从我国 19 个城市分离的 98 株散发性 HEV 基因序列分析表明，其中 62 株 (63.3%) 为基因 1 型，36 株 (36.7%) 为基因 4 型。

本病毒不稳定，对高盐、氯化铯、氯仿敏感，在碱性环境中较稳定。

(二) 流行病学

1. 流行环节

患者是本病的主要传染原，于潜伏期末和急性期早期粪便排出病毒量最高，传染性最强。暴发型 (重型) 患者虽排毒量大，但较早被隔离、监护，危害并不大。亚临床型患者和隐性感染者粪便中也可有 HEV 随之排出，此类人数量不少，又难于限制其活动，作为传染原意义大。猪、鸡、牛羊、啮齿动物体内可检测到 HEV。可以成为散发性戊型肝炎的传染原，目前，国内外对猪的研究报道最多。

HEV 感染人体后，有一较长的病毒血症期 (最长报道 112 天)，然后随胆汁经肠道排出体外，故本病的传播途径主要为肠道 (也称作粪 - 口途径)，又分为水源污染和食物污染传播，前者是引起大规模流行的主要途径，食物污染传播主要是食物在生产和加工过程中被 HEV 污染引起，苍蝇和蟑螂可以充当传播媒介；此病也可经母婴垂直传播和输血途径传播。

人群对 HEV 普遍易感，青壮年发病率高，儿童和老人发病率较低。儿童多表现为亚临床型感染，而成年人多表现为临床型感染，感染 HEV 后可产生抗 -HEV，该抗体对再次感染 HEV 有一定的免疫作用，但持续时间较短，多数于病后 5 ～ 6 个月即消失，少数患者可持续阳性 4 年或更长，病后免疫力的维持时间尚不明确。

2. 流行特点

(1) 地区分布：呈世界性，主要见于亚、非洲等发展中国家，分高度地方性流行地区、地方性流行地区、低度地方性流行性地区和散发地区。我国属地方性流行地区，对我国几个大中城市散发的急性病毒性肝炎的调查表明，戊肝占 10.28%。

(2) 性别与年龄分布：无论流行性戊型肝炎还是散发性戊型肝炎，男性发病率均高于女性，其比例前者为 (1.3 ：1 ～ 3.1) ：1，后者约为 32 ：1。然而女性的病死率 (1.18%) 要高于男性 (0.29%)。

本病可发生于任何年龄，暴发性戊型肝炎和散发性戊型肝炎的发病年龄不尽相同。1986—1988 年新疆暴发的戊型肝炎，80% 以上为 16 ～ 40 岁，老年人发病较少，儿童以亚临床感染为主。

(三) 发病机制

从灵长类动物实验及对志愿者研究结果得出：病毒可能主要经口感染，再由肠道循血供进入肝脏，在肝细胞内增生复制后排到血及胆汁，最后随粪便排出体外。猕猴实验感染表明，动物感染病毒后，在肝细胞内复制，早期肝细胞的炎症表现，可能主要是病毒的直接致肝细胞病变所致。而后为免疫应答期，肝脏病变主要为病毒诱发的细胞免疫反应介导肝细胞溶解。

(四) 病理改变

肝组织的病理改变特点有别于其他类型急性肝炎，几乎 50% 的患者存在瘀胆性肝炎，表现为毛细胆管内胆汁瘀积、实质细胞腺体样转化，而肝细胞变性却不明显。可见汇管区有中性多核细胞浸润，Kupffer 细胞增生。小叶内可见点状坏死、肝细胞气球样变、嗜酸性变及嗜酸小体，炎症反应轻，肝细胞内瘀胆及毛细胆管胆栓形成则较多见。大多数戊型肝炎患者之肝细胞病理改变呈中度损坏，偶可见亚大块或大块坏死。

（五）临床表现

1. 潜伏期

戊型肝炎的潜伏期一般认为 2 ～ 10 周，平均 40 天。1983 年观察志愿受试者的潜伏期是 36 天，1986 年 Azamgsn、Kashmir 和我国新疆调查为 10 ～ 49 天，平均 15 天，庄辉等综合 3 次同源戊肝流行，潜伏期为 15 ～ 75 天，平均 36 天。这与各地的流行病学特点不完全相同，统计条件不一致，病毒感染的数量以及病毒株的某些差异均有关。综合国内外报道，一致的认识是戊型肝炎潜伏期比甲型肝炎略长，比乙肝短。

2. 临床表现

与其他急性病毒性肝炎类似，分为急性黄疸型 (76.8% ～ 86.5%)、急性无黄疸型 (16.8%)、瘀胆型 (1.6% ～ 7.5%) 和肝衰竭 (重型)(4.8%)4 种类型。慢性戊型肝炎仅见于某些特殊患者，且时间持续时间短。急性黄疸制与无黄疸型之比为 6.4 : 1，远高于急性甲型肝炎。

(1) 急性黄疸型：临床表现与甲肝相似，但其黄疸期更长，症状更重。

1) 黄疸前期：主要表现为急性起病，起病时可有畏寒、发热、头痛、咽痛、鼻塞等上呼吸道感染症状 (出现率 20% ～ 50%)、关节痛 (7% ～ 8%、倦怠乏力 (60% ～ 70%)。继之出现食欲减退 (75% ～ 85%)、恶心 (60% ～ 80%)、呕吐、上腹不适、肝区痛、腹胀、腹泻等消化道症状。部分患者呈轻度肝大，伴触痛和叩击痛。此期持续数大至半个月，平均 3 ～ 4 天。在本期末尿色渐深，尿胆红索和尿胆原阳性，血胆红素 (Bil) 及 ALT 上升。

2) 黄疸期：体温复常，黄疸迅速加深，尿色如浓茶，大便色浅，皮肤瘙痒 (29%)，消化道症状重，持续至黄疸不再上升后方可逐渐缓解。此期一般为 2 ～ 4 周，个别病例可持续 8 周。肝功能相关指标升至高峰，以后渐缓解。

3) 恢复期：症状、体征及化验指标全面好转。各种症状减轻至消失平均约 15 天，肝脏回缩及肝功能复常平均约 27 天。此期一般为 2 ～ 3 周，少数达 4 周。

(2) 急性无黄疸型：临床也有急性期与恢复期两个阶段，但表现比黄疸型轻。部分患者无临床症状，呈亚临床型。亚临床型感染多，而成年人则多表现为临床型感染。

(3) 瘀胆型：新疆资料显示较少见，仅占 0.1%。但也有较多报道显示，瘀胆型戊肝比较常见，发生率高于甲肝，约占 7.5%。临床表现则与甲肝基本相似，黄疸常在 2 ～ 6 个月后消退，预后良好。

(4) 重型戊肝 (肝衰竭)：约占戊型肝炎的 5%，较甲型肝炎多见。老年人和病毒重叠感染者及孕妇患者肝衰竭发生率高，尤以乙肝患者再感染 HEV 时更易发生。

在戊型肝炎发生的肝衰竭类型中，急性肝衰竭较多见，与亚急性之比约为 17 : 1。急性肝衰竭在孕妇多见，尤其是妊娠晚期更多；病情发展迅猛，多数孕妇在正常生产和早产后病情急剧变化；血胆红素还在轻度和中度升高时，即可呈现一系列肝衰竭 (重型肝炎) 的临床表现，且无酶胆分离现象；肝浊音界缩小与正常者各占 50%；全部病例皆有肝昏迷，昏迷病例皆有脑水肿；III 度以上昏迷者存活率极低；出血程度与黄疸深度呈正相关，个别病例出现弥散性血管内凝血 (DIC)；预后与昏迷深度、出血程度、妊娠早晚期及脏器衰竭频数呈正相关，与黄疸深度无明显关系，存活者病程虽较长，但未见肝炎后肝硬化之表现。

其他类型肝衰竭，除孕妇外，还易见于老年和其他合并病毒感染者，尤其是重叠 HBV；病情发展较急性肝衰竭相对缓慢；黄疸较深，持续时间也长，酶胆分离现象较多见；多数患者肝浊音界不缩小，个别病例可见脾大，后者多出现在乙肝患者又感染了 HEV 的情况；几乎全部病例皆可出现肝昏迷；病程较长，病程中可出现多种并发症；病死率与脏器衰竭的数目密切相关，脏器衰竭的频数依次为肝、凝血系统、中枢神经系统、肾脏。

(5) 关于慢性戊肝：对戊型肝炎有无慢性化过程以及有无慢性病毒携带者，认识尚不一致。日本有报道，在流行期有 58.2% 的病例发展为慢性肝炎。国内赵素之对 500 例急性戊型肝炎做 3～28 个月随访，发现有 12% 的患者症状、体征、肝功能检测及活组织病理检查均未恢复正常，且符合慢性肝炎改变。但对新疆东部二次戊肝流行时病例的一年系统随访，都未发现有慢性化病例。庄辉、印度 Khroo 等观察，也未发现急性戊肝发展为慢性者。近年，国外也有报道，有免疫缺陷的肾移植患者及 T 淋巴瘤患者感染戊肝后可能长达 6 个月体内仍可检测到戊肝 HEV RNA，患淋巴瘤和化疗导致缺乏戊肝抗体，从而可能导致 HEV 持续存在。

这些结果的不一致可能与病毒株型别、人群免疫水平、年龄及其他社会因素有关。

(6) 不同生理阶段患戊肝时的临床特点

1) 妊娠期戊肝：发病率高且易发展为肝衰竭（重型）。1986—1988 年新疆戊肝流行时，孕妇发病占 23.8%，远远高于流行中的一般妇女患病率 (2.82%)。病死率高，多报道在 10%～20%，最高达 39%。新疆对 379 例妊娠并戊型肝炎患者研究发现妊娠晚期病死率最高 (21.5%)、中期次之 (8.5%)，早期 (1.5%) 与一般育龄妇女 (1.4%) 接近。病情发展迅速，往往在黄疸尚未达重型肝炎水平时，即发生肝性脑病。肝脏缩小者占 50%。肝组织病理检查示肝细胞以变性肿胀为主。大出血后的肝组织同时呈现缺血、缺氧改变。容易发生流产、早产、死胎及产后感染。往往在产后病情急转直下，主要死因为脑水肿、产后出血、肝肾综合征、上消化道出血及脑疝。在向重型发展的过程中相继出现 I、V、Ⅶ因子减少，多数病例血小板和纤维蛋白原正常，仅个别发生 DIC。

2) 儿童戊肝：随年龄增长，发病率渐高。未见有新生儿发病的报道。1～3 岁病例占儿童发病的 22.2%，7～14 岁占 77.8%。与成年人相比，儿童临床型戊型肝炎发生率低，新疆报道 3 160 例患者中儿童占 9.11%，病死率 0.52%，也较成年人为低。患儿起病急，症状较轻。发病初期有呼吸道症状较多 (6.7%～20.3%)，脾大的比例 (19.8%) 高于成年人 (0.22%)。虽黄疸型病例占绝大多数 (98.2%)，但黄疸升高幅度不如成年人，持续时间较短，肝功能改变以 ALT 升高为主。

3) 老年戊肝：发病率占总发病数的 3%～10.9%。临床以黄疸型为主，瘀胆型肝炎占比例较多，血清胆红素水平较高，持续时间长。病程相对较长，恢复较慢，住院时间比青壮年组约长 1 倍。重型肝炎发生率高于青壮年组但低于孕妇。并发症多，易继发感染。预后相对较好，病死率较低。

3. 戊型肝炎并发症

戊型肝炎和其他病毒性肝炎一样，病程中可以出现多种并发症，已见报道的有肝性脑病、感染、肝肾综合征、急性胰腺炎、糖代谢紊乱、酸碱平衡失调及电解质紊乱、心肌炎和溶血性贫血等。出血主要见于产道和消化道，其他部位也可发生。继发感染以呼吸道、腹腔和泌尿系多见。病原以细菌最多，其次为真菌。

（六）诊断及鉴别诊断

根据临床表现及实验室检查结果，结合流行病学情况进行综合分析，按照"病毒性肝炎防治方案"做出诊断。

1. 流行病学史

戊型肝炎患者多有饮用生水史、生食史、外出用餐史或到戊型肝炎地方性流行地区出差及旅游史。

2. 临床表现

从临床表现上一般很难与其他型肝炎区分，尤其是甲型肝炎。但从总体来说，急性黄疸型戊型肝炎的黄疸前期持续时间较长，黄疸期易出现胆汁瘀积、病情较重，黄疸较深；孕妇重症肝炎发病率高，在中、轻度黄疸期即可出现肝昏迷，常发生流产和死胎、产后可导致大出血，出血后常使病情恶化，并出现多脏器衰竭而死亡。

3. 实验室检查

特异血清病原学检查是确诊的依据。

(1) 酶联免疫试验 (ELISA)：检测血清中抗 -HEV IgM，为确诊急性戊型肝炎的指标。

(2) 蛋白吸印试验 (WB)：此法较 ELISA 法灵敏和特异，但操作方法较复杂，检测所需时间较长。

(3) 聚合酶链反应 (PCR)：用以检测戊型肝炎患者血清和粪便中 HEV-RNA，本法灵敏度高，特异性强，但在操作过程中易发生实验室污染而出现假阳性。

(4) 免疫电镜技术 (IEM) 和免疫荧光法 (IF)：用以检测戊型肝炎患者粪便、胆汁和肝组织中 HEV 颗粒和 HEV 抗原 (HEAg)。但此两种方法均需特殊设备和技术，且 HEV 在肝组织、胆汁和粪便中存在时间较短，阳性率较低，不宜作为常规检查。

4. 鉴别诊断

戊肝与甲肝相比，具有以下几个突出特征。

(1) 易发季节：多发于高温多雨季节，尤其在洪涝灾害造成粪便对水源广泛污染的地区。

(2) 潜伏期较长：多在 2～9 周之间，平均为 6 周。

(3) 患者发病年龄较大：以 20 岁以上的青壮年人发病率最高，在儿童中可能为临床感染。

(4) 粪便检查：患者早期粪便中可以检查出戊性肝炎病毒颗粒，但很快会自行消失。

(5) 其他：戊型肝炎多数病例症状较轻，黄疸不很严重。

（七）治疗

治疗原则及具体选药均与甲肝类似。对于暴发性肝衰竭患者，在出现不可逆的脑部损害之前进行肝脏移植手术，成功率可达 75%。对于戊型肝炎孕妇及老年患者，因易发生肝衰竭，应早期加强支持保肝等治疗，严密观察病情变化，及时发现和处理并发症。对孕妇通常不需要终止妊娠。由于肝衰竭患者常有出血倾向，必要时可输注新鲜冷冻血浆。

（八）预防

与甲型肝炎相同。主要采取以切断传播途径为主的综合性措施。为预防水型传播，主要是保护水源，防止粪便管理；注意食品卫生，改善卫生设施和讲究个人卫生也很重要。

六、其他新型肝炎病毒感染

迄今为止，公认的嗜肝病毒有 5 种，分别引起甲、乙、丙、丁和戊型肝炎。但发现和研究新型肝炎病毒一直是 20 世纪 90 年代以来的热门话题。

（一）乙型肝炎病毒 (HFV) 感染

关于肠道传播的新型病毒性肝炎，英、意、法、美、印、德等国均有报道。1994 年 Deka 等对法国散发性肠道传播的新型肝炎进行了较深入的研究，认为其病原体为双链 DNA 病毒，基因组长约 20 kb，病毒颗粒 27 ～ 37 nm，命名为乙型肝炎病毒 (HFV)。1995 年 Eric 等又报道在印度发生的水源暴发流行的非甲 - 非戊型肝炎，与上述 HFV 感染相似，但至今 HFV 和乙型肝炎的关系并未确认。

（二）庚型肝炎病毒

1995 年，美国 Abbott 实验室获得了所谓 GBV-A 和 GBV-B 两个"肝炎病毒"相关全序列，其后又在不同人群中扩增出 GBV-C 的全序列。几乎在同期，美国 Genelabs 实验室从输血后肝炎患者血清中获得了 1 株新的病毒基因组全序列，命名为庚型肝炎病毒。后来证实，HGV 和 GBV-C 为同种病毒的不同分离株。当时曾引起医学界轰动，认为一种新的肝炎致病因子已被发现。就是在这样一种氛围里，HGV 非常频繁地出现在各种医学杂志乃至教科书里。数年后的今天，临床医学界对所谓"HGV"的热情已经过去，这是因为太多相反研究结果令人失望。

1. HGV 基因特征

超滤研究显示，该病毒大小为 20 ～ 30 nm，25% 乙醚可使病毒部分灭活，50% 乙醚和加热超过 56℃可完全灭活。有报道，HGV 能在体外培养的 T 细胞系和肝细胞内复制。其基因组为单正链 RNA，长约 9 400 bp，分 5'- 非编码区 (5'-NCR)，编码区 (ORF) 和 3'- 非编码区 (3'-NCR)。5'-NCR 长度在 479 ～ 5 551 bp 之间，较为保守，存在 4 个二级结构决定簇，可能与启动病毒复制有关，ORF 分为结构基因区和非结构基因区，编码约 3 000 个氨基酸的多聚蛋白前体，在蛋白酶的作用下多聚蛋白前体裂解为结构蛋白和非结构蛋白。结构蛋白包括核心蛋白和包膜蛋白 (E1、E2)。核心蛋白可诱导机体的体液免疫应答，但亦有学者在 HGVORF 内未发现 C 区，认为 HGV 缺乏核心蛋白或存在核心蛋白缺陷。E1 和 E2 区编码的包膜蛋白具有诱导 B 细胞免疫应答的免疫优势表位，是抗 -HGV 血清学检测试剂所采用的主要抗原。非结构蛋白包括 P7 样蛋白、锌蛋白酶、丝氨酸蛋白酶、螺旋酶和 RNA 指导的 RNA 聚合酶等。3'-NCR 长度为 310 ～ 315 bp，是 HGV 全基因组中最保守的部位。

世界各地 HGV 分离株核苷酸和氨基酸序列间存在着不同程度的差异。但同 HCV 及其他病毒相比，HGV 基因变异与其生物学特性及致病性的关系并不密切。目前将 HGV 分为 4 个基因群，其中基因 2 群又可分为 2 a 和 2 b 两个亚群。基因 1 群主要分布于非洲，2 a 群分布于亚洲、欧洲和美洲，2 b 群分布于欧美和东非，3 群主要分布于亚洲，4 群仅见于中国。

2. 流行病学

HGV 与 HCV 传播途径相似，主要经血液和血液制品传播。也有可能垂直传播和通过性传播。HGV 感染的诊断主要依赖检测血清 HGVRNA 和抗 -HGV。对源自美国、欧洲、澳大利亚和非洲肝病患者标本检测结果表明，原因不明肝病患者 HGVRNA 检出率为 10.4%；慢性乙型肝炎和慢性丙型肝炎患者 HGVRNA 检出率分别为 7.9% 和 18.8%；肝癌、乙醇性肝炎、自身免疫性肝炎以及原发性胆汁性肝硬化患者 HGV 感染率分别为 6.7%、10.2%、9.5% 和 1.8%，HGVRNA 阳性而原因不明者约 37%。献血员 HGV 感染率为 1.2%(冻存标本) 和 2.3%(新鲜标本)。HIV 感染者中 HGVRNA 检出率为 9%，静脉吸毒者、持续性血液透析患者、血友病患者和多次受血者 HGV 感染率分别为 15.8% ～ 49%、55%、18% 和 18%。一般人群 HGVRNA 的阳性率波动于 0.5% ～ 2.5% 之间。用 HGV 包膜蛋白 E2 区基因中国仓鼠细胞表达的重组蛋白建立 ELISA，用于检测血清中抗 -E2，调查显示，抗 -E2 阳性率在欧洲国家为 10.95% ～ 16%，南非为 20.3%，巴西为 19.5%，在亚洲国家如不丹、马来西亚和菲律宾分别为 3.9%、6.3% 和 2.7%。静脉药瘾者、血友病患者等高危人群中抗 -E2 阳性率可达 53% ～ 73%。国内学者应用 HGV 不同基因区的合成肽作为抗原建立 HGV 免疫酶检测法，初步检测结果表明，非甲 - 非戊型肝炎患者、HCV 感染者、戊型肝炎患者、HBV 感染者、健康献血员及自然人群的抗 -HGV 阳性率分别为 30% ～ 40%、12% ～ 28%、10%、8%、5% 和 1.59%。

3.HGV 的致病性问题

发现 HGV 已数年，其致病性问题尚无定论。

(1) 动物模型：接种含 HGV 血浆的黑猩猩在接种后第 74 日，血清中可检出 HGVRNA，病毒血症持续 151 日。全部黑猩猩肝脏酶学检测均正常，肝活检也无异常改变。

(2) 人体观察：一方面，HGV 在各型肝炎及高危人群中皆以一定的比例存在，尤其在非甲 - 非戊型肝炎患者中有较高的检出率，在急性重型肝炎中也发现 HGV，提示 HGV 可能是人类肝炎的一种病原体。

另一方面，不少学者认为该病毒无明显致病性，其主要依据如下：①研究提示 HGV 主要复制地点不在肝脏，它可能不是一个嗜肝病毒；② HGV 感染者多缺乏或仅有轻微的肝损害；③ HGV 病毒血症虽可持续多年，但并不导致慢性肝损害；④ HGV 与其他肝炎病毒合并感染时，患者肝功能损害和病理变化似不受 HGV 感染的影响。

(三)TT 病毒 (TTV) 感染

1997 年日本学者发表第一篇关于发现 TTV 的论文，1998 年 GenBank 发布第一个 TTV 全基因，此后许多国家开展了 TTV 的研究，对此病毒有以下认识。

1.TTV 基本特征

日本学者运用代表性差异分析 (RDA) 技术，从一例输血后肝炎患者克隆到一个 500 bp 的片段 (N22)，通过分子流行病学研究，证实 N22 与输血后肝炎有高度特异性，并把该基因片段可能代表的病毒以患者的名字命名为 TTV。由于该病毒由输血传播，故也称输血传播病毒 (TTV)。

TTV 蔗糖浮密度为 1.26 g/cm³，氯化铯浮密度为 1.31 ～ 1.32 g/cm³。基因组全长 3 739 bp，ORF1 位于该基因组的 589 ～ 2 898 位核苷酸，编码 770 个氨基酸；ORF2 位于 107-712 位核苷酸，编码 202 个氨基酸。基因组结构具有细小病毒科的病毒特征。最近研究表明 TTV 是一个单链环形非包膜病毒。

2. 流行病学

TTV 感染的分布极为广泛。非甲 - 非戊型慢性肝病中，TTV 阳性率为 46%(41/90)，其中慢性肝炎 47%(15/32)、肝硬化 48%(19/40)、肝癌 39%(7/18)；在非甲 - 非戊型急性重型肝炎中，

TTV 阳性率为 47%(9/19)。血友患者 TTV 阳性率为 (26/57) 和献血员 12%(34/40)。北京军事医学科学院实验室与北京地坛医院、佑安医院、深圳宝安血站的合作研究表明，非甲 - 非戊型肝炎患者中，TTV 阳性率 43%(48/112)，甲 - 庚型肝炎患者中，TTV 阳性率为 2.9%(3/102)。ALT 升高的献血员阳性率为 34.6%，(9/26)，ALT 正常的献血员为 14.4%(24/166)。

由此看来，TTV 的生物学行为很可能类似 HBV，既可引起急性重型肝炎、急性肝炎、慢性肝炎，还可以造成慢性携带，且比例甚高。显然 TTV 的传播不限于输血和使用血制品，日常生活接触传播很可能是造成如此高比例人群携带该病毒的主要原因。日本研究发现 TTV 还可经消化道传播。

目前 TTV 感染的诊断主要是应用 PCR 法检测血清 TTVDNA。

3.TTV 的致病性问题

国内外学者对 TTV 的致病性问题尚存在很大争议。根据上述血清流行病学调查结果，一部分学者认为 TTV 可能是一种病毒性肝炎的病原体，但另一部分学者则认为 TTV 可能是一种伴随病毒。欲获致病性的最终结论，尚需进行更深入的研究。

(四)SEN 病毒 (SENV) 感染

2000 年，DiaSorin 生物技术公司的意大利学者 Primi 等从 1 名感染 HIV 的毒瘾者血清中分离到一株单链 DNA 病毒，以该患者的首写名 (SEN) 命名为 SEN 病毒 (SENV)，基因序列与已知的任何病毒的同源性不超过 50%。该病毒有 8 个成员，分别命名为 SEN-A-H。

1.SENV 的基本特性

SENV 属于 TTV 相关病毒的超家族，很可能是一种无包膜的小单链环状 DNA 病毒。基因组全长 3 788 ～ 3 815 bPo 全序列分析比较发现，SEVN 有 3 个 ORF，ORF1 编码产物含有 642 ～ 762 个氨基酸，N 末端富含精氨酸 / 赖氨酸区相对保守，ORF1 具有 3 个 Rep 蛋白基序，其中 SENV-A、SEVN-C 及 SENV-H 的羧基端包含一个亮氨酸拉链结构。ORF2 编码产物含有 146 ～ 166 个氨基酸。ORF3 与 ORF1 的 3' 端序列部分重叠，由 81 ～ 88 个氨基酸组成，在 ATG 起始密码子上游有一个 TATA 基序 (motif)。

TTV、TTV 相关病毒、TTV 样微小病毒 (TLMV) 和鸡白血病毒 (CAV) 可能组成一个病毒科 (或超级科)，该科具有下列特点。

(1) 基因组为单链闭合环状 DNA。

(2) 在 ORF2 上游非编码区具有保守的 TATA 盒子、T-Ag 和 Cap 位点功能区。

(3) 存在 ORF2 编码的蛋白 WX-sub7-sub3-CXCX-sub5-H 功能区。

(4)ORF1 编码一个糖蛋白，其氨基末端富含精氨酸。本病毒科很可能存在更多的成员，用其非编码区的保守核苷酸序列设计引物，可能对发现新成员有用。

2.SENV 感染的流行病学

后续研究发现，12 例输血相关的非甲 - 非戊型肝炎患者中，有 10 例为 SENV 阳性；而在 50 例有输血史但没有肝炎表现的患者中，仅 4 例查到 SENV；在 49 名无输血史的人中，只有 1 例找到 SENV。DiaSorin 公司宣称，研究人员至今已经分析了约 600 份血液标本，发现在 19 例不明原因慢性肝炎患者中 13 例为 SEVN 阳性。不同人群中 SENV 流行率各异，在输血相关的非甲 - 非戊型肝炎患者中流行率较高，而在健康供血员中流行率降低，SEVN 可能主要通过血液传播。

3.SENV 的致病性问题

虽然目前从人类分离的本科病毒对人几乎不致病，但在其众多成员中，不能完全排除其中某些病毒可能有致病性。由于本科病毒的异源性较高，在研究其致病性时，必须按各组的单个成员或同一小组内关系最近的成员进行分析。

七、小儿病毒性肝炎

在我国，小儿病毒性肝炎的发病率相当高，但目前已经受到了普遍重视。小儿与成年人病毒性肝炎在病因、发病机制、临床表现及治疗反应上有很大的差别，且不同的病毒亦可导致病毒性肝炎，除具有共同的组织学改变外，其临床特点、病程、转归和治疗反应各有不同。因此，病毒性肝炎首先要明确其病因。

(一) 病因分类

1. 甲型肝炎病毒 (hepatitis A virus，HAV)

HAV 在分类学上属 RNA 病毒科嗜肝病毒属，基因组为正股单链 RNA，全长约 7 480 核苷酸。甲型肝炎 (hepatitis A，HA) 的传染原主要是 HA 患者急性期和亚临床感染者。潜伏末期和发病后 2 ～ 3 周，患者粪便排出甲肝病毒量最多，以发病前 4 天至发病后 4 ～ 6 天传染性最强。当黄疸出现，谷丙转氨酶 (ALT) 增高时，排出病毒量逐渐减少，至第 3 周后，基本消失，因而传染性明显减弱。HA 的传播途径主要是经粪 - 口传播，水源和食物污染可呈暴发流行，而密切接触传播多为散发。因 HAV 病毒血症期短，经血液途径传播机会甚少。HAV 可广泛感染人群，我国人群感染率为 70% ～ 89.1%。5 ～ 14 岁儿童 HAV 发病率最高，其次为 2 ～ 4 岁的幼儿。婴儿在 6 月龄内，因有来自母体的抗 -HAV，可防止 HAV 感染，6 月龄后成为易感者。HAV 引起感染的结果可分为三类。

(1) 没有肝脏病变的证据，HAV 可能在肝外某些细胞增殖，机体产生了免疫，临床表现为隐性感染。从隐性感染者粪便中分离出 HAV，证实了隐性感染的存在，提示其同样排毒。

(2) HAV 侵入靶器官，仅引起有限复制，出现轻度 ALT 升高，表现为亚临床感染。

(3) 病毒在肝细胞中复制，表现为伴黄疸的显性感染。

HAV 的临床与亚临床感染 (包括隐性感染) 之比为 1 ∶ (14 ～ 38)。亚临床型和临床型抗 -HAVIgM 无差别，亚临床型也可获得稳固的免疫，但亚临床感染者是最危险的传染原。HAV 是典型的自限性疾病，无慢性携带者，亦可导致慢性肝病，90% 在 6 个月中完全恢复。病死率低，为 0.1% 左右。所以，甲肝在治疗学上无特殊而在预防上占重要位置。预防除了控制传染原和切断传播途径外，尚可注射疫苗。目前国外已有甲型肝炎病毒的灭活疫苗，高度安全，免疫原性良好，接种后可产生足够水平的中和抗体，我国也有减毒活疫苗，应用效果不如前者，建议在 2 岁以上人群中使用。完整的免疫过程包括初次免疫和 6 ～ 12 个月内的加强免疫。

2. 乙型肝炎病毒 (hepatitis B virus，HBV)

HBV 感染能够导致诸多结局，一般多以急性肝炎与隐性感染过程自限，预后良好。但急性 HBV 感染的慢性化常带来严重的后果。据统计，慢性 HBV 携带者全世界约 2 亿人以上。在慢性携带者中 10% ～ 25% 发展为慢性肝炎，以致肝硬化和肝癌。2006 年底结束的全国第一次肝炎流行病学调查资料表明，HBsAg 流行率为 7.18%，1 ～ 4 岁儿童 0.96%，5 ～ 14 岁 2.42%。

急性 HBV 感染慢性化结局的频率，由于某些因素而有很大的变化。过去有人认为，遗传因素、种族起源、营养状况等因素起决定性作用，但未被公认。

目前认为，在 HBV 慢性携带者的发病因素中起重要作用者依次如下：①最初感染时的年龄；②感染宿主的免疫状态；③ HBV 的感染力；④性别。其中，最初感染时的年龄是慢性化的决定因素之一。在我国，新生儿期感染者 90%～95% 成为慢性 HBV 携带状态；3 岁以下的婴幼儿感染率为 20%～30%；而成年人仅为 5%～10%。这说明在生命的早期，机体免疫功能发育不成熟，免疫系统识别和清除 HBV 的功能，不健全，易致 HBV 感染，且一旦感染则易形成慢性携带状态，其中约 1/4 发展为慢性肝炎。德国 Maier 提出，HBV 携带相关的首要因素是年龄。

(1) 母婴垂直感染导致的 HBV 携带者：小儿期的 HBV 传播概率以母婴垂直感染占优势。这与围生期宿主暴露感染早、免疫功能不健全、母血中感染性病毒颗粒数量及进入宿主血液中数量有关。感染病毒颗粒数量多的 HBsAg 阳性母亲的小儿，90% 被感染，其中又有 90% 以上受染患儿成为慢性携带者。HBeAg(低分子可溶性蛋白质) 可通过胎盘，并抑制对核壳 (病毒颗粒) 蛋白免疫清除时的细胞免疫应答。此外，新生儿免疫系统不成熟，存在免疫抑制因子 (如甲胎蛋白) 和感染大量病毒等亦能促进分娩前或分娩时暴露的新生儿的慢性感染发病率上升。

(2) 婴幼儿期因水平感染导致 HBV 携带：我国系 HBV 高携带地区，由于传染原的广泛存在。HBV 水平传播十分普遍与严重。

3. 丙型肝炎病毒

HCV 感染慢性化比例高于目前已知其他嗜肝病毒，已被公认并引起高度重视。大量国内外资料表明，在世界范围内，输血后丙型肝炎的发病率受各种因素的影响，差别较大，一般波动在 3%～9%。同样，急性丙肝患者中转为慢性的病例数变化也较大，33%～75%(平均50% 以上)。通过长期观察，其中有 10%～20% 最终将发展为肝硬化。

丙肝病毒与乙肝病毒的传播途径不尽相同。

(1) 输血后肝炎中 70%～90% 由 HCV 感染引起，这是 HCV 传播的主要途径。

(2) 经皮下注射也是 HCV 传播的另一途径。

(3) 非经皮下注射传播 (包括隐匿的经皮途径或称散发性病例) 同样也可发生 HCV 感染，且在不发达国家更为重要。由美国疾病控制和预防中心 (CDC) 指导的前瞻性研究对美国 5 个城市同期发生的病毒性肝炎病例分析显示，丙肝散发病例为 18%～37%(平均 26%)。其中成年人 15%～30%，儿童发病率为成年人的 1/2，即 7%～15%。沙特阿拉伯一项研究表明，儿童抗 -HCV 阳性率和成年人一样普遍 (约 1%)，HBV 感染率最高地区的儿童抗 -HCV 阳性率高达 6%。

(4) 围生期传播的事实已被证实，但其传播率及转归尚不清楚，多数人认为与 HBV 母婴垂直传播不同，这不是 HCV 传播的重要方式。

4. 丁型肝炎病毒

HDV 系一种缺陷病毒，其复制必须依赖 HB-sAg 的存在，其感染具有世界性，且呈地方性流行。由于它对肝细胞的直接破坏作用，在一定程度上影响着乙肝的发生、发展和结局。然而，有趣的是，在我国这样一个 HBV 携带率很高的国家，丁型肝炎病毒感染率很低。

5. 戊型肝炎病毒

HEV 属于小 RNA 病毒，为无包膜球形颗粒，呈二十面体对称，完整致病因子是 32 nm 病毒颗粒。戊型肝炎的传染原主要是急性戊型肝炎患者，亚临床型感染者是最危险的传染原。戊型肝炎主要是经粪 - 口途径传播。虽然任何年龄均可发病，但本病主要侵犯青壮年。70% 以上的病例为 15 ～ 39 岁，儿童和老年人发病较少，儿童患病率低可能与儿童感染 HEV 后多为亚临床型感染有关。

HEV 感染引起的肝脏组织病理学损害可能是 HEV 在肝细胞复制和表达造成肝损害和随后的免疫病理学应答的结果。本病为自限性，一般不发展成慢性，多数患者起病急，约 1/2 的病例有发热，关节痛较为多见，胆汁瘀积症状较 HAV 常见。黄疸前期症状似较 HAV 严重，且持续时间较长。50% 的患者可长达 4 ～ 5 天。黄疸约 1 周内消失，多数患者于发病后 4 ～ 6 周症状消失，肝功能恢复正常。

本病病死率高，可达 1% ～ 2%，尤以孕妇严重，特别是妊娠晚期，孕妇发病后常发生流产和死胎。

(二) 组织病理学特征

1. 急性肝炎的组织学病理类型　按病变的轻重，分为以下 3 型。

(1) 急性轻型肝炎：主要病变为肝细胞的变性坏死，单个核细胞的浸润和库普弗细胞肥大与增生及汇管区的炎症。

(2) 急性肝炎伴碎屑样坏死：类似轻型慢活肝的改变。可见于急性甲型肝炎。

(3) 急性肝炎伴融合性坏死：此类病变易误诊为急性重型肝炎。

2. 慢性肝炎的组织学病理类型

在 HBV 所致的小儿慢性肝炎中，CAH 所占比例虽不如成人高，但发病率并不低，且 CAH 伴肝硬化的发生并非少见，应引起高度重视。

HBV 感染不同的传播途径所致组织病理学改变的类型也各不相同。母婴传播所致的无症状 HBsAg 携带儿童 (AsC) 与非母婴传播所致者，前者更易引起慢性肝实质损害。经对 20 例 AsC 及对照组做 3 ～ 5 年的病理组织学随访观察，前者慢性肝病、C:AH 及肝硬化的形成率分别为 85%(17/20)、50%(10/20)、15%(3 120)；后者分别为 35%(7/20)、10%(2/20) 及 (0/20)。

(三) 临床表现

1. 急性肝炎

小儿急性肝炎黄疸前期的临床表现主要为发热、乏力、食欲缺乏、恶心、呕吐、腹痛，注意与上感、胃炎、急腹症区别。尿黄早于皮肤巩膜黄染 3 ～ 5 天。所以尿胆红素对早期诊断很有意义。化验 ALT 和 (或) 血清胆红素在 17 μmol/L 以上并排除其他原因引起的黄疸者，参考流行病学资料，尤其是儿童的发病年龄以及秋冬季节，即可临床诊断，但同时要做病原血清学的检合结果，力求做到病原学诊断。

2. 慢性肝炎

病程超过 6 个月，根据病原学结果即可明确诊断。笔者对 144 例住院小儿乙肝进行病理分型与临床关系的研究表明，各型小儿乙肝临床与病理诊断总符合率为 64.58%(93/144)。临床诊断为急性肝炎经病理证实为慢性肝炎者高达 8%(20/31)。病理诊断为 CAH，临床误诊率为

54.55%(30/55)；临床诊断中，急性肝炎的误诊率较高。病理诊断 CAH 临床诊断的误诊率亦偏高。

推测误诊与下列因素：①本组病例 HAV 感染率为 21.74%，部分无症状慢性肝炎合并 HAV 感染出现急性 51 例误诊为急性肝炎；② CPH，CAH 病程在 6 个月以内者为 27.82%(37/133)。按目前临床诊断标准，这部分病例易误诊；③ CAH 中，发病年龄小（小者仅数月龄），无症状查体发现 45.45%，在 ALT、SB、PT/PA、γ 球蛋白值的改变及血清乙肝病毒标记的分布方面与 CPH 无明显差别，仅凭临床资料分析不易判别。

（四）诊断

诊断主要是临床加病原学诊断。肝组织活检有助于慢性肝炎的诊断，是疑难患者不可缺少的检查手段。

（五）鉴别诊断

1. 肝豆状核变性 (Wilson 病)

本病属常染色体隐性遗传性铜贮积病，机制是铜排泄障碍，造成过量的铜离子在肝、脑核、虹膜等处沉积，引起细胞变性、死亡。患者出现临床症状年龄不等 (6 ～ 40 岁)，儿童期出现肝损害症状，随着年龄的增长，出现神经精神症状，由于 Wilson 病临床及病理组织学表现酷似慢性病毒性肝炎，因此，病毒指标阴性的肝病患儿首先要排除 Wilson 病。

2. 糖原累积症

由于酶缺陷而造成糖原贮积的常染色体隐性遗传病。糖原广泛存在于各种组织的细胞内，以肝脏、心脏及肌肉中的含量最多。糖原累积症依其所缺陷的酶可分为 13 型。

疾病的最后诊断依靠酶的测定，酶测定可取材于肝细胞、肌细胞，部分可从白细胞、红细胞或成纤维细胞中测得。GSDO 全 GSD Ⅷ型中除 Ⅴ、Ⅶ型外，均可累及肝脏。以不明原因的肝脾大起病则要除外该病。

3. 戈谢病

本病为常染色体隐性遗传，犹太人多见，国内已有不少报道。本病系 β- 葡萄糖苷酶缺乏，使葡萄糖脑苷脂沉积在肝、脾、骨骼和中枢神经系统的单核巨噬细胞内而造成肝脾大、骨骼受累和神经系统症状。本病分为三型：①成人型或慢性型；②婴儿型或急性型；③少年型或亚急性型。婴儿型可在出生后 1 ～ 4 周出现症状。发病越早，病情进展越快。根据肝脾大，或有中枢神经系统症状，骨穿涂片瑞氏染色找到戈谢细胞、血清酸性磷酸酶增高即可诊断。

4. 尼曼 - 匹克病

为先天性糖脂代谢疾病，为常染色体隐性遗传，约 1/3 有家族史，较戈谢病少见。本病多见于 2 岁以内要幼儿，也有新生儿期发病。本病系神经鞘磷脂酶缺乏致神经鞘磷脂代谢障碍，导致全身网状内皮系统，有大量含神经磷脂的泡沫细胞 (尼曼 - 匹克细胞)，诊断依靠从肝、脾、淋巴结组织找泡沫细胞。从而出现肝脾大、中枢神经系统退行性变。

（六）治疗和转归

1. 急性肝炎的治疗

(1) 应强调早期卧床休息，至症状明显减退，可逐步增加活动。给予适合患者口味的清淡饮食，足够维持营养的热量和蛋白质，不强调高糖和低脂肪饮食。

(2) 适当补充 B 族维生素和维生素 C。进食量过少者可由静脉补充葡萄糖及维生素 C。

(3) 适当地给予降黄降酶治疗 (具体治疗见慢性肝炎治疗的有关章节)。尤其是中医中药的治疗。

(4) 若明确诊断为急性乙肝，病程超过 3 个月尚未出现抗 -HBs 者，有人认为可给予抗病毒治疗，如干扰素的治疗，疗程 1 ~ 3 个月，直至出现抗 -HBs。若明确诊断为急性丙肝，目前主张早期即可用干扰素治疗。

2. 小儿慢性乙、丙肝的治疗

对于小儿慢性乙、丙肝的治疗，除采取内科综合治疗，包括休息、营养、维生素及微量元素等抗肝损伤的对症治疗外，应注意积极抗病毒治疗；在有条件下根据机体免疫状况采用免疫调节剂，以提高机体的抗病毒免疫反应。

(1) 综合治疗：包括微量元素、能量及各种维生素的补充。在婴幼儿注意肝性佝偻病、营养不良及贫血。

(2) 抗肝细胞损伤药：这类药中为数较多的是降酶药 (降转氨酶)。国外主要有水飞蓟宾、甘草酸等。国内发现很多中草药及提取物有疗效，如五味子、山豆根、垂盆草、猪苓多糖、齐墩果酸、葫芦素及人工合成药联苯双酯、双环醇等。

(3) 抗病毒治疗：慢乙肝有效的抗病毒治疗药物有两类，一类为 α 干扰素 (包括聚乙二醇 α 干扰素)；另一类为核苷或核苷类似物如拉米大定、阿德福韦酯、恩替卡韦和替比夫定等。目前被批准用于治疗儿童慢性乙肝的仅 α 干扰素和拉米大定，还有些核苷类似物在做上市后的关于儿童应用方面的临床研究如阿德福韦酯、替比夫定等。

第六章 自然疫源性疾病

第一节 鼠疫

鼠疫又称黑死病，是由鼠疫杆菌引起的自然疫源性烈性传染病。临床主要表现为高热、淋巴结肿痛、出血倾向、肺部特殊炎症等。在国际检疫中被列为第 1 号法定的传染病，在《中华人民共和国传染病防治法》中列为甲类传染病。

一、流行病学

（一）传染原

鼠疫为典型的自然疫源性疾病，一般先在鼠间流行后在人间流行。

人间鼠疫的传染原包括染疫动物和鼠疫患者。前者主要是啮齿动物，如褐家鼠和黄胸鼠等，是家鼠鼠疫疫源地内人间发生腺鼠疫流行的主要传染原。而后者特别是肺鼠疫患者，可通过飞沫向外排菌，引起肺鼠疫流行；腺鼠疫或其他型患者出现菌血症时，也可通过媒介昆虫的作用，成为腺鼠疫的传染原。

（二）传播途径

1. 媒介昆虫

主要是通过染疫跳蚤的叮咬，其他血吸虫媒，如硬蜱、臭虫、虱子等，在自然条件下也可以携带鼠疫菌。

2. 直接接触

人与感染鼠疫的动物（包括家畜）、媒介昆虫、鼠疫患者及其尸体，带菌分泌物和排泄物直接接触皆可引起感染。人们猎取或剥食旱獭是常见的直接接触感染途径之一。

3. 飞沫

续发或原发性肺鼠疫患者可以通过呼吸、谈话、咳嗽、打喷嚏等借助飞沫经呼吸道在人与人之间传播鼠疫，并迅速造成肺鼠疫大流行；在剥制染疫动物过程中，由于飞沫四溅并可通过呼吸道引起直接感染。

（三）人群易感性

人群对鼠疫普遍易感，无性别、年龄差别。病后可获持久免疫力，预防接种可获一定免疫力。

（四）流行特征

1. 自然疫源性

世界各地存在多个自然疫源地，野鼠鼠疫长期持续存在。人间鼠疫多由野鼠传至家鼠，由家鼠传染于人引起。偶因狩猎（捕捉旱獭）、考查、施工、军事活动进入疫区而被感染。

2. 流行性

本病多由疫区借交通工具向外传播，形成外源性鼠疫，引起流行、大流行。

3. 季节性

与鼠类活动和鼠蚤繁殖情况相关。人间鼠疫多发生于 6～9 月，肺鼠疫多在 10 月以后流行。

4. 隐性感染

在疫区已发现无症状的咽部携带者。

二、发病原理与病理变化

（一）发病原理

鼠疫杆菌侵入皮肤后，被吞噬细胞吞噬，先在局部繁殖，随后迅速经由淋巴管至局部淋巴结繁殖，引起原发性淋巴结炎（腺鼠疫）。淋巴结里大量繁殖的病菌及毒素入血，引起全身感染、败血症和严重中毒症状。脾、肝、肺、中枢神经系统等均可受累。病菌波及肺部，发生继发性肺鼠疫。病菌如直接经呼吸道吸入，则先在局部淋巴组织繁殖，继而波及肺部，引起原发性肺鼠疫。在原发性肺鼠疫基础上，病菌侵入血液，又形成败血症，称继发性败血型鼠疫。少数感染极严重者，病菌迅速直接入血，并在其中繁殖，称原发性败血型鼠疫，病死率极高。

（二）病理变化

鼠疫基本病变是血管和淋巴管的急性出血和坏死，局部淋巴结有出血性炎症和凝固性坏死，内有大量病原菌，邻近淋巴结也可累及。肺充血、水肿，偶见细菌栓子所致的散在坏死结节。肺鼠疫呈支气管或大叶性肺炎，支气管及肺泡有出血性浆液性渗出以及散在细菌栓塞引起的坏死性结节。各器官均充血、水肿或坏死。血多呈黑色，浆膜腔常积有血性渗出液。

三、临床表现

潜伏期一般为 2～5 日。腺鼠疫或败血型鼠疫 2～7 天；原发性肺鼠疫 1～3 天，或短至数小时；曾预防接种者，长至 12 天。

临床上有腺型、肺型、败血型及轻型等四型，除轻型外，其他各型，起病急骤，均有较重的毒血症症状及出血现象。

（一）腺鼠疫

占 85%～90%，多发生于流行初期。除全身中毒症状外，以急性淋巴结炎为特征。腹股沟淋巴结最常累及，约占 70%，依次为腋下、颈部和颌下，一般为一侧偶或双侧、多处同时出现。淋巴结在病程第 1 天即有增大，并伴有红、肿、痛，于第 2～4 天达高峰。局部淋巴结与周围组织粘连成块，剧烈触痛，患者处于强迫体位。4～5 日后肿大的淋巴结可化脓溃破或逐渐消散，病情缓解。部分可发展成败血症、严重毒血症及心力衰竭或肺鼠疫而死。用抗生素治疗后，病死率可降至 5%～10%。

（二）肺鼠疫

最严重的一型，病死率极高。多见于流行期的高峰，患者毒血症显著，在 24～36 小时内出现咳嗽、呼吸短促、发绀等，继而发生较重的胸痛，最初痰量少，后转稀而多，色鲜红而含泡沫，有大量病菌。呼吸困难和发绀加剧，而肺部仅听到散在啰音或胸膜摩擦音；胸部 X 线呈支气管炎表现，故症状与体征很不相称。患者可因休克、心力衰竭等而于 2～3 日内死亡，临终前患者全身皮肤呈高度发绀。

（三）败血型鼠疫

又称暴发型鼠疫。可原发或继发。原发型鼠疫发展极速，常突然高热或体温不升，神志不清，谵妄或昏迷；无淋巴结肿；皮肤黏膜出血、鼻出血、呕吐、便血或血尿、弥散性血管内凝血 (DIC) 和心力衰竭；多在发病后 24 小时内死亡，很少超过 3 天；病死率高达 100%。继发性败血型鼠疫则可由肺鼠疫、腺鼠疫发展而来，症状轻重不一。

（四）轻型鼠疫

又称小鼠疫。发热轻，患者可照常工作，局部淋巴结肿大，轻度压痛，偶见化脓。血培养可阳性。多见于流行初、末期或预防接种者。

（五）其他少见类型

1. 皮肤鼠疫

病菌侵入局部皮肤出现疼痛性红斑点，数小时后发展成水泡，形成脓疱，表面覆有黑色痂皮，周围有暗红色浸润，基底为坚硬溃疡，颇似皮肤炭疽。偶见全身性脓痕，似天花，故有天花样鼠疫之称。

2. 脑膜脑炎型

多继发于腺型或其他型鼠疫。在出现脑膜脑炎症状、体征时，脑脊液为脓性，涂片或培养可检出鼠疫杆菌。

3. 眼型

病菌侵入眼结膜，致化脓性结膜炎。

4. 肠炎型

除全身中毒症状外，有腹泻及黏液血样便，并有呕吐、腹痛、里急后重，粪便可检出病菌。

5. 咽喉型

隐性感染。无症状，但从鼻咽部可分离出鼠疫杆菌。见于预防接种者。

四、实验室检查

（一）常规检查

1. 血常规

白细胞总数常达 $(20 \sim 30) \times 10^9/L$ 以上。初为淋巴细胞增高，以后中性粒细胞显著增高，红细胞、血红蛋白与血小板减少。

2. 尿

减少，有蛋白尿及血尿。

3. 大便

肠炎型者呈血性或黏液血便，培养常阳性。

（二）细菌学检查

采淋巴结穿刺液、脓、痰、血、脑脊液进行检查。

1. 涂片检查

用上述材料做涂片或印片，革兰染色，可找到 G⁻ 两端浓染的短杆菌。50% ~ 80% 阳性。

2. 细菌培养

检材接种于普通琼脂或肉汤培养基。血培养在腺鼠疫早期阳性率为 70%，晚期可达 90% 左右。败血症时可达 100% 阳性。

3. 动物接种

将标本制成生理乳剂，注射于豚鼠或小白鼠皮下或腹腔内，动物于 24 ～ 72 小时死亡，取其内脏做细菌检查。

4. 噬菌体裂解试验

用鼠疫噬菌体加入已检出的可疑细菌中，可看到裂体及溶菌现象。

(三) 血清学检查

1. 间接血凝

用 F1 抗原检测患者或动物血清中 F1 抗体。F1 抗体持续 1 ～ 4 年，故常用于流行病学调查及回顾性诊断。

2. 荧光抗体染色检查

用荧光标记的特异性抗血清检测可疑标本，特异性、灵敏性较高。

3. 其他

酶联免疫吸附试验、放射免疫沉淀试验可测定 F1 抗体，灵敏性高，适合大规模流行病学调查。

五、诊断标准

(一) 疑似病例

起病前 10 日内，曾到过鼠疫流行区或有接触鼠疫疫源动物及其制品、鼠疫患者或鼠疫菌培养物的历史。突然发病，病情迅速恶化的高热患者。具有下列症候群之一者，应考虑为疑似病例。

1. 急性淋巴结肿胀、剧烈疼痛、出现被迫性体位。

2. 呼吸困难，咳血性痰。

3. 具有毒血症候、迅速虚脱。

4. 伴有重度中毒症候的其他综合征。

5. 在没有接种过鼠疫菌苗的患者血清中，被动血凝试验 1 ∶ 20 以上滴度的抗鼠疫杆菌 F1 抗体，或用其他经国家级单位认可 (确定) 的试验方法检测达到诊断标准的，也应做出疑似病例的追溯诊断。

(二) 确诊病例

1. 在疑似患者或尸体材料中检出具有毒力的鼠疫杆菌，是确诊首例鼠疫患者的唯一依据。

2. 当一起人间鼠疫已经确诊后，在患者或尸体材料中检出鼠疫杆菌的 II 抗原或血清 FI 抗体升高 4 倍以上，可对续发病例做出确诊。

3. 实验确诊，疑似病例加 1 或 2。

六、鉴别诊断

(一) 腺鼠疫应与下列疾病鉴别

1. 急性淋巴结炎

此病有明显的外伤，常有淋巴管炎，全身症状轻。

2. 丝虫病的淋巴结肿

本病急性期，淋巴结炎与淋巴管炎常同时发生，数天后可自行消退，全身症状轻微，晚期血片检查可找到微丝蚴。

3.兔热病

由兔热病菌感染引起,全身症状轻,腺肿境界明显,可移动,皮色正常,无痛,无被迫体姿,预后较好。

(二)败血型鼠疫

与其他原因所致败血症、钩端螺旋体病、流行性出血热、流行性脑脊髓膜炎相鉴别。应及时检测相应疾病的病原或抗体,并根据流行病学、症状体征鉴别。

(三)肺鼠疫

应与大叶性肺炎、支原体肺炎、肺型炭疽等鉴别。主要依据临床表现及痰的病原学检查鉴别。

(四)皮肤鼠疫

应与皮肤炭疽相鉴别。

七、治疗

凡确诊或疑似鼠疫患者,均应迅速组织严密的隔离,就地治疗,不宜转送。隔离到症状消失,血液、局部分泌物或痰培养(每3日1次)3次阴性,肺鼠疫6次阴性。

(一)一般治疗及护理

1.严格地隔离消毒

患者应严格隔离于隔离病院或隔离病区,病区内必须做到无鼠无蚤。入院时对患者做好卫生处理(更衣、灭蚤及消毒)。病区、室内定期进行消毒,患者排泄物和分泌物应用漂白粉或来苏液彻底消毒。工作人员在护理和诊治患者时应穿连衣裤的"五紧"防护服,戴棉花纱布口罩,穿高筒胶鞋,戴薄胶手套及防护眼镜。

2.饮食与补液

急性期应给患者流质饮食,并供应充分液体,或给予葡萄糖,生理盐水静脉滴注,以利毒素排泄。

3.护理

严格遵守隔离制度,做好护理工作,消除患者顾虑,达到安静休息目的。

(二)病原治疗

治疗原则是早期、联合、足量、应用敏感的抗菌药物。

1.链霉素

为治疗各型鼠疫特效药。成人首剂量1 g,以后每次0.5 g,每4小时1次,肌内注射,1～2日后改为每6小时1次。小儿20～40 mg/(kg·d),新生儿10～20 mg/(kg·d),分2～4次肌内注射。对严重病例应加大剂量,最初两日,每日4 g,以后每日2 g,分4次肌内注射。链霉素可与磺胺类或四环素等联合应用,以提高疗效。疗程一般7～10日,甚者用至15日。

2.庆大霉素

每日24～32万U,分次稀释后静脉滴入7～10天。

3.四环素

对链霉素耐药时可使用。轻症者初二日,每日2～4 g,分次口服,以后每日2 g;严重者宜静脉滴注，第 1 次 0.75 ～ 1 g，每日 2 ～ 3 g，病情好转后改为口服。疗程 7 ～ 10 日。

4. 氯霉素

每日 3 ～ 4 g，分次静脉滴入或口服，退热后减半，疗程 5 ～ 6 天。小儿及孕妇慎用。

5. 磺胺嘧啶

首剂是 5 g，4 小时后 2 g，以后每 4 小时 1 g，与等量碳酸氢钠同服，用至体温正常 3 日为止。不能口服者，可静脉注射。磺胺只对腺鼠疫有效，严重病例不宜单独使用。

（三）对症治疗

烦躁不安或疼痛者用镇静止痛剂。注意保护心肺功能，有心力衰竭或休克者，及时强心和抗体克治疗；有 DIC 者采用肝素抗凝疗法；中毒症状严重者可适当使用肾上腺皮质激素。对腺鼠疫淋巴结肿，可用湿热敷或红外线照射，未化脓切勿切开，以免引起全身播散。结膜炎可用 0.25% 氯霉素滴眼，一日数次。

八、预防

（一）严格控制传染原

1. 管理患者发现疑似或确诊患者，应立即按紧急疫情上报，同时将患者严密隔离，禁止探视及患者互相往来。患者排泄物应彻底消毒，患者死亡应火葬或深埋。接触者应检疫 9 天；曾接受预防接种者，检疫期延至 12 天。

2. 消灭动物传染原对自然疫源地进行疫情监测，控制鼠间鼠疫。广泛开展灭鼠爱国卫生运动。旱獭在某些地区是重要传染原，也应大力捕杀。

（二）切断传播途径

1. 灭蚤

必须彻底，对猫、狗等家畜要喷药。

2. 加强交通及国境检疫

对来自疫源地的外国船只、车辆、飞机等均应进行严格的国境卫生检疫，实施灭鼠、灭蚤消毒，对乘客进行隔离留检。

（三）保护易感者

1. 预防接种

自鼠间开始流行时，对疫区及其周围的居民、进入疫区的工作人员，均应进行预防接种。常用为 EV 无毒株干燥活菌苗，皮肤划痕法接种，即 2 滴菌液，相距 3 ～ 4 cm。2 周后可获免疫。一般每年接种一次，必要时 6 个月后再接种一次。我国新研制的 O6 173 菌苗免疫动物后产生 FI 抗体较 EV 株效果高 1 倍。

2. 个人防护

进入疫区的医务人员，必须接种菌苗两周后方能进入疫区。工作时必须着防护服，戴口罩、帽子、手套、眼镜，穿胶鞋及隔离衣。接触患者后可服下列一种药物预防，四环素每日 2 g，分 4 次服；磺胺嘧啶每日 2 g，分 4 次服；链霉素每日 1 g，分 1 ～ 2 次肌内注射，连续 6 天。

第二节 流行性乙型脑炎

　　流行性乙型脑炎，简称乙脑，是由嗜神经的乙脑病毒所致的中枢神经系统性传染病。经蚊等吸血昆虫传播，流行于夏秋季，多发生于儿童，临床上以高热、意识障碍、惊厥、呼吸衰竭及脑膜刺激征为特征。部分患者留有严重后遗症，重症患者病死率较高。

　　乙脑于 1935 年在日本发现，故又称为日本乙型脑炎。在我国 1940 年从脑炎死亡患者的脑组织中分离出乙脑病毒，证实本病存在。

一、病原学

　　乙脑病毒属虫媒病毒乙组的黄病毒科)，直径 40 ～ 50 nm，呈球形，有包膜，其基因为含 10 976 碱基对的单股正链 RNA，RNA 包被于单股多肽的核衣壳蛋白中组成病毒颗粒的核心。包膜中镶嵌有糖基化蛋白 (E 蛋白) 和非糖基化蛋白 (M 蛋白)。其中 E 蛋白是病毒的主要抗原成分，由它形成的表面抗原决定簇，具有血凝活性和中和活性，同时还与多种重要的生物学活性密切相关。

　　乙脑病毒易被常用消毒剂所杀灭，不耐热，100℃ 2 分钟或 56℃ 30 分钟即可灭活，对低温和干燥抵抗力较强，用冰冻干燥法在 4℃ 冰箱中可保存数年。乙脑病毒为嗜神经病毒，在细胞质内繁殖，能在乳鼠脑组织内传代，亦能在鸡胚、猴肾细胞和 Hela 细胞中生长繁殖。在蚊体内繁殖的适宜温度为

　　乙脑病毒的抗原性稳定，较少变异。人与动物感染乙脑病毒后，可产生补体结合抗体、中和抗体及血凝抑制抗体，对这些特异性抗体的检测有助于临床诊断和流行病学调查。

二、流行病学

(一) 传染原及储存宿主

　　主要传染者是家畜、家禽。人被感染后仅发生短期病毒血症且血中病毒数量较少，故患者及隐性感染者作为传染原的意义不大。

　　猪是我国数量最多的家畜，由于它对乙脑病毒的自然感染率高，而且每年因屠宰而种群更新快。因此，自然界总保持着大量的易感猪，构成猪→蚊→猪的传播环节。在流行期间，猪的感染率 100%，马 90% 以上，为本病重要动物传染原。

　　蚊虫感染后，病毒在蚊体内增生，可终身带毒，甚至随蚊越冬或经卵传代，因此除作为传播媒介外，也是病毒的储存宿主。此外蝙蝠也可作为储存宿主。

(二) 传播途径

　　本病系经过蚊虫叮咬而传播。能传播本病的蚊虫很多。现已被证实者为库蚊、伊蚊、按蚊的某些种。国内的主要传播媒介为三带喙库蚊。此外，从福建、广东的蠛蠓中，云南和四川的中，已分离到乙脑病毒，故也可能成为本病的传播媒介。

(三) 易感人群

　　人群对乙脑病毒普遍易感，但感染后出现典型乙脑症状的只占少数，多数人通过临床上难以辨别的轻型感染获得免疫力。成人多因隐性感染而免疫。通常流行区以 10 岁以下的儿童发

病较多，但因儿童计划免疫的实施，近来报道发病年龄有增高趋势。病后免疫力强而持久，罕有二次发病者。

三、发病机制与病理解剖

带有乙脑病毒的蚊叮咬人后，病毒进入人体内，先在单核 - 吞噬细胞系统内繁殖，随后进入血液循环，形成病毒血症。感染病毒后是否发病及引起疾病的严重程度一方面取决于感染病毒的数量及毒力，而更重要的则是取决于人体的免疫力。当被感染者机体免疫力强时，只形成短暂的病毒血症，病毒很快被清除，不侵入中枢神经系统，临床上表现为隐性感染或轻型病例，并可获得终身免疫力。当被感染者免疫力弱，而感染的病毒数量大及毒力强，则病毒可侵入中枢神经系统，引起脑实质病变。脑寄生虫病、癫痫、高血压、脑血管病和脑外伤等可使血 - 脑脊液屏障功能降低，使病毒更易侵入中枢神经系统。

乙脑脑组织的损伤机制与病毒对神经组织的直接侵袭有关，致神经细胞坏死、胶质细胞增生及炎性细胞浸润。细胞凋亡现象是乙脑病毒导致神经细胞死亡的普遍机制，此外，在脑炎发病时，神经组织中大量一氧化氮 (NO) 产生所诱发的脂质过氧化是引起脑组织损伤的一个重要因素。脑损伤的另一机制则与免疫损伤有关，当体液免疫诱导出的特异性 IgM 与病毒抗原结合后，就会沉积在脑实质和血管壁上，激活补体及细胞免疫，引起免疫攻击，导致血管壁破坏，附壁血栓形成，脑组织供血障碍和坏死。免疫反应的强烈程度与病情的轻重及预后密切相关。

乙脑的病变范围较广，可累及整个中枢神经系统灰质，但以大脑皮层及基底核、视丘最为严重，脊髓的病变最轻。肉眼可见软脑膜充血、水肿、出血，镜检可出现以下病变。

1. 神经细胞变性、坏死

表现为细胞肿胀，尼氏小体消失，胞质内空泡形成，核偏位等。

2. 软化灶形成

灶性神经细胞的坏死、液化形成镂空筛网状软化灶，对本病的诊断具有一定的特征性。

3. 血管变化和炎症反应

血管高度扩张充血，血管周围间隙增宽，脑组织水肿。灶性炎症细胞浸润以淋巴细胞、单核细胞和浆细胞为主，多以变性坏死的神经元为中心，或围绕血管周围间隙形成血管套。

4. 胶质细胞增生

小胶质细胞增生明显，形成小胶质细胞结节，后者多位于小血管旁或坏死的神经细胞附近。

四、临床表现

潜伏期为 4 ～ 21 天，一般为 10 ～ 14 天。

(一) 典型的临床表现

典型的临床表现可分为以下四期。

1. 初期

为病初的 1 ～ 3 天。起病急，体温在 1 ～ 2 天内上升至 39℃ ～ 40℃，伴有头痛、精神倦怠、食欲差、恶心、呕吐和嗜睡，此期易误认为上呼吸道感染。少数患者可出现神志淡漠和颈项强直。

2. 极期

病程的第 4 ～ 10 天，除初期症状加重外，突出表现为脑实质受损的症状。

(1) 高热：体温常高达 40℃，一般持续 7 ～ 10 天，重型者可达 3 周以上。发热越高，热程越长，病情越重。

(2) 意识障碍：表现为嗜睡、谵妄、昏迷、定向力障碍等。神志不清最早可见于病程第 1～2 天，但多发生于第 3～8 天，通常持续 1 周左右，重型者可长达 1 个月以上。昏迷的深浅、持续时间的长短与病情的严重程度和预后呈正相关。

(3) 惊厥或抽搐：发生率为 40%～60%，是病情严重的表现，主要系高热、脑实质炎症及脑水肿所致。表现为先出现面部、眼肌、口唇的小抽搐，随后肢体抽搐、强直性痉挛，可发生于单肢、双肢或四肢，重型者可发生全身强直性抽搐，历时数分钟至数十分钟不等，均伴有意识障碍。长时间或频繁抽搐，可导致发绀、脑缺氧和脑水肿，甚至呼吸暂停。

(4) 呼吸衰竭：主要为中枢性呼吸衰竭，多见于重型患者，由于脑实质炎症、缺氧、脑水肿、颅内高压、脑疝和低血钠脑病等所致，其中以脑实质病变，尤其是延髓呼吸中枢病变为主要原因。表现为呼吸节律不规则及幅度不均，如呼吸表浅、双吸气、叹息样呼吸、潮式呼吸、抽泣样呼吸等，最后呼吸停止。此外，因脊髓病变导致呼吸肌瘫痪可发生周围性呼吸衰竭。脑疝患者除前述呼吸异常外，尚有其他的临床表现。小脑幕切迹疝（颞叶疝）表现为患侧瞳孔先变小，随病情进展而逐渐散大，患侧上眼睑下垂、眼球外斜，病变对侧肢体的肌力减弱或麻痹，病理征阳性；由于脑干受压，可出现生命体征异常。而枕骨大孔疝（小脑扁桃体疝）的生命体征紊乱出现较早，意识障碍出现较晚。因脑干缺氧，瞳孔可忽大忽小，由于位于延髓的呼吸中枢受损严重，患者早期可突发呼吸骤停而死亡。

高热、抽搐和呼吸衰竭是乙脑极期的严重表现，三者互相影响，呼吸衰竭为引起死亡的主要原因。

(5) 其他神经系统症状和体征：多在病程 10 天内出现，第 2 周后就很少出现新的神经系统表现。常有浅反射消失或减弱，深反射先亢进后消失，病理征阳性。还可出现脑膜刺激征，但婴幼儿多无脑膜刺激征而有前囟隆起。由于自主神经受累，深昏迷者可有膀胱和直肠麻痹，表现为大小便失禁或尿潴留。昏迷患者尚可有肢体强直性瘫痪，偏瘫较单瘫多见，或者全瘫，伴有肌张力增高。

(6) 循环衰竭：少见，常与呼吸衰竭同时出现，表现为血压下降、脉搏细速、休克和胃肠道出血。产生原因多为心功能不全、有效循环血量减少、消化道失血、脑水肿和脑疝等。

3. 恢复期

患者体温逐渐下降，神经系统症状和体征日趋好转，一般患者于 2 周左右可完全恢复，但重型患者需 1～6 个月才能逐渐恢复。此阶段的表现可有持续性低热、多汗、失眠、痴呆、失语、流涎、吞咽困难、颜面瘫痪、肢体强直性瘫痪或不自主运动，以及癫痫样发作等。经积极治疗大多数患者能恢复，如半年后上述症状仍不能恢复，称为后遗症。

4. 后遗症期

5%～20% 的重型乙脑患者留有后遗症，主要有失语、肢体瘫痪、意识障碍、精神失常及痴呆等，经积极治疗后可有不同程度的恢复。癫痫后遗症有时可持续终身。

(二) 临床分型

1. 轻型体

温在 39℃ 以下，神志清楚，可有轻度嗜睡，无抽搐，头痛及呕吐不严重，脑膜刺激征不明显。

1 周左右可恢复。

2. 普通型

体温在之间，有意识障碍如昏睡或浅昏迷，头痛、呕吐、脑膜刺激征明显，偶有抽搐，病理征可阳性。病程为 7 ～ 14 天，多无恢复期症状。

3. 重型

体温持续在 40℃ 以上，昏迷，反复或持续抽搐，瞳孔缩小，浅反射消失，深反射先亢进后消失，病理征阳性，常有神经系统定位症状和体征，可有肢体瘫痪和呼吸衰竭。病程多在 2 周以上，常有恢复期症状，部分患者留有不同程度后遗症。

4. 极重型 (暴发型)

起病急骤，反复或持续性强烈抽搐，伴深度昏迷，迅速出现中枢性呼吸衰竭及脑疝，病死率高，多在极期中死亡，幸存者常留有严重后遗症。

流行期间以轻型和普通型患者多见。

五、实验室检查

(一) 血常规

血白细胞总数增高，一般在 $(10 \sim 20) \times 10^9$/L，个别甚至更高，中性粒细胞在 80% 以上，这与大多数病毒感染不同。

(二) 脑脊液

外观无色透明，偶微混浊，压力增高，白细胞多有轻度增加，在 $(50 \sim 500) \times 10^6$/L 之间，少数可高达 1000×10^6/L 以上，也有个别为正常者。病初以中性粒细胞为主，随后则淋巴细胞增多。白细胞计数的高低与病情轻重及预后无关。蛋白轻度增高，糖正常或偏高，氯化物正常。脑脊液有变化者为 10 ～ 14 天恢复正常，个别病例需 1 个月时间。

(三) 血清学检查

1. 特异性 IgM 抗体测定

该抗体在病后 4 天即可出现，2 周时达高峰，故可用作早期临床诊断。检测的方法有酶联免疫吸附试验 (ELISA)、间接免疫荧光法、2- 巯基乙醇 (2-ME) 耐性试验等，这些方法均有较强的敏感性和特异性，尤其 ELISA 检测乙脑患者血清和脑脊液特异性 IgM 抗体，是目前临床上常用实验诊断技术之一。

2. 补体结合试验

补体结合抗体为 IgG 抗体，具有较高的特异性，多在发病后 2 周出现，5 ～ 6 周达高峰，可维持抗体水平 1 年左右，故不能用于早期诊断，一般用作回顾性诊断或流行病学调查。单份血清 1 ：4 为阳性，双份血清抗体效价增高 4 倍为阳性。

3. 血凝抑制试验

血凝抑制抗体出现较早，一般病后第 5 天出现，2 周时达高峰，抗体水平可维持 1 年以上。该试验阳性率高于补体结合试验，操作简便，可用于临床诊断及流行病学调查。双份血清抗体效价增高 4 倍有诊断价值。由于乙脑病毒的血凝素抗原与同属病毒登革热病毒和黄热病病毒等有弱的交叉反应，故可出现假阳性。

（四）病原学检查

1. 病毒分离

乙脑病毒主要存在于脑组织中，血及脑脊液中不易分离出病毒，在病程第 1 周内死亡病例的脑组织中可分离到病毒。

2. 病毒核酸检测

采用反转录 - 聚合酶链反应 (RT-PCR) 扩增乙脑病毒 RNA，已在研究中用于诊断乙脑。

六、并发症

发生率约 10%，似支气管肺炎最为常见，多因昏迷患者呼吸道分泌物不易咳出或应用人工呼吸器后所致。其次为肺不张、败血症、尿路感染、压疮等，重型患者应警惕应激性胃黏膜病变所致上消化道大出血的发生。

七、诊断

（一）流行病学资料

严格的季节性（夏秋季），10 岁以下儿童多见，但近年来成人病例有增加趋势。

（二）临床特点

起病急，高热、头痛、呕吐，意识障碍，抽搐，病理反射及脑膜刺激征阳性等。

（三）实验室检查

血常规中白细胞及中性粒细胞增高；脑脊液检查呈无菌性脑膜炎改变；对乙脑诊断主要是依赖血清或脑脊液中的抗体检测，病原分离等。乙脑患者病毒血症期短，血清和脑脊液中病毒、分离阳性率低，所以临床早期诊断多使用 ELISA 法检测 IgM。发病 4～7 天就可进行血清学检查，特异性 IgM 抗体阳性可助确诊。另外，如恢复期血清中抗乙脑病毒 IgG 抗体或中和抗体滴度比急性期有大于 4 倍升高者，或急性期抗乙脑病毒 IgM/IgG 抗体阴性，而恢复期阳性者；或检测到乙脑病毒抗原、特异性核酸者均可确诊。

八、鉴别诊断

（一）中毒型菌痢

本病亦多见于夏秋季，儿童多发，病初胃肠症状出现前即可有高热及神经症状（昏迷、惊厥），故易与乙脑混淆。但本病早期即有休克，一般无脑膜刺激征，脑脊液无改变，大便或灌肠液可查见红细胞，脓细胞及吞噬细胞，培养有痢疾杆菌生长，可与乙脑相区别。

（二）化脓性脑膜炎

症状类似乙脑，但冬春季节多见，病情发展较速，重者病后 1～2 天内即可进入昏迷。流脑早期即可见瘀点。肺炎双球菌脑膜炎、链球菌脑膜炎以及其他化脓性脑膜炎多见于幼儿，常先有或同时伴有肺炎，中耳炎，乳突炎，鼻窦炎或皮肤化脓病灶，而乙脑则无原发病灶。必要时可查脑脊液鉴别。

（三）结核性脑膜炎

少数结核性脑膜炎患者发病急，早期脑脊液含量可不低，在乙脑流行季节易误诊，但结脑病程长，有结核病灶或结核病接触史，结核菌素试验大多阳性。结脑脑脊液外观呈毛玻璃样，白细胞分类以淋巴细胞为主，糖及氯化物含量减低，蛋白可增加；放置后脑脊液出现薄膜，涂片可找到结核杆菌。

（四）流行性腮腺炎、脊髓灰质炎、柯萨奇及埃可病毒等所致中枢神经系统感染

这类患者脑脊液白细胞可在 $(0.05 \sim 0.5) \times 10^9/L$ 之间，但分类以淋巴细胞为主。部分流行性腮腺炎患者可先出现脑膜脑炎的症状，以后发生腮腺肿胀，鉴别时应注意询问流腮接触史。少数乙脑患者可有弛缓性瘫痪，易误诊为脊髓灰质炎，但后者并无意识障碍。柯萨奇病毒、埃可病毒、单纯疱疹病毒、水痘病毒等也可引起类似症状。应根据流行病学资料、临床特征及血清学检查加以区别。

（五）钩端螺旋体病

本病的脑膜炎型易与乙脑混淆，但多有疫水接触史，乏力、腓肠肌痛、结膜充血、腋下或腹股沟淋巴结肿大，脑脊液变化轻微。可用血清学试验加以证实。

（六）脑型疟疾

发病季节、地区及临床表现均与乙脑相似。但脑型疟疾热型较不规则。病初先有发冷、发热及出汗然后出现脑症状。还可有脾大及贫血。血片查找疟原虫可确诊。

（七）其他

新型隐球菌性脑膜炎、中暑、脑血管意外、蛛网膜下隙出血、急性脑型血吸虫病、斑疹伤寒及败血症等所致脑病，亦应根据发病地区、临床表现以及实验室检查，加以鉴别。

九、预后

轻型和普通型大多可顺利恢复，重型和暴发型患者的病死率可高达 20% 以上，主要为中枢性呼吸衰竭所致，存活者可留有不同程度的后遗症。

十、治疗

目前尚无特效的抗病毒治疗药物，早期可试用利巴韦林、干扰素等。应采取积极的对症和支持治疗，维持体内水和电解质的平衡，密切观察病情变化，重点处理好高热、抽搐、控制脑水肿和呼吸衰竭等危重症状，降低病死率和减少后遗症的发生。

（一）一般治疗

患者应隔离于有防蚊和降温设施的病房，室温控制在30℃以下。注意口腔和皮肤清洁，昏迷患者应定时翻身、侧卧、拍背、吸痰，以防止肺部感染和压疮的发生。昏迷、抽搐患者应设栏以防坠床。重型患者应静脉输液，但不宜过多，以免加重脑水肿。一般成人每天补液为1 500 ～ 2 000 mL，儿童每天为 50 ～ 80 mL/kg，并酌情补充钾盐，纠正酸中毒。昏迷者可采用鼻饲。

（二）对症治疗

高热、抽搐及呼吸衰竭是危及患者生命的三大主要症状，且互为因果，形成恶性循环。高热增加耗氧量，加重脑水肿和神经细胞病变，使抽搐加重；抽搐又加重缺氧，导致呼吸衰竭并进一步加重脑组织病变，使体温升高。因而及时控制高热、抽搐及呼吸衰竭是抢救乙脑患者的关键。

1. 高热

应以物理降温为主，药物降温为辅，同时降低室温，使肛温保持在38℃左右。具体措施如下。

(1) 物理降温：包括冰敷额部、枕部和体表大血管部位，如腋下、颈部及腹股沟等处，用30% ～ 50% 乙醇或温水擦浴，冷盐水灌肠等。降温不宜过快、过猛，禁用冰水擦浴，以免引

起寒战和虚脱。

(2) 药物降温：适当应用退热药，应防止用药过量致大量出汗而引起循环衰竭。

(3) 亚冬眠疗法：适用于持续高热伴反复抽搐者，具有降温、镇静、止痉作用。以氯丙嗪和异丙嗪每次各 $0.5 \sim 1$ mg/kg 肌内注射，每 $4 \sim 6$ 小时 1 次，疗程一般为 $3 \sim 5$ 天。因为该类药物可抑制呼吸中枢及咳嗽反射，故用药过程中应保持呼吸道通畅，密切观察生命体征变化。

2. 抽搐

应去除病因及镇静解痉。

(1) 因高热所致者，以降温为主。

(2) 因脑水肿所致者，应加强脱水治疗，可用 20% 甘露醇静脉滴注或推注（$20 \sim 30$ 分钟内），每次 $1 \sim 2$ g/kg，根据病情可每 $4 \sim 6$ 小时重复使用，必要时可加用 50% 葡萄糖、呋塞米、肾上腺皮质激素静脉注射。

(3) 因脑实质病变引起的抽搐，可使用镇静剂。常用的镇静剂有地西泮，成人每次 $10 \sim 20$ mg，儿童每次 $0.1 \sim 0.3$ mg/kg（每次不超过 10 mg），肌内注射注或缓慢静脉注射；还可用水合氯醛鼻饲或灌肠，成人每次 $1 \sim 2$ g，儿童每次 $60 \sim 80$ mg/kg（每次不超过 1 g）；亦可采用亚冬眠疗法。巴比妥钠可用于预防抽搐，成人每次 $0.1 \sim 0.2$ g，儿童每次 $5 \sim 8$ mg/kg。

3. 呼吸衰竭

应根据引起的病因进行相应的治疗。

(1) 氧疗，可通过增加吸入氧浓度来纠正患者的缺氧状态，可选用鼻导管或面罩给氧。

(2) 因脑水肿所致者应加强脱水治疗。

(3) 因呼吸道分泌物阻塞者应定时吸痰、翻身拍背，必要时可用化痰药物和糖皮质激素雾化吸入，并可适当加入抗生素防治细菌感染；对于有严重排痰障碍者可考虑用纤维支气管镜吸痰。经上述处理无效，病情危重者，可采用气管插管或气管切开建立人工气道。人工呼吸器是维持有效呼吸功能，保证呼吸衰竭抢救成功，减少后遗症的重要措施之一，因而必要时应适当放宽气管切开的指征。

(4) 中枢性呼吸衰竭时可使用呼吸兴奋剂，首选洛贝林，成人每次 $3 \sim 6$ mg，儿童每次 $0.15 \sim 0.2$ mg/kg，肌内注射或静脉滴注；亦可选用尼可刹米，成人每次 $0.375 \sim 0.75$ g，儿童每次 $5 \sim 10$ mg/kg，肌内注射或静脉滴注；其他如盐酸哌甲酯（利他林）、二甲弗林（回苏林）等可交替或联合使用。

(5) 改善微循环，使用血管扩张剂可改善脑微循环、减轻脑水肿、解除脑血管痉挛和兴奋呼吸中枢。可用东莨菪碱，成人每次 $0.3 \sim 0.5$ mg，儿童每次 $0.02 \sim 0.03$ mg/kg；或山莨菪碱（654-2），成人每次 20 mg，儿童每次 $0.5 \sim 1$ mg/kg，加入葡萄糖液中静脉注射，$10 \sim 30$ 分钟重复 1 次，一般用 $1 \sim 5$ 天；此外，还可使用阿托品、酚妥拉明等。纳洛酮是特异性的吗啡受体拮抗剂，对退热、止痉、神志转清、纠正呼吸衰竭等方面有较好的作用，可早期应用。

4. 循环衰竭

可根据情况补充血容量，应用升压药物、强心剂、利尿药等，并注意维持水及电解质的平衡。

5. 肾上腺皮质激素的使用

目前对激素的使用还没有统一的意见。有人认为激素有抗感染、退热、降低毛细血管通透性和渗出，降低颅内压、防治脑水肿等作用。也有人认为它抑制机体的免疫功能，增加继发感染机会，且疗效不显著，不主张常规使用。临床上可根据具体情况在重型患者的抢救中酌情使用。

（三）恢复期及后遗症治疗

应加强护理，防止压疮和继发感染的发生；进行语言、智力、吞咽和肢体的功能锻炼，还可结合理疗、针灸、推拿按摩、高压氧、中药等治疗。

十一、预防

乙脑的预防应采取以防蚊、灭蚊及预防接种为主的综合措施。

（一）控制传染原

及时隔离和治疗患者，患者隔离至体温正常。但主要的传染原是家畜，尤其是未经过流行季节的幼猪，故应搞好饲养场所的环境卫生，人畜居地分开；近年来应用疫苗免疫幼猪，以减少猪群的病毒血症，从而控制人群中乙脑的流行。

（二）切断传播途径

防蚊和灭蚊是预防乙脑病毒传播的重要措施。应消灭蚊滋生地，灭越冬蚊和早春蚊，重点做好牲畜棚（特别是猪圈）等场所的灭蚊工作，减少人群感染机会，使用蚊帐、蚊香，涂擦驱蚊剂等措施防止被蚊叮咬。

（三）保护易感人群

预防接种是保护易感人群的根本措施。我国已经有十几个省、直辖市将乙脑疫苗纳入了计划免疫。目前我国使用的是地鼠肾细胞灭活和减毒活疫苗，保护率可达 60% ～ 90%。接种对象为 10 岁以下的儿童和从非流行区进入流行区的人员，一般接种 2 次，间隔 7 ～ 10 天，第二年加强注射 1 次，连续 3 次加强后不必再注射，可获得较持久的免疫力。疫苗接种应在流行前 1 个月完成。接种时应注意不能与伤寒三联菌苗同时注射，以免引起过敏反应；有中枢神经系统疾病和慢性乙醇中毒者禁用。我国目前大规模生产的减毒活疫苗价格低廉，副作用少，抗体产生率高。近年来一些新型疫苗如基因工程亚单位疫苗、合成肽疫苗以及核酸疫苗等尚在研究当中。

第三节 狂犬病

狂犬病(rabies)又称恐水病，是由狂犬病毒引起的一种急性传染病。可感染所有的温血动物，多见于犬、狼等食肉动物，人主要通过被病兽咬伤而受感染。主要临床表现有恐水怕风、咽肌痉挛、进行性瘫痪等。

一、病原学

狂犬病病毒的形态酷似子弹，属弹状病毒科，一端圆，另一端扁平，大小约为 75 nm×180 nm，病毒中心为单股负链 RNA，外绕以核心壳和含脂蛋白及糖蛋白的包膜。目前已明确狂犬病毒的蛋白质是由 5 个主要蛋白和 2 个微小蛋白构成。5 个结构蛋白是：转录酶大蛋白 (LP) 具有合成病毒 RNA 所必需的 RNA 转录酶的全部活性；糖蛋白 (GP) 是病毒表面棘突的成分，有凝集细胞的能力，能与乙酰胆碱受体结合，决定了狂犬病毒的嗜神经性，能刺激机体产生中和抗体和诱导细胞免疫；核蛋白 (NP) 构成核酸的衣壳，是病毒颗粒的最主要成分之一，它不仅可保护基因组 RNA 免受核酸酶降解，也是狂犬病病毒重要的抗原成分，但不能刺激机体产生中和抗体；衣壳基质蛋白 (MIP) 即磷蛋白，也称 NS 蛋白，它位于病毒核心壳与包膜之间，与核酸衣壳一起，是狂犬病毒属群特异性抗原；包膜基质蛋白 (M2 P) 构成狂犬病毒包膜的重要成分。另 2 个微小蛋白是非结构蛋白。

从世界各地分离的狂犬病毒抗原性均相同，但其毒力可有差异。从自然感染动物体内分离的病毒称为野毒株或街毒株其特点是接种动物发病潜伏期长，自脑外途径接种后容易侵入脑组织和唾液腺内，在感染的神经细胞中易发现内基小体。若将野毒株连续在家兔脑内传代，经50 代后，可获得固定毒株，其特点是潜伏期缩短，致病力减弱，不能侵入脑和唾液腺中增生，但仍保持免疫原性，可供制备疫苗。

在组织细胞内的狂犬病毒，于室温或 4℃其传染性可保持 1～2 周，若置于中性甘油，在室温下可保持数周，在 4℃可保存数月。病毒对热、紫外线、日光抵抗力弱。易被强酸、强碱、甲醛、升汞、碘、乙醇、乙醚等灭活。肥皂水、离子型或非离子型去垢剂对狂犬病毒亦有灭活作用。

二、流行病学

(一) 传染原

1. 患狂犬病的动物及得狂犬病的人

一切温血动物都可感染狂犬病，但敏感程度不一，哺乳类动物最为敏感。在自然界中狂犬病曾见于家犬、野犬、猫、狼、狐狸、豺、獾、猪、牛、羊、马、骆驼、熊、鹿、象、野兔、松鼠等动物。

在患狂犬病的人中，在其唾液中能分离到病毒，虽然由人传染给人的病例很少见到，但应引起注意，通过角膜移植的传染也有发生。

2. 带有狂犬病毒的"健康"狗及动物

有些动物被疯狗咬伤后，并未发病，无症状，不死亡，只是在唾液中存在大量的狂犬病毒，咬人后人就得狂犬病而死亡，而这个"健康"的动物仍然健在。这类隐性带毒动物占 15.2%，家畜的带毒率不高，在狗当中以小狗为最多，这即是最为危险的传染原。因为这些常不为人们所重视，所以比典型的疯狗还厉害，其危害性最大应当引起高度重视。

3. 狗作为传染原的临床意义

因为世界各地都有养狗的习惯，在动物中，狗与人的接触最为密切。加之狗的流动性大，还具有咬人行为特点，所以狗就成了狂犬病流行中的主要环节。

(二) 传播途径

狂犬病有下列三种传染途径。

1. 经皮肤、黏膜感染

被狗或其他动物咬伤或抓伤皮肤或被其舔黏膜而感染。狂犬病毒通过伤口和黏膜侵入神经而发病。另外，宰杀或剥皮过程中不慎刺伤手部而感染发病，护理患者时被其唾液污染手部伤口感染也有报道。

2. 经呼吸道感染

鼻黏膜为狂犬病毒进入体内的主要门户之一。在岩洞工作和实验室工作人员均发生过气雾感染狂犬病的情况。

3. 经消化道感染

患狂犬病死亡的动物,被埋入地下,被野狗或其他动物扒出吃掉,感染而得狂犬病。

患狂犬病动物的肉煮熟后人吃了并不能得狂犬病,因为狂犬病毒经 100℃ 的煮沸处理已经死亡,没有传染性。但是患狂犬病的动物禁忌宰杀、剥皮吃肉,以防止剥皮或刀切过程中刺伤手或使干裂的手感染,接触发病动物的血液和唾液易被感染发病。

(三)易感人群

人一般都容易感染狂犬病,但是不同的人群感染的机会而不同。男性比女性多,14 岁以下者多,约占总数的 52%。在 14 岁以下人群中,男女比例为 2.37 ∶ 1。

(四)发病因素

1. 与被咬伤的部位有关

在对 1 ~ 14 岁被咬儿童的流行中,咬伤部位的发病率为:头部占 25.6%、上肢占 29.7%、躯干占 2.1%、下肢为 27.8%,多处咬伤占 14.8%。头部和四肢的发病率最高。

2. 与被咬的先后有关

被咬的比后被咬的发病的机会多,可能与被感染的病毒量多少有关。如某地一狂犬咬伤 12 人,其中先被咬伤的 3 人均发病死亡。

3. 与伤口的深浅和伤口的数量有关

伤口深、伤口大和伤口数量多的发病率高。

4. 与有无衣着有关

不穿衣服的发病率最高;夏季穿单衣与冬季穿棉衣比,单衣的发病率高。这是因为沾有病毒的牙齿和唾液,经过衣服的擦拭后进入伤口减少了的缘故。

5. 与伤口是否及时处理有关

伤口及时处理者,比不处理的发病率有明显降低。

6. 与注射疫苗有关

被咬当日及时注射狂犬疫苗,并按规定全程注射者发病率最低。

(五)流行因素

1. 人类狂犬病发病的多少主要和周围的养狗环境有关

由于狗是狂犬病的主要传染原,如养狗的很多,狗的密度增加,就极容易造成在狗之间的传染病流行,直接对人形成很大威胁,加大了流行的可能性。

2. 与地区和季节有关

气候较暖的南方地区,一年四季均可发生狂犬病的流行。而北方寒冷地区,虽然一年四季均有狂犬病发生,但在天气较暖季节,由于衣着较少,其发病率高。而在寒冷季节,狗不愿外出,人又穿着棉衣,其发病率就下降了。

3. 与当地政府的重视和采取的预防措施有关

如当地政府大力捕杀野犬,或采取限制养犬措施,大大减少犬的密度,即可减少狂犬的流行；或规定养犬必须按期注射兽用狂犬疫苗，亦能有效地控制狂犬病的流行。

三、发病机制与病理解剖

狂犬病毒对神经组织有强大的亲和力，自皮肤或黏膜破损处入侵入体后，主要通过神经逆行性向中枢传播，一般不入血。其发病过程可分为下列三个阶段。

（一）神经外小量繁殖期

病毒先在局部伤口的横纹肌细胞内小量繁殖，通过和神经肌肉接头的乙酸胆碱受体结合，侵入附近的末梢神经。从局部伤口至侵入周围神经所需时间为 3 天或更长。

（二）从周围神经侵入中枢神经期

病毒沿周围神经的轴索向心性扩散，到达脊髓的背根神经节后，病毒在其内大量繁殖，然后侵入脊髓和整个中枢神经系统，主要侵犯脑干和小脑等处神经元。

据报道，狂犬病毒能侵犯神经系统是由于：①病毒介导的神经细胞的凋亡被抑制，导致受感染细胞能存活，使病毒不断传递；②特异性免疫应答的 T 细胞虽可进入中枢神经系统但被破坏，使抗病毒免疫不能有效控制病毒，因此病毒不断从一个神经元传到下一个神经元，并沿脊髓传到中枢神经系统。

（三）从中枢神经向各器官扩散期

病毒自中枢神经系统向周围神经离心性扩散，侵入各组织和器官，其中以唾液腺、舌部味蕾、嗅神经上皮等处病毒含量最多。由于迷走神经核、舌咽神经核和舌下神经核受损，临床上可出现恐水、呼吸困难、吞咽困难等症状。唾液分泌和出汗增多是由于交感神经受刺激所致。迷走神经节、交感神经节和心脏神经节受损时，可引起患者心血管功能紊乱或猝死。

病理变化主要为急性弥散性脑脊髓炎，以大脑基底面海马回和脑干部位（中脑、脑桥和延髓）及小脑损害最为明显。肉眼外观有充血、水肿、微小出血、镜下可见脑实质有非特异的神经细胞变性与炎性细胞浸润。本病特征性改变是神经细胞质内的嗜酸性包涵体。小体大小为 $3 \sim 10\,\mu m$，与红细胞大小相似，圆形或卵圆形，亦称内基小体。基质含有病毒衣壳蛋白和病毒体，在内基小体中，病毒体数量更多，排列更密集。内基小体具有诊断意义。

四、临床表现

潜伏期长短不一，大多在 3 个月内发病，潜伏期可长达 10 年以上，潜伏期长短与年龄、伤口部位、伤口深浅、入侵病毒数量和毒力等因素相关。典型临床经过分为以下 3 期。

（一）前驱期

常有低热、倦怠、头痛、恶心、全身不适，继而恐惧不安，烦躁失眠，对声、光、风等刺激敏感而有喉头紧缩感。具有诊断意义的早期症状是在愈合的伤口及其神经支配区有痒、痛、麻及蚁走等异样感觉，发生于 50% ～ 80% 的病例。本期持续 2 ～ 4 天。

（二）兴奋期

表现为高度兴奋、恐惧不安、恐水、恐风。体温常升高甚至超过 40℃。恐水为本病的特征，但不一定每例都有。典型患者虽渴极而不敢饮，见水、闻流水声、饮水或仅提及饮水时均可引起咽喉肌严重痉挛。外界多种刺激如风、光、声也可引起咽肌痉挛。常因声带痉挛伴声嘶、说话吐词不清，严重发作时可出现全身肌肉阵发性抽搐，因呼吸肌痉挛致呼吸困难和发绀。患者常出现流涎、多汗、心率快、血压增高等交感神经功能亢进表现。因同时有吞咽困难和过度流涎而出现"泡沫嘴"。患者神志多清晰，可出现精神失常、幻视、幻听等。本期大约 1～3 天。

（三）麻痹期

患者肌肉痉挛停止，进入全身弛缓性瘫痪，患者由安静进入昏迷状态。最后因呼吸、循环衰竭死亡。该期持续时间较短，一般 6～18 小时。

本病全程一般不超过 6 天。除上述狂躁型表现外，尚有以脊髓或延髓受损为主的麻痹型（静型）。该型患者无兴奋期和典型的恐水表现，常见高热、头痛、呕吐、腱反射消失、肢体软弱无力、共济失调和大、小便失禁，呈横断性脊髓炎或上行性麻痹等症状，最终因全身弛缓性瘫痪死亡。

五、实验室检查

（一）血、尿常规及脑脊液

外周血白细胞总数轻至中度增多，中性粒细胞一般占 80% 以上。尿常规可发现轻度蛋白尿，偶有透明管型。脑脊液压力稍增高，细胞数轻度增高，一般不超过 $200×10^9$/L，以淋巴细胞为主，蛋白轻度增高，糖及氯化物正常。

（二）病原学检查

1. 抗原检查

可取患者的脑脊液或唾液直接涂片、角膜印片或咬伤部位皮肤组织或脑组织通过免疫荧光法检测抗原，阳性率可达 98%。此外，还可使用快速狂犬病酶联免疫吸附法检测抗原。

2. 病毒分离

取患者的唾液、脑脊液、皮肤或脑组织进行细胞培养或用乳小白鼠接种法分离病毒。

3. 内基小体检查

动物或死者的脑组织作切片染色，镜检找内基小体，阳性率为 70%～80%。

4. 核酸测定

取新鲜唾液和皮肤活检组织行反转录 - 聚合酶链反应 (RT-PCR) 法测定狂犬病毒 RNA。

（三）抗体检查

存活 1 周以上者做血清中和试验或补体结合试验检测抗体、效价上升者有诊断意义。此外，中和抗体还是评价疫苗免疫力的指标。国内多采用酶联免疫吸附试验 (ELISA) 检测血清中特异性抗体，该抗体仅在疾病晚期出现。

六、并发症

可出现不适当抗利尿激素分泌，尚可并发肺炎、气胸、纵隔气肿、心律不齐、心力衰竭、动静脉栓塞、上腔静脉阻塞、上消化道出血、急性肾衰竭等。

七、诊断

早期易误诊，儿童及咬伤史不明确者犹然。已在发作阶段的患者，根据被咬伤史、突出的临床表现，免疫荧光试验阳性则可确立诊断。

八、鉴别诊断

在诊断中需与其他疾病鉴别的有：

(1) 狂犬恐惧症：这些患者常是有狂犬病知识或是看见过狂犬病患者发作的人。这种人对狂犬病十分恐怖，有咬伤部位的疼痛感而产生的精神恐惧症状。但这种患者无有低热，也没有遇水咽喉肌肉真正的痉挛，没有恐水现象。

(2) 破伤风：两者的症状有相似处，但破伤风潜伏期短，为 6 ～ 14 天，有外伤史。出现牙关紧闭、角弓反张及长时间的强直性全身痉挛等典型症状，而狂犬病以局部痉挛为主，持续时间也短。

(3) 脑膜炎、脑炎：常易与狂犬病前驱的症状相混淆。但无有咬伤史，精神状态出现迟钝、嗜睡、昏迷及惊厥等，与狂犬病的神志清楚、恐慌不安等症状不同。

此外，狂犬病还应与脊髓灰质炎、中枢神经药物中毒、尿毒症等相区别。

九、预后

狂犬病是所有传染病中最凶险的病毒性疾病，一旦发病，病死率达 100%。

十、治疗

狂犬病发病以后以对症支持等综合治疗为主。

（一）隔离患者

单室严格隔离患者，防止唾液污染，尽量保持患者安静，减少光、风、声等刺激。

（二）对症治疗

对症治疗包括加强监护，镇静，解除痉挛，给氧，必要时气管切开，纠正酸中毒，补液，维持水、电解质平衡，纠正心律失常，稳定血压，出现脑水肿时给予脱水剂等。

（三）抗病毒治疗

临床曾应用 α- 干扰素、阿糖腺苷、大剂量人抗狂犬病免疫球蛋白治疗，均未获成功。还需进一步研究有效的抗病毒治疗药物。

十一、预防

（一）管理传染原

以犬的管理为主。捕杀野犬，管理和免疫家犬，并实行进出口动物检疫等措施。病死动物应予焚毁或深埋处理。

（二）伤口处理

应用 20% 肥皂水或 0.1% 苯扎溴铵（新洁尔灭）彻底冲洗伤口至少半小时，力求去除狗涎，挤出污血。彻底冲洗后用 2% 碘酒或 75% 乙醇涂擦伤口，伤口一般不予缝合或包扎，以便排血引流。如有抗狂犬病免疫球蛋白或免疫血清，则应在伤口底部和周围行局部浸润注射。此外，尚需注意预防破伤风及细菌感染。

（三）预防接种

1. 疫苗接种

疫苗接种可用于暴露后预防，也可用于暴露前预防。我国为狂犬病流行地区，凡被犬咬伤者，或被其他可疑动物咬伤、抓伤者，或医务人员的皮肤破损处被狂犬病患者唾液沾污时均需做暴露后预防接种。暴露前预防主要用于高危人群，即兽医、山洞探险者，从事狂犬病毒研究人员和动物管理人员。世界卫生组织 WHO 推荐使用的疫苗如下。

(1) 人二倍体细胞疫苗，价格昂贵。

(2) 原代细胞培养疫苗，包括地鼠肾细胞疫苗、狗肾细胞疫苗和鸡胚细胞疫苗等。

(3) 传代细胞系疫苗，包括 Vero 细胞（非洲绿猴肾传代细胞）疫苗和 BHK 细胞（幼仓鼠肾细胞）疫苗。

我国批准的有地鼠肾细胞疫苗、鸡胚细胞疫苗和 (Ven) 细胞疫苗，暴露前预防：接种 3 次，每次 1 mL，肌内注射，于 0、7 天、28 天进行；1～3 年加强注射一次。暴露后预防：接种 5 次，每次 2 mL，肌内注射，于 0、3 天、7 天、14 天和 28 天完成，如严重咬伤，可全程注射 10 针，于当天至第 6 天每天一针，随后于 10 天、14 天、30 天、90 天各注射一针。部分 Vero 细胞疫苗可应用免疫程序：于当天在左右上臂三角肌肌内各注射一剂 (共两剂)，幼儿可在左右大腿前外侧区肌内各注射一剂 (共两剂)，7 天、21 天各注射本疫苗 1 剂，全程免疫共注射 4 剂，儿童用量相同。

对下列情形之一的建议首剂狂犬病疫苗剂量加倍给予：①注射疫苗前 1 个月内注射过免疫球蛋白或抗血清者；②先天性或获得性免疫缺陷患者；③接受免疫抑制剂 (包括抗疟疾药物) 治疗的患者；④老年人及患慢性病者；⑤暴露后 48 小时或更长时间后才注射狂犬病疫苗的人员。

2. 免疫球蛋白注射

常用的制品有人抗狂犬病毒免疫球蛋白和抗狂犬病马血清两种，以人抗狂犬病免疫球蛋白为佳。抗狂犬病马血清使用前应做皮肤过敏试验。

第四节　流行性出血热

出血热即流行性出血热又称肾综合征出血热，是危害人类健康的重要传染病，是由流行性出血热病毒 (汉坦病毒) 引起的，以鼠类为主要传染原的自然疫源性疾病。以发热、出血、充血、低血压休克及肾脏损害为主要临床表现。

一、流行病学

(一) 宿主动物和传染原

主要是小型啮齿动物、包括姬鼠属 (主要为黑线姬鼠)、大鼠属 (主要为褐家鼠、大白鼠)、鼠 (棕背、红背)、田鼠属 (主要为东方田鼠)、仓鼠属 (主要为黑线仓鼠) 和小鼠属 (小家鼠，小白鼠)。我国已查出 30 种以上动物可自然携带本病毒，除啮齿动物外，一些家畜也携带 EHFV，包括家猫、家兔、狗、猪等，证明有多宿主性。这些动物多属偶然性携带，只有少数几个鼠种从流行病学证明为本病的传染原，其中在我国黑线姬鼠为野鼠型出血热的主要宿主和传染原，褐家鼠为城市型 (日本、朝鲜) 和我国家鼠型出血热的主要传染原，大林姬鼠是我国林区出血热的主要传染原。至于其他携带本病毒的鼠类在流行病学上的作用，有待进一步观察研究。

(二) 传播途径

主要传播为动物源性，病毒能通过宿主动物的血及唾液、尿、便排出，鼠向人的直接传播是人类感染的重要途径。目前认为其感染方式是多途径的，可有以下几种。

1. 接触感染

由带毒动物咬伤或感染性的鼠排泄物直接接触皮肤伤口使病毒感染人。

2. 呼吸道传播

以鼠排泄物尘埃形成的气溶胶吸入而受染。

3. 消化道感染

经受染鼠排泄物直接污染食物吃后受到感染。最近有报告在实验动物进行经口喂以带EHFV的食物感染成功的例据。

4. 螨媒传播

我国已查见革螨人工感染后一定时间内可在体内查到病毒，并可经卵传代，从恙螨也可分离到 EHFV，因此，螨类在本病毒对宿主动物传播中可能起一定作用。

5. 垂直传播

我校曾报道从孕妇 EHF 患者流行的死胎肺、肝、肾中查见 EHFV 抗原，并分离到病毒，及在胎儿上述器官组织查见符合 EHF 感染引起的病理改变，均表明 EHFV 可经人胎盘垂直传播。沈阳军区医研所，在自然界捕捉的带毒怀孕黑线姬鼠和褐家鼠中可发现有类似垂直传播现象。

（三）人群易感性

一般认为人群普遍易感，隐性感染率较低，在野鼠型多为 3%～4% 以下；但家鼠型疫区隐性感染率较高，有报道为 15% 以上，一般青壮年发病率高，二次感染发病罕见。病后在发热期即可检出血清特异性抗体，1～2 周可达很高水平，抗体持续时间长。

（四）流行特征

1. 病型及地区分布

本病主要分布在亚洲的东部、北部和中部地区，包括日本（城市型及实验动物型均为大鼠型 EHFV 引起）、朝鲜（城市型、野鼠型、实验动物型）、苏联远东滨海区（野鼠型）及我国（野鼠型、家鼠型、实验动物型），正常人群血清中发现 EHF 血清型病毒抗体的地区遍及世界各大洲，许多国家和地区沿海港口城市的大鼠（多为褐家鼠）自然携带 EHFV 抗原及（或）抗体，表明它们具有世界性分布，特别是在沿海城市大鼠中扩散传播，因此已成为全球公共卫生问题。

在我国经病原学或血清学证实 26 个省市自治区，近年来伴随家鼠型的出现，疫区也迅速蔓延，并向大、中城市、沿海港口扩散已成为一个严重而急待解决的问题。

近年在东欧巴尔干半岛各国发生一种类似亚洲的野鼠型 EHF 重型 HFRS，病死率高达19%～30%。重型 HFRS 先发现于保加利亚，近年在南斯拉夫，阿尔巴尼亚和希腊相继经血清学证实有重型的发生或流行。在欧洲的比、荷、英、法还发生由大白鼠引起的实验动物型HFRS，其病原属家鼠型 EHFV。

HFRS 流行病学分型与前述病原学分型密切相关。由于几种宿主携带的病毒抗原性不同，而将 HFRS 分为不同血清型，而不同宿主鼠种由于习惯不同又构成不同的流行型。区分为野鼠型、家鼠型及实验动物型。欧洲重型 HFRS 由黄颈姬鼠传播，也是野鼠型，病原为 V 型病毒。

2. 季节性

全年散发，野鼠型发病高峰多在秋季，从 10 月到次年 1 月，少数地区春夏间有一发病小高峰。家鼠型主要发生在春季和夏初，从 3 月到 6 月。其季节性表现为与鼠类繁殖、活动及与人的活动接触有关。

二、临床表现

潜伏期 4～46 天，一般为 7～14 天，以 2 周多见。典型病例病程中有发热期、低血压休克期、少尿期、多尿期和恢复期的五期经过，但非典型病例明显增加。如轻型病例可出现越期现象，而重症患者则可出现发热期、休克期和少尿期之间的互相重叠。

(一) 发热期

主要表现为发热、全身中毒症状、毛细血管损伤和肾损害。患者多起病急，畏寒，发热常在 39℃～40℃ 之间，热型以弛张型为多，少数呈稽留型或不规则形。热程多数为 3～7 天，少数达 10 天以上。一般体温越高，热程越长，则病情越重。少数患者起病时以低热、胃肠不适和呼吸道前驱症状开始。轻型患者热退后症状缓解，重症患者热退后反而加重。

全身中毒症状表现为全身酸痛、头痛、腰痛和眼眶痛。头痛、腰痛、眼眶痛一般称为"三痛"。头痛为脑血管扩张充血所致，腰痛与肾周围组织充血、水肿以及腹膜后水肿有关，眼眶痛是眼球周围组织水肿所致，重者可伴有眼压升高和视力模糊。多数患者可以出现胃肠中毒症状，如食欲减退、恶心、呕吐或腹痛、腹泻，腹痛剧烈者，腹部有压痛、反跳痛，易误诊为急腹症而手术。此类患者多为肠系膜局部极度充血和水肿所致。腹泻可带黏液和血，易误诊为肠炎或痢疾。部分患者可出现嗜睡、烦躁、谵妄或抽搐等神经精神症状，此类患者多数发展为重型。

毛细血管损害征主要表现为充血、出血和渗出水肿征。皮肤充血潮红主要见于颜面、颈、胸部等部位，重者呈酒醉貌。黏膜充血见于眼结膜、软腭和咽部。皮肤出血多见于腋下及胸背部，常呈搔抓样、条索点状瘀点。黏膜出血常见于软腭，呈针尖样出血点，眼结膜呈片状出血。少数患者有鼻出血、咯血、黑便或血尿。如在病程 4～6 天，腰、臀部或注射部位出现大片瘀斑和腔道大出血可能为 DIC 所致，是重症表现。渗出水肿征主要表现在球结膜水肿，轻者眼球转动时球结膜有链漪波，重者球结膜呈水泡样，甚至突出眼裂。部分患者出现眼睑和脸部水肿，亦可出现腹水，一般渗出水肿越重，病情越重。

肾损害主要表现在蛋白尿和镜检可发现管型等。

(二) 低血压休克期

一般发生于第 4～6 病日，迟者 8～9 病日出现多数患者在发热末期或热退同时出现血压下降，少数在热退后发生。轻型患者可不发生低血压或休克。本期持续时间，短者数小时，长者可达 6 天以上，一般为 1～3 天。其持续时间的长短与病情轻重、治疗措施是否及时和正确有关。一般血压开始下降时四肢尚温暖。当血容量继续下降则出现脸色苍白、四肢厥冷、脉搏细弱或不能触及，尿量减少等。当大脑供血不足时，可出现烦躁、谵妄、神志恍惚。少数顽固性休克患者，由于长期组织血流灌注不良，而出现发绀，并促使 DIC，脑水肿，急性呼吸窘迫综合征 (ARDS) 和急性肾衰竭的发生。

(三) 少尿期

常继低血压休克期而出现，亦可与低血压休克期重叠或由发热期直接进入本期。与低血压休克期重叠的少尿应和肾前性少尿相鉴别。一般认为 24 小时尿量少于 400 mL 为少尿，少于 50 mL 为无尿，少数患者无明显少尿而存在氮质血症，称为无少尿型肾功能不全，这是肾小球受损而肾小管受损不严重所致。

少尿期一般发生于第 5～8 病日，持续时间短者 1 天，长者 10 余天，一般为 2～5 天。

少尿期的主要表现为尿毒症、酸中毒和水、电解质紊乱，严重患者可出现高血容量综合征和肺水肿。临床表现为厌食、恶心、呕吐、腹胀和腹泻等，常有顽固性呃逆，可出现头晕、头痛、烦躁、嗜睡、谵妄，甚至昏迷和抽搐等症状。一些患者出血现象加重，表现为皮肤瘀斑增加、鼻出血、便血、呕吐、咯血、血尿或阴道出血，少数患者可出现颅内出血或其他内脏出血。酸中毒表现为呼吸增快或库氏深大呼吸。水钠潴留，使组织水肿加重，可出现腹水和高血容量综合征，后者表现为体表静脉充盈，收缩压增高，脉压增大而使脉搏洪大，脸部胀满和心率增快。电解质紊乱主要表现为高血钾、低血钠和低血钙，少数亦可发生低血钾和高血镁，高血钾和低血钾均能引起心律失常，低血钠表现为头昏、倦怠。严重者可有视力模糊和脑水肿。低血钙可引起手足搐搦。本期病情轻重与少尿持续时间和氮质血症的高低相平行，若 BUN 每天上升 21 mmol/L 以上为高分解型肾衰竭，预后较差。

（四）多尿期

此期为新生的肾小管重吸收功能尚未完善，加上尿素氮等潴留物质引起高渗性利尿作用，使尿量明显增加。多数患者少尿期后进入此期，少数患者可由发热期或低血压期转入此期。多尿期一般出现在病程第 9～14 天，持续时间短者 1 天，长者可达数月之久。根据尿量和氮质血症情况可分以下三期。

1. 移行期

每天尿量由 400 mL 增至 2 000 mL，此期虽尿量增加，但血尿素氮(BUN)和肌酐等反而升高，症状加重，不少患者因并发症而死于此期，宜特别注意观察病情。

2. 多尿早期

每天尿量超过 2 000 mL，氮质血症未见改善，症状仍重。

3. 多尿后期

尿量每天超过 3 000 mL，并逐日增加，氮质血症逐步下降，精神食欲逐日好转，此期每天尿量可达 4 000～8 000 mL，少数可达 15 000 mL 以上。此期若水和电解质补充不足或继发感染，可发生继发性休克，亦可发生低血钠、低血钾等症状。

（五）恢复期

经多尿期后，尿量恢复为 2 000 mL 以下，精神、食欲基本恢复，一般尚需 1～3 个月体力才能完全恢复。少数患者可遗留高血压、肾功能障碍、心肌劳损和垂体功能减退等症状。

临床分型：根据发热高低、中毒症状轻重和出血、休克、肾功能损害严重程度的不同，临床上可分为以下五型。

1. 轻型

体温 39℃以下，中毒症状轻，除出血点外无其他出血现象，肾损害轻，无休克和少尿。

2. 中型

体温 39℃～40℃，中毒症状较重，有明显球结膜水肿，病程中收缩压低于 90 mmHg 或脉压小于 30 mmHg，有明显出血和少尿期，尿蛋白 (+++)。

3. 重型

体温＞40℃，中毒症状及渗出体征严重，可出现中毒性精神症状，并出现休克，有皮肤瘀斑和腔道出血，休克和肾损害严重，少尿持续 5 天以内或无尿 2 天以内。

4. 危重型

在重型基础上并出现以下情况之一者：难治性休克；有重要脏器出血；少尿超出 5 天或无尿 2 天以上，BUN 超出 42.84 mmol/L(120 mg/dl)；出现心办衰竭、肺水肿；出现脑水肿、脑出血或脑油等中枢神经并发症；严重继发感染。

5. 非典型

发热 38℃以下，皮肤黏膜可有散在出血点，尿蛋白 (±)，血、尿特异性抗原或抗体阳性者。

三、实验室检查

1. 血常规

病程 1 ~ 2 天白细胞计数多属正常，第三病日后逐渐升高，可达 (15 ~ 30)×10⁹/L，少数重型患者可达 (50 ~ 100)×10⁹/L，早期中性粒细胞增多，核左移，有中毒颗粒，重症患者可见幼稚细胞呈类白血病反应。第 4 ~ 5 病日后，淋巴细胞增多，并出现较多的异型淋巴细胞。由于血浆外渗，血液浓缩，所以从发热后期开始至低血压休克期，血红蛋白和红细胞数均升高，血小板从第 2 病日起开始减少，并可见异型血小板。

2. 尿常规

病程第 2 天可出现尿蛋白，第 4 ~ 6 病日尿蛋白常达 (+++) ~ (++++)，突然出现大量尿蛋白对诊断很有帮助。部分病例尿中出现膜状物，这是大量尿蛋白与红细胞和脱落上皮细胞相混合的凝聚物。镜检可见红细胞、白细胞和管型，此外尿沉渣中可发现巨大的融合细胞，这是汉坦病毒的包膜糖蛋白在酸性条件下引起泌尿系脱落细胞的融合，这些融合细胞中能检出汉坦病毒抗原。

3. 血液生化检查

BUN 及肌酐在低血压休克期、少数患者在发热后期开始升高，移行期末达高峰，多尿后期开始下降。发热期血气分析以呼吸性碱中毒多见，休克期和少尿期以代谢性酸中毒为主。血钠、氯、钙在本病各期中多数降低，而磷、镁等则增高。血钾在少尿期升高，但亦有少数患者少尿期仍出现低血钾。肝功能检查可见转氨酶升高、胆红素升高。

4. 凝血功能检查

发热期开始血小板减少，其黏附、凝聚和释放功能降低，若出现 DIC，血小板常减少至 50×10⁹/L 以下，DIC 的高凝期出现凝血时间缩短，消耗性低凝血期则纤维蛋白原降低，凝血酶原时间延长和凝血酶时间延长，进入纤溶亢进期则出现纤维蛋白降解物 (FDP) 升高。

5. 免疫学检查

(1) 特异性抗体检测：在第 2 病日即能检出特异性 IgM 抗体，1 : 20 为阳性。IgG 抗体 1 : 40 为阳性，1 周后滴度上升 4 倍或 4 倍以上有诊断价值。

(2) 特异性抗原检测：常用免疫荧光法或 ELISA 法，胶体金法则更为敏感。早期患者的血清及周围血中性粒细胞、单核细胞、淋巴细胞和尿沉渣细胞均可检出汉坦病毒抗原。

6. 分子生物学方法

应用巢式 RT-PCR 方法可以检出汉坦病毒的 RNA，敏感性较高，具有诊断价值。

7. 病毒分离

将发热期患者的血清、血细胞和尿液等接种 Vero-E6 细胞或 A549 细胞中可分离汉坦病毒。

8.其他检查

心电图可出现窦性心动过缓、传导阻滞等心律失常和心肌受损表现，此外，高血钾时出现 T 波高尖，低血钾时出现 U 波等。部分患者眼压增高，若明显增高者常为重症。脑水肿患者可见视盘水肿。胸部 X 线约 30% 的患者有肺水肿表现，约 20% 的患者出现胸腔积液和胸膜反应。

四、并发症

（一）腔道出血

呕血、便血最为常见，继发性休克、腹腔出血、鼻出血和阴道出血等均较常见。

（二）中枢神经系统并发症

包括由汉坦病毒侵犯中枢神经而引起脑炎和脑膜炎，休克期和少尿期因脑水肿、高血压脑病和颅内出血等引起头痛，恶心呕吐、神志意识障碍、抽搐、呼吸节律改变等，CT 颅脑检查有助于以上诊断。

（三）肺水肿

1.急性呼吸窘迫综合征 (ARDS)

由于肺毛细血管损伤，通透性增高使肺间质大量渗液，此外，肺内微小血管的血栓形成和肺泡表面活性物质生成减少均能促成 ARDS，可表现为呼吸急促，出现发绀，肺部可闻及支气管呼吸音和干湿啰音，X 线表现为双侧斑点状或片状阴影，呈毛玻璃样。血气分析动脉氧分压降低至 60 mmHg 以下，肺泡动脉氧分压达 30 mmHg 以上，常见于休克期和少尿期。新近美国报道发生在新墨西哥州等地的汉坦病毒感染，以 ARDS 为主要表现，常于发病 2 ～ 6 天内因呼吸窘迫导致急性呼吸衰竭而死亡，病死率高达 67%。

2.心源性肺水肿

可以由肺毛细血管受损，肺泡内大量渗液所致，亦可由高血容量或心肌受损所引起。

（四）其他

包括继发性感染、自发性肾破裂、心肌损害和肝损害等。新近报道中国西南部有部分不明原因的急性肝炎由汉坦病毒所引起。

五、诊断

诊断依据主要依靠临床特征性症状和体征，结合实验室检查，参考流行病学资料进行诊断。

（一）流行病学资料

流行病学资料包括发病季节，病前 2 个月内进入疫区并有与鼠类或其他宿主动物接触史。

（二）临床特征

临床特征包括早期三种主要表现和病程的五期经过，前者为发热中毒症状，充血、出血、外渗征和肾损害。患者热退后症状反而加重。典型病例有发热期、低血压休克期、少尿期、多尿期和恢复期。不典型者可越期或前三期之间重叠。

（三）实验室检查

实验室检查包括血液浓缩、血红蛋白和红细胞增高、白细胞计数增高、血小板减少。尿蛋白大量出现和尿中带膜状物有助于诊断。血清、血细胞和尿中检出肾综合征出血热病毒抗原和血清中检出特异性 IgM 抗体可以明确诊断。特异性 IgG 抗体需双份血清效价升高 4 倍以上者才有诊断意义。反转录 - 聚合酶链反应 (RT-PCR) 检测汉坦病毒的 RNA 有助于早期和非典型患者的诊断。

六、鉴别诊断

发热期应与上呼吸道感染、败血症、急性胃肠炎和菌痢等鉴别。休克期应与其他感染性休克鉴别。少尿期应与急性肾炎及其他原因引起的急性肾功衰竭相鉴别。出血明显者需与消化性溃疡出血、血小板减少性紫癜和其他原因所致 DIC 鉴别。以 ARDS 为主要表现者应注意与其他原因引起者鉴别。腹痛为主要表现者应与外科急腹症相鉴别。

七、治疗

本病治疗以综合疗法为主,早期应用抗病毒治疗,中晚期则针对病理生理进行对症治疗。"三早一就"仍然是本病治疗原则,即早发现、早期休息、早期治疗和就近治疗。治疗中要注意防治休克、肾衰竭和出血。

(一) 发热期

治疗原则:抗病毒、减轻外渗、改善中毒症状和预防 DIC。

1. 抗病毒

发热期患者,可应用利巴韦林 1 g/d 加入 10% 葡萄糖液中静脉滴注,持续 3～5 天进行抗病毒治疗,能抑制病毒,减轻病情和缩短病程。最近,抗肾综合征出血热单克隆抗体治疗肾综合征出血热正在临床试验中。

2. 减轻外渗

应早期卧床休息,为降低血管通透性可给予路丁、维生素 C 等,每日输注平衡盐液 1000 mL 左右。高热、大汗或呕吐、腹泻者可适当增加。发热后期给予 20% 甘露醇 125～250 mL,以提高血浆渗透压,减轻外渗和组织水肿。

3. 改善中毒症状

高热以物理降温为主,忌用强烈发汗退热药,以防大汗而进一步丧失血容量,中毒症状重者可给予地塞米松 5～10 mg 静脉滴注,呕吐频繁者给予甲氧氯普胺 (灭吐灵)10 mg 肌内注射。

4. 预防 DIC

给予低分子右旋糖酐 500 mL 或丹参注射液 40～60 g/d 静脉滴注,以降低血液黏滞性。高热、中毒症状和渗出征严重者,应定期检查凝血时间,试管法 3 分钟以内或激活的部分凝血活酶时间 (APTT)34 秒以内高凝状态,可给予小剂量肝素抗凝,一般用量 0.5～1 mL/kg 体重,6～12 小时 1 次缓慢静脉注射。再次用药前宜查凝血时间,若试管法凝血时间大于 25 分钟,应暂停 1 次,疗程 1～3 天。

(二) 低血压休克期

治疗原则:积极补充血容量、注意纠正酸中毒和改善微循环。

1. 补充血容量

宜早期、快速和适量,争取 4 小时内血压稳定。液体应晶胶结合,以平衡盐为主,切忌单纯输入葡萄糖液。平衡盐液所含电解质、酸碱度和渗透压与人体细胞外液相似。临床上对休克较重患者,常用双渗平衡盐液 (即每升各种电解质含量加 1 倍) 能达到快速补充血容量的目的。这是由于输入高渗液体后能使外渗于组织的体液回流血管内达到快速扩容作用。胶体溶液常用低分子右旋糖酐、甘露醇、血浆和清蛋白。10% 低分子右旋糖酐每天输入量不宜超过

1000 mL，否则易引起出血。由于本期存在血液浓缩，因而不宜应用全血。补充血容量期间应密切观察血压变化，血压正常后输液仍需维持 24 小时以上。

2. 纠正酸中毒

主要用 5% 碳酸氢钠溶液，可根据二氧化碳结合力结果分次补充或每次 60 ～ 100 mL，根据病情每天给予 1 ～ 4 次，5% 碳酸氢钠溶液渗透压为血浆的 4 倍，既能纠酸亦有扩容作用。

3. 血管活性药和肾上腺糖皮质激素的应用

经补液、纠酸后，血红蛋白已恢复正常，但血压仍不稳定者可应用血管活性药物如多巴胺 100 ～ 200 mg/L 静脉滴注。山莨菪碱 (654-2) 具有扩张微血管、解除血管痉挛，可酌情应用。也可同时用地塞米松 10 ～ 20 mg 静脉滴注。

(三) 少尿期

治疗原则为"稳、促、导、透"，即稳定机体内环境、促进利尿、导泻和透析治疗。

1. 稳定内环境

由于部分患者少尿期与休克期重叠，因此少尿早期需与休克所致肾前性少尿相鉴别，若尿比重＞ 1.20，尿钠＜ 40 mmol/L，尿尿素氮与血尿素氮之比＞ 10:1，应考虑肾前性少尿。可输注电解质溶液 500 ～ 1000 mL，并观察尿量是否增加，亦可用 20% 甘露醇 100 ～ 125 mL 静脉注射，观察 3 小时，若尿量不超过 100 mL，则为肾实质损害所致少尿，此时宜严格控制输入量。每天补液量为前一天尿量和呕吐量再加 500 ～ 700 mL。纠正酸中毒应根据 CO_2CP 检测结果，用 5% 碳酸氢钠溶液纠正。减少蛋白分解，控制氮质血症，可给予高碳水化合物、高维生素和低蛋白饮食，不能进食者每天输入葡萄糖 200 ～ 300 g。必要时可加入适量胰岛素。

2. 促进利尿

本病少尿原因之一是肾间质水肿压迫肾小管，因此少尿初期可应用 20% 甘露醇 125 mL 静脉注射，以减轻肾间质水肿，用后若利尿效果明显者可重复应用 1 次，若效果不明显，应停止应用。常用利尿药物为呋塞米 (速尿)，可从小量开始，逐步加大剂量至每次 100 ～ 300 mg，静脉注射。效果不明显时尚可适当加大剂量，4 ～ 6 小时重复一次。亦可应用血管扩张剂如酚妥拉明 10 mg 或山莨菪碱 10 ～ 20 mg 静脉滴注，每天 2 ～ 3 次。

3. 透析疗法

可应用血液透析或腹膜透析。透析疗法的适应证：少尿持续 4 天以上或无尿 24 小时以上，或出现下列情况者：①明显氮质血症，血 BUN ＞ 28.56 mmol/L，有严重尿毒症表现者；②高分解状态，每天 BUN 升高＞ 7.14 mmol/L；③血钾＞ 6 mmol/L，EKG 有高耸 T 波的高钾表现；④高血容量综合征。由于本病水肿主要由于血管损伤，血浆外渗所致，与慢性肾炎肾功能不全所致水肿机制不同。若在透析治疗中进行超滤，应注意超滤总量与超滤速度不宜过大过快，以免在透析过程中发生低血压。

4. 导泻和放血疗法

为预防高血容量综合征和高血钾，可以进行导泻。但必须是无消化道出血者。常用甘露醇 25 g，亦可用 50% 硫酸镁 40 mL 或大黄 10 ～ 30 g 煎水，每天 2 ～ 3 次口服。放血疗法已罕见应用，只有在严重的高血容量综合征危及患者生命，如心衰、明显肺水肿时，且又缺乏其他措施的情况下应用，一般每次放血 300 ～ 400 mL。

（四）多尿期

治疗原则：移行期和多尿早期的治疗同少尿期，多尿后期主要是维持水和电解质平衡，防治继发感染。

1.维持水与电解质平衡

给予半流质和含钾食物，水分补充以口服为主，不能进食者可以静脉注射。

2.防治继发感染

由于免疫功能下降，易发生呼吸道和泌尿系感染，若发生感染应及时诊断和治疗，忌用对肾脏有毒性作用的抗生素。

（五）恢复期

治疗原则为补充营养，逐步恢复工作，出院后应休息 1 ～ 2 个月，定期复查肾功能，血压和垂体功能，如有异常应及时治疗。

（六）并发症治疗

1.消化道出血

应注意病因治疗，如为 DIC 消耗性低凝血期，宜补充凝血因子和血小板。如为 DIC 纤溶亢进期，可应用 6- 氨基己酸或对羧基苄氨静脉滴注。肝素类物质增高所致出血，则用鱼精蛋白或甲苯胺蓝静脉注射。

2.中枢神经系统并发症

出现抽搐时应用地西泮 (diazepam) 或戊巴比妥钠静脉注射，脑水肿或颅内出血所致颅内高压应用甘露醇静脉注射。

3.ARDS

可应用大剂量肾上腺皮质激素地塞米松 20 ～ 30 mg，每 8 小时 1 次静脉注射，此外应限制入水量和进行高频通气，或用呼吸机进行人工终末正压呼吸。

4.心衰肺水肿

应控制输液或停止输液，并用强心药毛花苷 C、镇静药地西泮及扩张血管和利尿药物，还可进行导泻或透析治疗。

5.自发性肾破裂

进行手术缝合。

第五节　登革热

登革热是由登革病毒引起的由伊蚊传播的急性传染病。临床特点为突起发热，全身肌肉、骨、关节痛，极度疲乏，皮疹，淋巴结肿大及白细胞减少。

登革热，俗称断骨热，是一个古老的疾病，在我国一直认为是外来性疾病，于第一次世界大战后期由南亚传入。我国首次经病原学证实的登革热流行发生于 1978 年的广东省佛山市。该病主要在热带和亚热带地区流行，在世界各地曾多次发生大流行。我国广东、广西、海南、香港、澳门、台湾是登革热流行区，随着气候变暖和交通便利，近年发现病例的省区有向北扩展的趋势。已知的 4 个血清型登革病毒均已在我国发现。

一、病原学

登革病毒归为黄病毒科中的黄病毒属。病毒颗粒呈哑铃状、棒状或球形，直径 40 ～ 50 nm。基因组为单股正链 RNA，长约 11 kb，编码 3 个结构蛋白和 7 个非结构蛋白，基因组与核心蛋白一起装配成 20 面对称体的核衣壳。外层为脂蛋白组成的包膜，包膜含有型和群特异性抗原。

根据抗原性的差异，登革病毒可分为 4 个血清型，各型之间及与乙型脑炎病毒之间有部分交叉免疫反应。

初次感染者自病程第 4 ～ 5 天出现红细胞凝集抑制抗体，2 ～ 4 周达高峰，低滴度可长期存在；第 8 ～ 10 天出现中和抗体，2 个月达高峰，在低滴度维持数年以上；第 2 周出现补体结合抗体，1 ～ 2 个月达高峰，3 个月后降至较低水平，维持时间较短。

登革病毒在伊蚊胸肌细胞、猴肾细胞及新生小白鼠脑中生长良好，病毒在细胞质中增生，可产生恒定的细胞病变。目前最常用 C6/36 细胞株来分离登革病毒。

登革病毒不耐热，60℃ 30 分钟或 100℃ 2 分钟即可灭活，但耐低温，在人血清中保存于 -20℃ 可存活 5 年，-70℃ 存活 8 年以上。登革病毒对酸、洗涤剂、乙醚、紫外线、0.65% 福尔马林敏感。

二、流行病学

（一）传染原

患者和隐性感染者是主要传染原。患者在潜伏期末及发热期内有传染性，主要局限于发病前 6 ～ 18 小时至发病后第 3 天，少数患者在病程第 6 天仍可在血液中分离出病毒。在流行期间，轻型患者和隐性感染者占大多数，可能是更重要的传染原。本病尚未发现慢性患者和病毒携带者。在野外捕获的猴子、蝙蝠等动物体内曾分离出登革病毒，但作为传染原的作用还未肯定。

（二）传播途径

埃及伊蚊和白纹伊蚊是本病的主要传播媒介。在东南亚和我国海南省，以埃及伊蚊为主；在太平洋岛屿和我国广东、广西，则以白纹伊蚊为主。伊蚊吸入带病毒血液后，病毒在唾腺和神经细胞内复制，吸血后 10 天伊蚊即有传播能力，传染期可长达 174 天。在非流行期间，伊蚊可能是病毒的储存宿主。曾经在致乏库蚊和三带缘库蚊中分离出登革病毒，但其密度高峰与登革热流行高峰不一致，因此，可能不是登革热的重要传播媒介。

（三）易感人群

在新流行区，人群普遍易感，但发病以成人为主。在地方性流行区，当地成年居民，在血清中几乎都可检出抗登革病毒的中和抗体，故发病以儿童为主。

感染后对同型病毒有巩固免疫力，并可维持多年，对异型病毒也有一年以上的免疫力。对其他黄病毒属成员，如乙型脑炎病毒和圣路易脑炎病毒，有一定的交叉免疫力。

（四）流行特征

1. 地理分布

登革热主要在北纬 25° 到南纬 25° 的热带和亚热带地区流行，尤其是在东南亚、太平洋岛屿和加勒比海地区。在我国主要发生于海南、台湾、香港、澳门、广东和广西。

登革病毒常先流行于市镇，后向农村蔓延。由于现代交通工具的便利与人员的频繁流动，登革热的远距离（如城市间、国家间）传播已逐渐引起重视。

2. 季节性

登革热流行与伊蚊滋生有关，主要发生于夏、秋雨季。在广东省为 5～11 月，海南省为 3～12 月。

3. 周期性

在地方性流行区有隔年发病率升高的趋势，但近年来流行周期常表现为不规则性。

三、发病机制与病理解剖

登革病毒经蚊叮咬进入人体，在毛细血管内皮细胞和单核 - 吞噬细胞系统增殖后进入血液循环，形成第一次病毒血症。然后再定位于单核 - 吞噬细胞系统和淋巴组织中复制，再次释入血流形成第二次病毒血症，引起临床症状机体产生的抗登革病毒抗体与登革病毒形成免疫复合物，激活补体系统，导致血管通透性增加。同时抑制骨髓中白细胞和血小板系统，导致白细胞、血小板减少和出血倾向。

病理改变表现为：肝、肾、心和脑的退行性变，心内膜、心包、胸膜、腹膜、胃肠黏膜、肌肉、皮肤及中枢神经系统不同程度的出血，皮疹活检见小血管内皮细胞肿胀、血管周围水肿及单核细胞浸润，瘀斑中有广泛血管外溢血。脑型患者可见蛛网膜下腔和脑实质灶性出血，脑水肿及脑软化。重症患者可有肝小叶中央灶性坏死及瘀胆、小叶性肺炎、肺小脓肿形成等。

四、临床表现

潜伏期3～15天，通常为5～8天。登革病毒感染后，可导致隐性感染、登革热、登革出血热，登革出血热我国少见。临床上将登革热分为典型、轻型与重型三型。

（一）典型登革热

1. 发热

成人病例通常起病急骤，畏寒、高热，24小时内体温可达40℃，持续5～7天后骤退至正常。部分病例发热3～5天后体温降至正常，1天后再度上升，称为双峰或马鞍热。发热时伴头痛，眼球后痛，骨、肌肉及关节痛，极度乏力，可有恶心、呕吐、腹痛、腹泻或便秘等胃肠道症状。脉搏早期加速，后期可有相对缓脉。早期体征有颜面潮红、结合膜充血及浅表淋巴结肿大。恢复期常因显著衰弱需数周后才能恢复健康。儿童病例起病较慢，体温较低，毒血症较轻，恢复较快。

2. 皮疹

于病程第3～6天出现，多为斑丘疹或麻疹样皮疹，也有猩红热样疹、红斑疹及出血点等，可同时有两种以上皮疹。皮疹分布于全身、四肢、躯干或头面部，多有痒感，大部分不脱屑，持续3～4天消退。

3. 出血

25%～50%的病例有出血现象，如牙龈出血、鼻出血、呕血或黑便、皮下出血、咯血、血尿、阴道出血、腹腔或胸腔出血等，出血多发生在病程的第5～8天。

4. 其他

约1/4的病例有轻度肝大，个别病例有黄疸，脾大少见。

（二）轻型登革热

症状体征较典型登革热轻，表现为：发热较低，全身疼痛较轻，皮疹稀少或不出疹，无出血倾向，浅表淋巴结常肿大，病程 1～4 天。流行期间此型病例甚多，由于其临床表现类似流行性感冒或不易鉴别的短期发热，常被忽视。

（三）重型登革热

早期临床表现类似典型登革热，发热 3～5 天后病情突然加重。表现为脑膜脑炎，出现剧烈头痛、呕吐、谵妄、狂躁、昏迷、抽搐、大量出汗、血压骤降、颈强直、瞳孔缩小等。有些病例表现为消化道大出血和出血性休克。此型病情凶险，进展迅速，多于 24 小时内死于中枢性呼吸衰竭或出血性休克。本型罕见，但病死率很高。它不符合登革出血热的诊断标准，故命名为重型登革热。

五、并发症

以急性血管内溶血为最常见，发生率约 1%，多发生于 G6-PD 缺乏的患者。其他并发症包括精神异常、心肌炎、尿毒症、肝肾综合征、急性脊髓炎、吉兰 - 巴雷综合征及眼部病变等。

六、诊断

（一）流行病学资料

在登革热流行区，夏秋雨季，发生大量高热病例时，应想到本病。

（二）临床特征

起病急、高热、全身疼痛、明显乏力、皮疹、出血、淋巴结肿大、束臂试验阳性。

（三）实验室检查

1. 常规检查

白细胞总数减少，发病第 2 天开始下降，第 4～5 天降至最低点，可低至 2×10^9/L，分类中性粒细胞减少。1/4～3/4 病例血小板减少。部分病例有蛋白尿和红细胞尿。约半数病例有轻度丙氨酸转氨酶 (ALT) 升高。脑型病例脑脊液压力升高，白细胞和蛋白质正常或稍增加，糖和氯化物正常。

2. 血清学检查

单份血清补体结合试验滴度超过 1/32，红细胞凝集抑制试验滴度超过 1/1 280 有诊断意义。双份血清，恢复期抗体滴度比急性期升高 4 倍以上者，可以确诊。IgM 抗体捕提 ELISA(MAC-ELISA) 法检测特异性 IgM 抗体有助登革热的早期诊断。

3. 病毒分离

将急性期患者血清接种于乳鼠脑内或 C6/36 细胞系可分离病毒。以 C6/36 细胞系常用，其分离阳性率约 20%～65%。

4. 反转录聚合酶链反应 (RT-PCR) 检测

急性期血清，其敏感性高于病毒分离，可用于早期快速诊断及血清型鉴定，技术要求较高。

七、鉴别诊断

本病应与流行性感冒、麻疹、猩红热、流行性出血热、钩端螺旋体病等疾病相鉴别。

八、预后

登革热通常预后良好，病死率为 3/10，死亡病例绝大多数属于重型，主要死因为中枢性呼吸衰竭。

九、治疗

无特殊治疗药物，主要采取支持及对症治疗。

（一）一般治疗

急性期应卧床休息，流质或半流质饮食，防蚊隔离至完全退热。重型病例应加强护理，注意口腔和皮肤清洁，保持粪便通畅。

（二）对症治疗

1. 高热时先用物理降温，慎用止痛退热药物，以防在 G6-PD 缺乏患者中诱发急性血管内溶血。高热不退及毒血症状严重者，可短期使用小剂量肾上腺皮质激素，如口服泼尼松 5 mg，每天 3 次。

2. 出汗多，呕吐或腹泻者，应及时口服补液，非必要时不滥用静脉补液，以避免诱发脑水肿。

3. 有出血倾向者，可选用卡巴克洛（安络血）、酚磺乙胺（止血敏）、维生素 C 及维生素 K 等一般止血药物；出血量大时，可输新鲜全血或血小板；严重上消化道出血者，可口服冰盐水或去甲肾上腺素，静脉给予奥美拉唑。

4. 脑型病例应及早使用20% 甘露醇250 ～ 500 mL 静脉注入脱水，同时静脉滴注地塞米松，呼吸中枢受抑制者应及时使用人工呼吸器。

十、预防

（一）控制传染原

地方性流行区或可能流行地区要做好登革热疫情监测预报工作，早发现、早诊断，及时隔离治疗。同时尽快进行特异性实验室检查，识别轻型患者。加强国境卫生检疫。

（二）切断传播途径

防蚊灭蚊是预防本病的根本措施。改善卫生环境，消灭伊蚊滋生地。喷洒杀蚊剂消灭成蚊。疫苗预防接种处于研究试验阶段，尚未能推广应用。

第六节　莱姆病

莱姆病是一种以蜱为媒介的螺旋体感染性疾病，是由伯氏疏螺旋体所致的自然疫源性疾病。我国于 1985 年首次在黑龙江省林区发现本病病例，以神经系统损害为该病最主要的临床表现。其神经系统损害以脑膜炎、脑炎、颅神经炎、运动和感觉神经炎最为常见。其中一期莱姆病仅用抗生素即可奏效，至二期、三期用抗生素无济于事，特别是神经系统损害更缺乏特效疗法。早期以皮肤慢性游走性红斑为特点，以后出现神经、心脏或关节病变，通常在夏季和早秋发病，可发生于任何年龄，男性略多于女性。发病以青壮年居多，与职业相关密切。以野外工作者、林业工人感染率较高。

一、病原学

1982 年，Burgdorfer 从蜱和患者的标本中分离出螺旋体，并证实为疏螺旋体，命名为伯氏疏螺旋体，革兰染色阴性，长 10～35 μm，直径 0.2～0.4 μm，有 3～10 个或更多的稀疏的螺旋，电镜下可见每端有 7～15 条鞭毛。螺旋体的蛋白至少有 30 种，其主要成分为外膜蛋白 A、B、C、D 和 41 kD 五种。41 kD 蛋白为鞭毛抗原，在各分离株间无差别，可使人体产生特异性 IgM 抗体，感染后 6～8 周达高峰，以后下降，可用于诊断；A 和 B 为两种主要外膜抗原，株间变异较大，可致机体产生特异性 IgG 及 IgA 抗体，感染后 2～3 个月出现，持续多年，用作流行病学调查。伯氏疏螺旋体微需氧，在含有酵母、矿盐和还原剂的培养基中生长良好，在含牛血清白蛋白或兔血清的培养基培养效果尤佳，33℃～35℃ 的条件下可缓慢生长。瑞特 (Wright) 染色呈淡蓝色，镀银染色可使螺旋体着色。伯氏疏螺旋体在潮湿、低温情况下抵抗力较强，但对热、干燥和一般消毒剂均较敏感。伯氏疏螺旋体在分类学上为螺旋体属的一种，它是一种单细胞的革兰阴性螺旋体。其形态较小，长 4～30 μm，横径在 0.22 μm 左右，伯氏疏螺旋体对常用化学消毒剂如乙醇、戊二醛、含氯石灰等敏感，对高温、紫外线等常用物理方法敏感，对青霉素、氨苄西林、四环素、红霉素等抗生素均敏感，对庆大霉素、卡那霉素等不敏感。

二、流行病学

（一）传染原

啮齿目的小鼠由于其数目多、分布广、感染率高是本病的主要传染原。美国以白足鼠为主。我国报道的鼠类有黑线姬鼠、大林姬鼠、黄鼠、褐家鼠和白足鼠等。患者仅在感染早期血液中存在伯氏疏螺旋体，故作为本病传染原的意义不大。因此，莱姆病疫源地的存在是伯氏疏螺旋体通过动物 - 蜱 - 动物的循环传播过程而建立起来的。目前已查明 30 余种野生哺乳类动物 (鼠、鹿、兔、狐、狼等)、49 种鸟类及多种家畜 (狗、牛、马等) 可作为本病的宿主动物。

（二）传播途径

莱姆病主要通过节肢动物蜱叮咬为媒介而在宿主动物与宿主动物及人之间造成传播。蜱叮咬需持续 24 小时以上才能有效地构成传播。也可因蜱粪中螺旋体污染皮肤伤口而传播。传播媒介蜱的种类因地区而异，我国主要是全沟硬蜱和嗜群血蜱。全沟硬蜱是北方林区优势种蜱，其带菌率为 20%～50%。而粒形硬蜱和二棘血蜱可能是南方地区的重要生物媒介。除蜱外，蚊、马蝇和鹿蝇等也可感染伯氏疏螺旋体而充当本病的传播媒介。

患者早期血中存在伯氏疏螺旋体，虽经常规处理并置血库 4℃ 贮存 48 天，但仍有感染性，故须警惕输血传播的可能。现已证实，无论鼠还是莱姆病患者都可经胎盘传播。

（三）人群易感性

人对本病普遍易感，无年龄及性别差异。人体感染后可表现为临床上的莱姆病或无症状的隐性感染，两者的比例约为 1∶1。无论显性或隐性感染，血清均可出现高滴度的特异性 IgM 和 IgG 抗体，当患者痊愈后血清抗体在体内可长期存在，但临床上仍可见重复感染，故认为特异性 IgG 抗体对人体无保护作用。

（四）流行特征

为全球性分布，世界五大洲 20 多个国家有本病发生。我国于 1985 年在黑龙江省海林市发现本病以来，已有 23 个省、自治区报道伯氏疏螺旋体感染病例。已证实 18 个省、区存在本病的自然疫源地。主要流行地区是东北林区、内蒙古林区和西北林区。林区感染率为 5%～10%，平原地区在 5% 以下。

全年均可发病，但 6 ～ 10 月呈季节高峰，以 6 月最为明显。青壮年居多，发病与职业关系密切。室外工作人员患病的危险性较大。

三、发病机制与病理解剖

（一）发病机制

莱姆病的发病机制较复杂，是由多种机制引起。首先伯氏疏螺旋体由媒介蜱叮咬时，随唾液进入宿主。经 3 ～ 32 天病原体在皮肤中由原发性浸润灶向外周迁移，并在淋巴组织中播散，或经血液蔓延到各器官（如中枢神经系统、关节、心脏和肝脾等）或其他部位皮肤。当病原体游走至皮肤表面则引发慢性游走性红斑，同时导致螺旋体血症，引起全身中毒症状。螺旋体脂多酯具有内毒素的许多生物学活性，可非特异性激活单核细胞、吞噬细胞、滑膜纤维细胞、B 细胞和补体，并产生多种细胞因子（IL-1、TNF-α、IL-6 等）。此外，病原体黏附在细胞外基质、内皮细胞和神经末梢上，诱导产生交叉反应，并能活化与大血管（如神经组织、心脏和关节的大血管）闭塞发生有关的特异性 T 和 B 淋巴细胞，引起脑膜炎、脑炎和心脏受损。因此，所有患者都可检出循环免疫复合物，当血清 IgM 和含有 IgM 的冷球蛋白升高预示可能会出现神经系统、心脏和关节受累。因此，免疫复合物也参与其组织损伤形成过程。另外，HLA-2、DR3 及 DR4 均与本病发生有关，故免疫遗传因素可能参与本病形成。

（二）病理解剖

1. 皮肤病变

早期为非特异性的组织病理改变，可见受损皮肤血管充血，密集的表皮淋巴细胞浸润，还可见浆细胞、巨噬细胞浸润，偶见嗜酸细胞，生发中心的出现有助于诊断。晚期细胞浸润以浆细胞为主，见于表皮和皮下组织。皮肤静脉扩张和内皮增生均较明显。

2. 神经系统病变

主要为进行性脑脊髓炎和表现为轴索性脱髓鞘病变。

3. 关节病变

可见滑膜绒毛肥大，纤维蛋 C 沉着，单核细胞浸润等。

4. 其他

如心、淋巴结、肝、脾、眼均可受累。

四、临床表现

本病是多器官、多系统受累的炎性综合征，且患者可以某一器官或某一系统的反应为主。潜伏期为 3 ～ 20 天，平均为 9 天。临床上根据典型的临床表现将莱姆病分为三期，各期可依次或重叠出现，也可第一、二期症状不明显，而直接进入第三期。

（一）第一期（局部皮肤损害期）

60% ～ 80% 的患者出现皮肤损害。游走性红斑（ECM）、慢性萎缩性肢端皮炎和淋巴细胞瘤是莱姆病皮肤损害的三大特征。

首先在蜱叮咬处发生慢性游走性红斑或丘疹，数日或数周内向周围扩散形成一个大的圆形或椭圆形充血性皮损，外缘呈鲜红色，中心部渐趋苍白，有的中心部可起水泡或坏死，也有显著充血和皮肤变硬者。单个的游走性红斑的直径平均 15 cm(3 ～ 68 cm)，局部灼热或痒、痛感。身体任何部位均可发生红斑，通常以腋下、大腿、腹部和腹股沟为常见，儿童多见于耳后发际。某些患者的红斑不仅发生于蜱咬处，还可出现于其他部位。在蜱咬后数小时内出现的环状红斑为机体超敏反应所致,而不是具有本病特征的环状红斑。大约25%的患者不出现特征性的皮肤表现。本期内多数患者伴有疲劳、发热、头痛、淋巴结肿大、颈部轻度强直、关节痛、肌痛等。该期平均持续7天。皮肤病变不经治疗可自行消失。

(二)第二期(播散感染期)

起病2~4周后,出现神经和心血管系统损害。

1. 神经系统症状

在莱姆病早期有皮肤受损表现时就可出现轻微的脑膜刺激症状,明显的神经系统症状多在ECM出现后2~6周出现,发生率为15%~20%,表现有头痛、呕吐、眼球痛、颈强直及浆液性脑膜炎等,脑脊液细胞数约为$100 \times 10^6/L$,以淋巴细胞为主,蛋白量升高,糖正常或稍低。

约1/3的患者可出现明显的脑炎症状,表现为兴奋性升高、睡眠障碍、谵妄等,脑电图常显示尖波。

半数患者可发生神经炎,面神经损害最为常见、最早出现,表现为面肌不完全麻痹,病损部位麻木或刺痛,但无明显的感觉障碍。此外,还可使动眼神经、视神经、听神经及周围神经受到损害。面神经损害在青少年多可完全恢复,而中、老年则常留后遗症。

2. 循环系统症状

在病后5周或更晚,约8%的患者出现心血管系统症状。急性发病,主要表现为心音低钝、心动过速和房室传导阻滞,严重者可发生完全性房室传导阻滞。听诊闻及不到心脏杂音。放射性核束扫描显示左室功能明显不全,偶见心脏肥大。通常持续数日至6周,症状缓解、消失。但可反复发作。

(三)第三期(持续感染期)

始于病后2个月或更晚,个别可始于病后2年。此期的特点为关节损害,通常受累的是大关节如膝、踝和肘关节。表现为关节肿胀、疼痛和活动受限。多数患者表现反复发作的对称性多关节炎。在每次发作时可伴随体温升高和中毒症状等,在受累关节的滑膜中,嗜酸性粒细胞及蛋白含量均升高,并可查出伯氏疏螺旋体。但类风湿因子和抗核抗体为阴性。

慢性萎缩性肢端皮炎是莱姆病晚期的皮肤表现,主要见于老年妇女。好发于前臂或小腿皮肤,初为皮肤微红,数年后萎缩硬化。

五、实验室检查

(一)血常规

白细胞总数多在正常范围,偶有白细胞升高伴核左移,血沉常增快。

(二)病原学检查

1. 组织学染色

取患者病损皮肤、滑膜、淋巴结及脑脊液等标本,用暗视野显微镜或银染色法检查伯氏疏螺旋体,该法可快速做出病原学诊断,但检出率低。也可取游走性红斑周围皮肤做培养分离螺旋体,约需1~2个月。

2. PCR检测

用此法检测血液及其他标本中的伯氏疏螺旋体DNA,敏感且特异,皮肤和尿标本的检出率高于脑脊液。

(三) 血清学检查

1. 血清或脑脊液中的特异性抗体

采用免疫荧光和 ELISA 法检测血清或脑脊液中的特异性抗体。通常特异性 IgM 抗体多在游走红斑发生后 2 ～ 4 周出现，6 ～ 8 周达高峰，多于 4 ～ 6 个月降至正常水平。特异性 IgG 抗体多在病后 6 ～ 8 周开始升高，4 ～ 6 个月达高峰，持续至数年以上。

2. 免疫印迹法检测血清或脑脊液中的特异性抗体

其敏感度与特异性均优于上述血清学检查方法，适用于经用 ELISA 法筛查结果可疑者。

六、诊断

莱姆病的诊断主要根据流行病学资料、临床表现和实验室检查。

1. 流行病学资料

近日至数月曾到过疫区，或有蜱虫叮咬史。

2. 临床表现

早期皮肤损害 (慢性游走性红斑) 有诊断价值。晚期出现神经、心脏和关节等受累。

3. 实验室检查

从感染组织或体液分离到伯氏疏螺旋体，或检出特异性抗体。

七、鉴别诊断

由于本病为多系统损害，临床表现复杂，应与下列疾病鉴别

1. 鼠咬热

有发热、斑疹、多发性关节炎，并可累及心脏，易与本病混淆。但都有鼠或其他动物咬伤史，血培养小螺菌阳性，并可检出特异性抗体。

2. 恙虫病

恙螨叮咬处皮肤焦痂、溃疡，周围有红晕，并有发热、淋巴结肿大等，焦痂、溃疡为其特点。血清学检测可以进行鉴别。

3. 风湿病

可有发热、环形红斑、关节炎及心脏受累等，化验检查抗溶血性链球菌 "O" 抗体 X 反应蛋白阳性，并可分离出特异性细菌。

其他还需与病毒性脑炎、脑膜炎、神经炎及皮肤真菌感染相鉴别。

八、治疗

在对症和支持治疗的基础上，应用抗生素抗螺旋体治疗是最主要的治疗措施，且早应用抗生素治疗最敏感。

(一) 对症治疗

患者应卧床休息，注意补充足够的液体。对于有发热、皮损部位有疼痛者，可适当应用解热止痛剂。高热及全身症状重者，可给糖皮质激素，但对有关节损伤者，应避免关节腔内注射。患者伴有心肌炎，出现完全性房室传导阻滞时，可暂时应用起搏器至症状及心律改善。

(一) 病原治疗

早期、及时给予口服抗生素治疗，既可使典型的游走性红斑迅速消失，也可以防止后期的主要并发症 (心肌炎、脑膜炎或复发性关节炎) 出现。

1. 第一期

成人：常采用多西环素 0.1 g，每天 2 次口服，或红霉素 0.25 g，每天 4 次口服。儿童：首选阿莫西林，每天 50 mg/kg，分 4 次口服，或用红霉素。疗程均为 10 ～ 21 天。治疗中须注意患者可发生赫氏反应。

2. 第二期

无论是否伴有其他神经系统病变，患者出现脑膜炎就应静脉给予青霉素 G，每天 2 000 万 U 以上，疗程为 10 天。一般头痛和颈强直在治疗后第 2 天开始缓解，7 ～ 10 天消失。

3. 第三期

晚期有严重心脏、神经或关节损害者，可应用青霉素，每天 2 000 万 U 静脉滴注，也可应用头孢曲松 2 g，每天 1 次，疗程均为 14 ～ 21 天。

九、预防

本病的预防主要是进入森林、草地等疫区的人员要做好个人防护，防止硬蜱虫叮咬。若被蜱虫叮咬后，可用点燃的香烟头点灼蜱体，也可用氯仿或乙醚或煤油、甘油等滴盖蜱体，使其口器退出皮肤再轻轻取下，取下的蜱不要用手捻碎，以防感染。如蜱的口器残留在皮内，可用针挑出并涂上乙醇或碘酒，只要在 24 小时内将其除去，即可防止感染。因为蜱虫叮咬吸血，需持续 24 小时以上才能有效传播螺旋体。在蜱虫叮咬后给予预防性使用抗生素，可以达到预防目的。近年重组外表脂蛋白 A 莱姆病疫苗对莱姆病流行区人群进行预防注射取得良好效果。

第七节　钩端螺旋体病

钩端螺旋体病（简称钩体病）是由各种不同型别的致病性钩端螺旋体（简称钩体）所引起的一种急性全身性感染性疾病，属自然疫源性疾病，鼠类和猪是两大主要传染原。其流行几乎遍及全世界，在东南亚地区尤为严重。我国大多数省、市、自治区都有本病的存在和流行。临床特点为起病急骤，早期有高热、全身酸痛、软弱无力、结膜充血、腓肠肌压痛、表浅淋巴结肿大等钩体毒血症状；中期可伴有肺出血，肺弥散性出血、心肌炎、溶血性贫血、黄疸，全身出血倾向、肾炎、脑膜炎，呼吸功能衰竭、心力衰竭等靶器官损害表现；晚期多数病例恢复，少数病例可出现后发热、眼葡萄膜炎以及脑动脉闭塞性炎症等多种与感染后的变态反应有关的后发症。肺弥散性出血、心肌炎、溶血性贫血等与肝、肾衰竭为常见致死原因。

一、病原学

钩端螺旋体菌体纤细，常呈 C 型或 S 型，长 6 ～ 20 μm，宽 0.1 ～ 0.2 μm，有 12 ～ 18 细密螺旋，一端或两端弯曲呈钩状，无鞭毛。既往用镀银染色显黑色，姬姆萨染色法呈淡红色。现用免疫荧光和免疫酶染色观察。在暗视野显微镜下可直接观察其形态，其菌体发亮似串珠，运动活泼，呈特殊的螺旋运动。电镜下钩体由柱形菌体、轴丝和外膜组成。原生质之外的外膜有保护性抗原。钩体是需氧菌，在含兔血清的柯索夫（korghof）培养基、pH7.2 ～ 7.4，28℃条件下需 1 ～ 2 周方生长。也可用幼龄豚鼠和金芳地鼠腹腔接种分离。钩体对外界抵抗力颇强，在冷湿及弱碱环境中生存较久。在河沟及田水中能存活数日至月余。对干燥、热、酸、碱和清毒剂很敏感。日光直射 2 小时，60℃下 10 分钟，余氯超过 0.5 ppm 3 分钟死亡。

钩体的抗原结构复杂，主要为型特异性抗原和群特异性抗原。致病性钩体分为 20 个血清群，172 个血清型。我国已发现 18 个血清群，70 个血清型。以黄疸出血群、波摩那群、犬群、秋季热群、澳洲群、七日群和流感伤寒群分布较广。北方地区以波摩那群为主。南方流行群复杂，以黄疸出血群为稻田型流行区的主要菌群。各群钩体之间多无交叉免疫力。有些菌群如黄疸出血群、流感伤寒群与犬群之间，流感伤寒群与波摩那群之间可有交叉保护作用。

二、流行病学

（一）传染原

钩体的动物宿主相当广泛，在我国证实有 80 多种动物，鼠类和猪是主要的储存宿主和传染原。鼠类以黑线姬鼠、黄胸鼠、褐家鼠和黄毛鼠为最重要，是我国南方稻田型钩体病的主要传染原。鼠感染钩体后带菌率高，带菌时间长，甚至终身带菌，由尿排出钩体污染水、土壤及食物。鼠类所带菌群主要为黄疸出血群，其次为波摩那群、犬群和流感伤寒群。猪是我国北方钩体病的主要传染原。猪带菌率高，排菌时间长和排菌量大，与人接触密切，易引起洪水型或雨水型流行。猪带钩体主要是波摩那群，其次是犬群和黄疸出血群。犬的带菌率也较高，由于犬的活动范围大，因而污染面广，是造成雨水型流行的重要传染原。犬带钩体主要是犬群，其毒力较低，所致钩体病较轻。牛、羊、马等亦能长期带菌，但其传染原作用远不如猪和犬重要。人带菌时间短，排菌量小，人尿为酸性不宜钩体生存，故一般认为人作为传染原的意义不大。

（二）传播途径

直接接触病原体是主要的途径，带钩体动物排尿污染周围环境，人与环境中污染的水接触是本病的主要感染方式。皮肤，尤其是破损的皮肤和黏膜是钩体最主要入侵途径。在饲养或屠宰家畜过程中，可因接触病畜或带菌牲畜的排泄物、血液和脏器等而受感染。亦有个别经鼠、犬咬伤，护理患者，实验室工作人员感染的报道。经食物传播吃了被鼠尿污染的食物和水，经口腔和食管黏膜而感染。

（三）人群易感性

人对钩体普遍易感，感染后可获较强同型免疫力。感染后免疫力型的特异性明显，因而有第二次感染的报道；但部分型间或群间也有一定的交叉免疫。新入疫区人口的发病率往往高于疫区居民，病情也较重。

（四）流行特征

1. 地区分布本病分布广泛，几乎遍及世界各地，热带、亚热带地区流行较为严重。我国除新疆、甘肃、宁夏、青海外，其他地区均有本病散发或流行，尤以西南和南方各省多见。

2. 季节分布主要流行于夏、秋季，6 ～ 10 月发病最多。但全年均可发生。

3. 年龄、性别及职业分布青壮年为主，男性高于女性。疫区儿童亦易感染。多发生于农民、渔民、屠宰工人、野外工作者和矿工等。

4. 流行形式主要为三个类型，稻田型、雨水型、洪水型，其主要特征见表 6-1。

表 6-1　钩体病主要流行类型及其特点

	稻田型	雨水型	洪水型
主要传染原	鼠类	猪与犬	猪
主要菌群	黄疸出血群	波摩那群	波摩那群
传播因素	鼠尿污染	暴雨积水	洪水淹没
感染地区	稻田、水塘	地势低洼村落	洪水泛滥区
发病情况	较集中	分散	较集中
国内地区	南方水稻耕作区	北方和南方	北方和南方
临床类型	流感伤寒型 黄疸出血型 肺出血型	流感伤寒型	流感伤寒型 少数脑膜脑炎型

三、发病机制与病理解剖

钩体经破损或正常皮肤与黏膜侵入人体后，经淋巴管或直接进入血流繁殖产生毒素，3～7天内形成钩体败血症。起病为 3～14 天，钩体进入内脏器官，使其受到不同程度损害，造成中期多个器官损伤。多数患者为单纯败血症，内脏器官损害轻，少数患者有较重的内脏损害，出现肺出血、黄疸、肾衰竭、脑膜脑炎等。起病后数天至数月为恢复期或后发症期，因免疫病理反应，可出现后发热、眼后发症和神经系统后发症等。

钩体病病情轻重与菌型和人体免疫状态有关。毒力强的钩体常引起黄疸、出血或其他严重表现；而毒力弱者很少引起黄疸与出血。但病情轻重更决定于机体的免疫状态，初入疫区而患病者，病情较重；久居疫区者或接受免疫接种者，病情多较轻。同一菌型可引起不同的临床表现，不同菌型也可引起相同的临床表现。本病临床表现复杂，病情轻重不一，临床上因某一器官病变突出，而出现不同临床类型。

钩体病的病变基础是全身毛细血管感染中毒性损伤。病理解剖的特点是机体器官功能障碍的严重程度但组织形态变化轻微。轻症者常无明显器官、组织损伤或损伤较轻，重症者则可有下列病理改变。肝脏可有肿大，包膜下出血；肝细胞混浊肿胀，脂肪变性、坏死；炎性细胞浸润，胆小管内胆汁淤滞；肺脏常见病变为肺弥散性点状出血。光镜下可见肺毛细血管广泛充血，支气管腔和肺泡充满红细胞。电镜可观察毛细血管未见裂口，但血管内皮细胞间隙增宽。肺弥散性出血的机制是非破裂性弥散性肺毛细血管漏出性出血。钩体及其毒素作用于肺毛细血管导致肺微循环障碍，因凝血机制不正常，形成双肺弥散性大出血。肾脏见肾肿大；肾小管上皮细胞变性坏死；间质水肿，可见单核细胞、淋巴细胞浸润和小出血，间质性肾炎是钩体病肾脏的基本病变。脑膜与脑实质有血管损伤和炎性浸润，表现为脑膜炎和脑炎。钩体血症期间，钩体容易穿过血脑屏障进入脑脊液。心脏心包膜有出血点；间质炎症和水肿；心肌坏死及肌纤维溶解。肌肉以腓肠肌病变为明显，表现为肿胀、横纹消失、出血及炎性细胞浸润。

四、临床表现

潜伏期为 2～28 天，一般为 7～13 天。整个病程可分为 3 期：早期、中期和后期。

（一）早期（钩体败血症期）

在起病后 3 天内，为早期钩体败血症阶段，主要为全身感染中毒表现。

1. 发热

部分患者发热前数天可有软弱、乏力。急起发热，伴畏寒或寒战，体温 39℃左右，多为稽留热，部分患者为弛张热。热程约 7 天，亦可达 10 天。脉搏增快。

2. 疼痛

头痛明显，一般为前额部。全身肌肉酸痛，包括颈、胸、腹、腰背肌和腿肌。

3. 乏力

乏力显著，特别是腿软明显，甚至不能站立和行走。

4. 结膜充血

发病第 1 天即可出现眼结膜充血，以后迅速加重，可发生结膜下出血，但无分泌物和畏光感。

5. 腓肠肌痛

第 1 病日即可出现，轻者仅感小腿胀，轻度压痛；重者疼痛剧烈，不能行走，甚至拒按。然而，有时重型患者，如肺出血时，则反而不明显。

6. 浅表淋巴结肿大

多在病后第 2 天出现，以腹股沟淋巴结多见，其次是腋窝淋巴结群。一般为黄豆或蚕豆大，个别也可大如鸽蛋。质较软，有压痛，但无红肿和化脓。

7. 其他

如咽痛和充血，扁桃体肿大，软腭小出血点，恶心，呕吐，腹泻，肝脾轻度肿大等。

（二）中期（器官损伤期）

起病后 3～10 天，为症状明显阶段，其表现因临床类型而异。

1. 流感伤寒型

无明显器官损害，是早期临床表现的继续，经治疗热退或自然缓解，病程一般 5～10 天。此型最多见。

2. 肺出血型

在早期感染中毒表现的基础上，于病程 3～4 天开始，病情加重而出现不同程度的肺出血。

(1)肺出血轻型：痰中带血或咯血，肺部无明显体征或少许啰音，胸 X 线片仅见肺纹理增多、点状或小片状阴影，经及时而适当治疗较易痊愈。

(2)肺弥散性出血型：原称肺大出血型。本型是在渐进性变化的基础上突然恶化，来势猛，发展快，是近年无黄疸型钩体病的常见死因，其进展可分为 3 期。

1) 先兆期：患者面色苍白，个别可显潮红；心慌，烦躁，呼吸、心率进行性增快；肺部呼吸音增粗，有散在而逐渐增多的干、湿啰音，可有血痰或咯血。胸 X 线片呈肺纹理增多，散在点片状阴影或小片融合。

2) 出血期：若患者在先兆期未得到及时有效治疗，数小时内面色转为极度苍白或青灰，唇发绀；心慌、烦躁加重，有窒息和恐惧感；呼吸、心率显著加快，第 1 心音减弱或呈奔马律，双肺满布湿啰音，多数有不同程度的咯血。胸 X 线片双肺广泛点片状阴影或大片融合。

3) 垂危期：如病情未得到控制，可在 1～3 小时或稍长时间内迅速加剧，表现为极度烦躁，神志恍惚或昏迷；呼吸不规则，高度发绀；大量咯血，继而可在口鼻涌出不凝泡沫状血液，迅即窒息死亡。亦有患者咯血不多，而在进行人工呼吸或死后搬动时才从口鼻涌出大量血液。

以上 3 期演变，短则数小时，长则 24 小时，有时 3 期难以截然划分。偶有暴发起病者，可迅速出现肺弥散性出血而死亡。

造成肺弥散性出血发生的因素有：①病原体毒力强，多为黄疸出血群钩体；②缺乏特异免疫力，如初入疫区者，近年未接种过钩体菌苗的青少年和孕妇；③病后未早期休息而仍参加劳动者，或未及时治疗者；④青霉素治疗后发生加重反应，即赫氏反应者。

3. 黄疸出血型

此型原称外耳病。于病程 4～5 天后出现黄疸、出血和肾损害。

(1) 肝损害：患者食欲减退，恶心、呕吐；血清丙氨酸转氨酶(ALT)升高，黄疸于病程第 10 天左右达到高峰；肝脏轻至中度肿大，触痛；部分患者有轻度脾大。轻症者预后较好；重型者黄疸达正常值 10 倍以上，可出现肝性脑病，多有明显出血和肾衰竭，预后较差。

(2) 出血：常见为鼻出血，皮肤、黏膜瘀点、瘀斑，咯血，尿血，阴道流血，呕血，严重者有消化道大出血引致休克或死亡。少数患者在黄疸高峰期出现肺弥散性出血而死亡。

(3) 肾脏损害：轻者仅少量蛋白尿，镜下血尿，少量白细胞和管型。重者出现肾衰竭，表现为少尿、大量蛋白尿和肉眼血尿、电解质紊乱、氮质血症与尿毒症。肾衰竭是黄疸出血型常见的死亡原因，占死亡病例的 60%～70%。

4. 肾衰竭型

各型钩体病都可有不同程度肾损害的表现，黄疸出血型的肾损害最为突出。单纯肾衰竭型较少见。

5. 脑膜脑炎型

出现严重头痛，烦躁，颈抵抗，克氏征、布氏征阳性等脑膜炎表现，以及嗜睡、神志不清、谵妄、瘫痪、抽搐与昏迷等脑炎表现。严重者可发生脑水肿、脑疝及呼吸衰竭。脑脊液检查压力增高，蛋白增加，白细胞多在 $500×10^6/L$ 以下，淋巴细胞为主，糖正常或稍低，氯化物正常。脑脊液中分离到钩体的阳性率较高。仅表现为脑膜炎者预后较好；脑膜脑炎者往往病情重，预后较差。

(三) 后期 (恢复期或后发症期)

少数患者退热后于恢复期可再次出现症状和体征，称后发症。

1. 后发热

热退后 1～5 天，再次出现发热，38℃左右，不需抗生素治疗，经 1～3 天而自行退热。后发热与青霉素剂量、疗程无关。

2. 眼后发症

多发生于波摩那群钩体感染，退热后 1 周至 1 个月出现。以葡萄膜炎、虹膜睫状体炎常见，也有虹膜表层炎、球后视神经炎或玻璃体混浊等。

3. 反应性脑膜炎

少数患者在后发热的同时出现脑膜炎表现，但脑脊液钩体培养阴性，预后良好。

4.闭塞性脑动脉炎

病后半月至 5 个月出现，表现为偏瘫、失语、多次反复短暂肢体瘫痪。脑血管造影证实有脑基底部多发性动脉狭窄。

五、实验室检查

（一）一般检查

血白细胞总数和中性粒细胞轻度增高或正常。约 2/3 的患者尿常规有轻度蛋白尿，镜检可见红细胞、白细胞及管型。重型患者可有外周血中性粒细胞核左移，血小板数量下降。

（二）血清学检查

1.酶联免疫吸附试验 (ELISA)

近年国外已较广泛应用 ELISA 测定血清钩体 IgM 抗体，其特异性和敏感性均高于显微凝集试验。该法还可用于检测脑脊液中的钩体 IgM 抗体，在鉴定原因不明脑膜炎的病因方面有较高的价值。

2.显微凝集试验 (MAT)

检测血清中存在特异性抗体，一般在病后 1 周出现阳性，15～20 天达高峰。1 次凝集效价≥1：400，或早、晚期两份血清比较，效价增加 4 倍即有诊断意义。此法是目前国内最常用钩体血清学诊断方法。

（三）病原学检查

1.血培养

发病 1 周内抽血接种于柯氏培养基，28℃培养 1～8 周，阳性率为 20%～70%。由于培养时间长，对急性期患者帮助不大。

2.分子生物学检查

应用聚合酶链反应 (PCR) 可特异、敏感、简便、快速检测全血、血清、脑脊液 (发病 7～10 天) 或尿液 (发病 2～3 周) 中的钩体 DNA。适于钩体病发生血清转换前的早期诊断。

六、诊断

（一）流行病学资料

流行地区、流行季节，易感者在最近 28 天内有接触疫水或接触病畜史。

（二）临床表现

急起发热，全身酸痛，腓肠肌疼痛与压痛，腹股沟淋巴结肿大；或并发有肺出血、黄疸、肾损害、脑膜脑炎；或在青霉素治疗过程中出现赫氏反应等。

（三）实验室检查

特异性血清学检查或病原学检查阳性，可明确诊断。

七、鉴别诊断

根据不同的临床类型进行鉴别。流感伤寒型需与上感、流感、伤寒、败血症等鉴别；肺出血型应与肺结核咯血和大叶性肺炎鉴别；黄疸出血型与急性黄疸型病毒性肝炎、肾综合征出血热、急性溶血性贫血相鉴别；脑膜脑炎型需与病毒性脑膜脑炎、化脓性脑膜炎、结核性脑膜炎等鉴别。

八、预后

与病情轻重、治疗早晚和正确与否有关。轻症者预后良好；起病 2 天内接受抗生素和对症治疗，恢复快，病死率低。重症者，如肺弥散性出血型，肝、肾衰竭或未得到及时、正确处理者，其预后不良，病死率高。葡萄膜炎与脑内动脉栓塞者，可遗留长期眼部和神经系统后遗症。

九、治疗

（一）一般治疗

早期卧床休息，给予易消化、高热量饮食，补充液体和电解质，高热酌情给予物理降温，并加强病情观察与护理。

（二）病原治疗

杀灭病原菌是治疗本病的关键和根本措施，因此强调早期应用有效的抗生素。钩体对多种抗菌药物敏感，如青霉素、庆大霉素、四环素、第三代头孢菌素和喹诺酮类等。

1. 青霉素

为治疗钩体病首选药物。常用剂量为 40 万 U，每 6～8 小时肌内注射 1 次，疗程 7 天，或至退热后 3 天。由于青霉素首剂后患者易发生赫氏反应，有人主张青霉素以小剂量肌内注射开始，首剂 5 万 U，4 小时后 10 万 U，渐过渡到每次 40 万 U。或者在应用青霉素的同时静脉滴注氢化可的松 200 mg，以避免赫氏反应。

赫氏反应是一种青霉素治疗后加重反应，多在首剂青霉素后半小时至 4 小时发生，是因为大量钩体被青霉素杀灭后释放毒素所致，当青霉素剂量较大时，容易发生。故用青霉素治疗钩体病时，宜首剂小剂量和分次给药。其表现为患者突然出现寒战、高热、头痛、全身痛、心率和呼吸加快，原有症状加重，部分患者出现体温骤降、四肢厥冷。一般持续 30 分钟至 1 小时。因可诱发肺弥散性出血，须高度重视。赫氏反应亦可发生于其他钩体敏感抗菌药物的治疗过程中。

2. 庆大霉素

对青霉素过敏者可改用庆大霉素 8 万 U，每 8 小时肌内注射 1 次，疗程同青霉素。

3. 四环素

0.5 g，每 6 小时口服 1 次，疗程 5～7 天。

（三）对症治疗

对于较重钩体病患者均宜常规给予镇静剂，如地西泮、苯巴比妥、异丙嗪或氯丙嗪，必要时 2～4 小时可重复 1 次。

1. 赫氏反应

尽快使用镇静剂，以及静脉滴注或静脉注射氢化可的松。

2. 肺出血型

尤其是肺弥散性出血型，及早加强镇静剂使用，及早给予氢化可的松缓慢静脉注射，对严重者，每天用量可达 1000～2000 mg。根据心率、心音情况，可给予强心药毛花苷 C。应注意慎用升压药和提高血容量的高渗溶液，补液不宜过快过多，以免加重出血。

3. 黄疸出血型

加强护肝、解毒、止血等治疗，可参照病毒性肝炎的治疗。如有肾衰竭，可参照急性肾衰竭治疗。

(四)后发症治疗

1. 后发热、反应性脑膜炎

一般采取简单对症治疗，短期即可缓解。

2. 葡萄膜炎

可采用 1% 阿托品或 10% 去氧肾上腺素滴眼扩瞳，必要时可用肾上腺糖皮质激素治疗。

3. 闭塞性脑动脉炎

大剂量青霉素联合肾上腺糖皮质激素治疗，辅以血管扩张药物等。

十、预防

采取综合性预防措施，灭鼠、管理好猪、犬和预防接种是控制钩体病流行和减少发病的关键。

(一)控制传染原

1. 犬的管理

消灭野犬，拴养家犬，进行检疫。

2. 灭鼠

鼠类是钩体病的主要储存宿主，疫区应因地制宜，采取各种有效办法尽力消灭田间鼠类，同时也要消灭家舍鼠类。

3. 猪的管理

开展圈猪积肥，不让畜尿粪直接流入附近的水沟、池塘、稻田；防止雨水冲刷；加强检疫；畜用钩体疫苗预防注射等。

(二)切断传播途径

1. 改造疫源地开沟排水，消除死水，在许可的情况下，收割水稻前 1 周放干田中积水。兴修水利，防止洪水泛滥。

2. 环境卫生和消毒牲畜饲养场所、屠宰场等应搞好环境卫生和消毒工作。

3. 注意防护流行地区、流行季节，人们不要在池沼或水沟中捕鱼、游泳、嬉戏，减少不必要的疫水接触。工作需要时，可穿长筒橡皮靴，戴胶皮手套。

(三)保护易感人群

1. 预防接种

在常年流行地区采用多价钩体菌苗接种，目前常用的钩体疫苗是一种灭活全菌疫苗。对易感人群在钩体病流行前 1 个月完成菌苗接种，一般是 4 月底或 5 月初。接种后 1 个月左右产生免疫力，该免疫力可保持 1 年左右。

2. 药物预防

对进入疫区短期工作的高危人群，可服用多西环素预防，0.2 g，每周 1 次。对高度怀疑已受钩体感染但尚无明显症状者，可每天肌内注射青霉素 80 万～ 120 万 U，连续 2 ～ 3 天。

第八节 布鲁菌病

布鲁菌病 (Brucellosis) 又称波状热，是布鲁菌 (Brucella) 所引起的动物源性传染病，临床上以长期发热、多汗、乏力、关节疼痛、肝脾及淋巴结肿大为特点。

一、病原学

国际上将布鲁菌分马耳他 (羊)、流产 (牛)、猪、犬、森林鼠及绵羊附睾等 6 个生物种，19 个生物型，即羊种 (3 个生物型)、牛种 (8 个生物型，牛 3 型和牛 6 型菌的生物特性是一致的，1982 年国际微生物学会布鲁菌分类学会将其合并为一个生物型称为 3/6 型)、猪种 (5 个生物型，原为 4 型，1982 年国际会议上增加第 5 型)、森林鼠种、绵羊附着和犬种各一生物型。我国以羊种菌占绝对优势，其次为牛种菌，猪种菌仅存在于少数地区。近年发现在 23 个省区，犬中的犬种感染率为 7.5%，五省区抽样调查，人群的感染率为 6.1%。布鲁菌为一不活动、微小的多形球状杆菌，革兰染色阴性，无芽孢形成。该菌对光、热、常用化学消毒剂等均很敏感；日光照射 10 ～ 20 分钟、湿热 60℃ 10 ～ 20 分钟、3% 漂白粉澄清液等数分钟即可将其杀灭。布氏杆菌在外界环境的生活力较强，在干燥土壤、皮毛和乳类制品中可生存数周至数月，在水中可生存 5 天至 4 个月。布鲁菌仅产生内霉素，对实验动物具一定毒性。

二、流行病学

该病为全球性疾病，来自 100 多个国家每年上报 WHO 的布鲁菌病超过 50 万例。我国于 20 世纪 60 年代到 70 年代曾进行大规模的动物布鲁菌感染防治，使发病率显著降低，年发病为 6 000 人次左右。但近年来有增高趋势，主要流行于西北、东北、青藏高原及内蒙古等牧区。我国主要以牛种菌和羊种菌为主要的病原体。

(一) 传染原

目前已知有 60 多种家畜、家禽，野生动物是布鲁菌的宿主。与人类有关的传染原主要是羊、牛及猪，其次是犬、鹿、马、骆驼等。染菌动物首先在同种动物间传播，造成带菌或发病，随后波及人类。

(二) 传播途径

1. 经皮肤及黏膜接触传染

直接接触病畜或其排泄物、阴道分泌物、娩出物；在饲养、挤奶、剪毛、屠宰以及加工皮、毛、肉等过程中没有注意防护，可经受损的皮肤或眼结膜感染；也可间接接触病畜污染的环境及物品而感染。

2. 经消化道传染

食用含菌的乳类、水和食物而受染。

3. 经呼吸道传染

病菌污染环境后形成气溶胶，可发生呼吸道感染。

4. 其他

如苍蝇携带，蜱叮咬也可传播本病。

（三）人群易感性

人群普遍易感，病后可获较强免疫力。因不同种布鲁菌之间存在交叉免疫，因此再次感染者很少。疫区居民可因隐性感染而获免疫。

三、发病机制

布鲁菌自皮肤或黏膜进入人体后，中性多核粒细胞首先出现，被吞噬的牛型细菌可部分被杀死，但羊型菌不易被杀。存活的布鲁菌随淋巴液到达到局部淋巴结。根据人体的抗病能力和侵入菌的数量及毒力，病菌或在局部被消灭，或在淋巴结中生长繁殖而形成感染灶。当病菌增殖达到相当数量后，即冲破淋巴结屏障而侵入血循环，此时可出现菌血症、毒血症等一系列症状。布鲁菌主要寄生于巨噬细胞内，与其他寄生细胞内细菌所引起的慢性传染病一样，其发病机制以迟发型变态反应为主。布病的发生发展乃甚为复发，一则与菌血症、毒血症、变态反应有关，二则该菌侵犯多个器官，三则抗菌药物与抗体不易进入细胞，所以本病临床表现复杂、难治。网状内皮系统在急性期呈弥散增生，在慢性期则可出现由上皮样细胞、巨细胞、浆细胞、淋巴细胞等所组成的肉芽肿，此系组织对细菌产生的变态反应。肝、脾、淋巴结及骨髓中均可有类似病变。在羊型和猪型布氏杆菌病中，特别是在后者中常有化脓性肉芽肿形成。

四、病理改变

血管的增生破坏性病变也为变态反应所致，主要累及肝、脾、脑、肾等的小血管及毛细血管，导致血管内膜炎、血栓性脉管炎、脏器的浆液性炎症与微小坏死等。骨、关节和神经系统的变态反应性炎症主要表现为关节炎、关节强直、脊椎炎、骨髓炎、神经炎、神经根炎等。肺可有出血卡他性肺炎，心脏病变较血管病变少见，有心内膜炎、心肌炎等。肾混浊肿胀，偶见弥散性肾炎和肾盂肾炎。此外，尚有睾丸炎、附睾炎、子宫内膜炎等。

五、临床表现

本病临床表现变化多端，就个别患者而言，其临床表现可以很简便，仅表现为局部脓肿，或很复杂而表现为几个脏器和系统同时受累。羊型和猪型布鲁菌病大多较重，牛型的症状较轻，部分病例可以不发热。国内以羊型布病最为多见，未经治疗者的自然病程为 3 ～ 6 个月（平均 4 个月），但可短仅 1 个月或长达数年以上。其病程一般可为急性期和慢性期，牛型的急性期常不明显。潜伏期 7 ～ 60 天，一般为 2 ～ 3 周，少数患者在感染后数月或 1 年以上发病。实验室中受染者大多于 10 ～ 50 天内发病。人类布鲁氏菌病可分为亚临床感染、急性和亚急性、慢性感染、局限性和复发感染。

（一）亚急性及急性感染病

急骤起病者占 10% ～ 30%。少数患者有至数日的前驱症状，如无力、失眠、低热、食欲症、上呼吸道炎等。急性期的主要临床表现为发热 (45% ～ 100%)、多汗 (40% ～ 95%)、乏力 (30% ～ 10%)、关节炎 (70% ～ 90%)、睾丸炎 (占男性病例的 20% ～ 40%) 等。

1. 热型

以弛张型最为多见，波状型虽仅占 5% ～ 20%，但最具特征性，其发热其增生为 2 ～ 3 周，继以 3 ～ 5 天至 2 周无热期后热再起，如此循环起伏而呈波状型；多数患者仅有 2 ～ 3 个波，偶可多达 10 个以上。其他热型尚有不规则形、持续低热等。

2. 多汗

是本病的突出症状，每较其他热性病为主。常于深夜清晨热急骤下降出现大汗淋漓，大多患者感乏力、软弱。

3. 关节疼痛

常使患者辗转呻吟和痛楚难忍，可累及一个或数个关节，主要为骶髂、髋、膝、肩、腕、肘等大关节，急性期可呈游走性。痛呈锥刺状，一般镇痛药无效。部分患者的关节有红肿，侧有化脓。局部肿胀如滑囊炎、腱鞘炎、关节周围炎等也较多见。肌肉疼痛多见于两侧大腿和臀部，后者可出现痉挛性疼痛。

4. 睾丸炎

也是布病的特征性症状之一，乃睾丸及附睾被累及所致，大多呈单侧性，可大如鹅卵，伴明显压痛。

5. 次要症状

有头痛 (30% ~ 84%)、神经痛、肝脾大 (约 50%)、淋巴结肿大等，皮疹较少见。

(二) 慢性感染

特点为：①主诉多，尤以夜汗、头痛、肌痛及关节痛为多，还可有疲乏、长期低热、寒战或寒意、胃肠道症状等，如胃食欲缺乏、腹泻、便秘等，还可有失眠、抑郁、易激动等，易被诊为神经官能症。②急性期遗留的症状，如背痛、关节痛、坐骨神经痛、明显乏力、夜汗、迁延多日的低等。固定而顽固的关节痛多见于羊型，化脓性并发症则多见于猪型。如药物的疗程不足，则复发率可达 10% ~ 40%，高于未接受特效治疗的患者 (6% ~ 10%)。经彻底治疗 3 年后再发病者称为再感染。

六、实验室检查

(一) 外周血常规

白细胞计数正常或偏低。淋巴细胞相对或绝对增加，可出现少数异型淋巴细胞。血沉在急性期加快，慢性期则正常或偏高，持续增速提示有活动性。

(二) 病原学检查

取血液、骨髓、组织、脑脊液等做细菌培养，急性期培养阳性率高。

(三) 免疫学检查

1. 平板凝集试验

虎红平板 (RBPT) 或平板凝集试验 (PAT) 结果为阳性，用于初筛。

2. 试管凝集试验 (SAT)

滴度为 1 ：100++ 及以上或病程一年以上滴度 1 ：50++ 及以上；或半年内有布鲁菌疫苗接种史，滴度达 1 ：100++ 及以上者。

3. 补体结合试验 (CFT)

滴度 1 ：10++ 及以上。

4. 布鲁菌病抗 - 人免疫球蛋白试验 (Coomb)

滴度 1 ：400++ 及以上。

（四）特殊检查

并发骨关节损害者可行 X 线检查。有心脏损害可做心电图。有肝损伤做肝功能检查。对于肿大的淋巴结必要时可做淋巴结活检。有脑膜或脑实质病变者可做脑脊液及脑电图检查。

七、并发症和后遗症

（一）眼睛

可见葡萄膜炎、视神经炎、视神经盘水肿及角膜损害，多见于慢性布鲁菌病。

（二）神经系统

发生率为 3%～5%。可见脑膜炎、脑膜脑炎、脊髓炎、多发性神经根神经病等。脑膜炎时脑脊液的变化类似结核性脑膜炎，脑脊液中淋巴细胞增多，蛋白质增多，葡萄糖轻度减少。细菌培养及抗体检测均可出现阳性。

（三）血液系统

可见贫血，白细胞和血小板减少。血小板减少性紫癜的发生率为 1%～4%。

（四）心血管系统

主要为心内膜炎。病死率较高。此外，偶可见心肌炎、心包炎、主动脉炎等。

（五）其他

妊娠妇女罹患布鲁菌病如不进行抗菌治疗，流产、早产、死产均可发生。此外，肝脓肿、脾脓肿、肺炎、肾小球肾炎、胸膜炎等均有人报道。胸腔积液的改变类似结核性胸膜炎。

八、诊断

急性、亚急性感染通过流行病学接触史、临床表现和实验室检查做出诊断：①流行病学接触史：有传染原密切接触史或疫区生活接触史；②具有该病临床症状和体征并排除其他疑似疾病；③实验室检查：病原分离、试管凝集试验等检查阳性。凡具备①、②项和第③项中的任何一项检查阳性即可确诊为布鲁菌病。慢性感染者和局灶性感染者诊断有时相当困难，获得细菌培养结果最为可靠。

九、鉴别诊断

本病急性和亚急性感染应与长期发热性疾病进行鉴别，特别是同时有多汗、关节疼痛、肝脾大者，如伤寒、结核、类风湿关节炎、淋巴瘤、胶原病等。慢性感染则需与慢性骨关节病、神经官能症、慢性疲劳综合征等进行鉴别。

十、治疗

（一）急性和亚急性感染

1. 对症治疗和一般治疗

注意休息，在补充营养的基础上，给予对症治疗。

2. 病原治疗

应选择能进入细胞内的抗菌药物，且应采用联合治疗。

(1) 成人及 8 岁以上儿童：WHO 首选多西环素（又称强力霉素）（每次 100 mg，每天 2 次，口服，6 周）联合利福平（每次 600～900 mg，每天 1 次，口服，6 周戒多西环素（每次 100 mg，每天 2 次，口服，6 周）联合链霉素（每次 1000 mg，每天 1 次，肌内注射，2～3 周）。如果不能使用上述药物或效果不佳，可采用多西环素联合复方磺胺甲噁挫或利福平联合氟喹诺酮类药物。

(2) 8 岁以下儿童：可采用利福平联合复方磺胺甲噁唑治疗，也可采用利福平联合氨基糖苷类药物治疗。

(3) 孕妇：可采用利福平联合复方磺胺甲噁唑治疗。如果在妊娠 12 周内发生布鲁菌病，可选用三代头孢菌素类药物联合复方磺胺甲噁唑治疗，可减少妊娠中断的发生；药物治疗对孕妇存有潜在的危险，应权衡利弊使用。

(4) 并发症：合并中枢神经系统疾病，必须采用易于渗透血脑屏障的药物，同时疗程应适当延长，应用多西环素、链霉素联合利福平或复方磺胺甲噁唑共 6～8 周；合并心内膜炎，也可采用上述治疗方案，但常需同时采取瓣膜置换术，疗程也应适当延长；合并睾丸炎，除采用多西环素联合利福平外，可短期加用小剂量糖皮质激素；合并脊柱炎，应采用多西环素联合利福平，可延长疗程至 8 周或以上，必要时外科手术治疗。

(二) 慢性感染

治疗较为复杂，包括病原治疗、脱敏治疗及对症治疗。

1. 病原治疗

与急性和亚急性感染者治疗相同，必要时需要重复治疗几个疗程。

2. 脱敏治疗

采用少量多次注射布鲁菌抗原避免引起剧烈的组织损伤，又起到一定的脱敏作用。

3. 对症治疗

根据患者的具体情况采取相应的治疗方法。

十一、预防

对疫区的传染原进行检疫，治疗或捕杀病畜，加强畜产品的消毒和卫生监督，做好高危职业人群的劳动防护和菌苗接种。对流行区家畜普遍进行菌苗接种可防止本病流行。必要时可用药物预防。

参考文献

【1】邵清河．传染病防治．北京：京华出版社．2010.07

【2】王玉莲，国庆师．传染病防治．长春：吉林科学技术出版社．2006.07

【3】刘利生．传染病防治．西安：陕西科学技术出版社．2008

【4】张锦海，朱进．常见传染病防治．苏州：苏州大学出版社．2016.05

【5】苏华，刘彦诚．传染病防治．北京：人民卫生出版社．2015.07

【6】王永怡，孙颖．实用传染病防治．北京：金盾出版社．2011.01

【7】杨霖，曹文元．传染病防治．北京：人民卫生出版社．2015.04

【8】李金森．新发传染病防治技术．石家庄：河北科学技术出版社．2013.06

【9】张惠欣．实用传染病防治与管理．北京：中国环境科学出版社．2012.05

【10】张龙杰．学生常见传染病防治．重庆：西南师范大学出版社．2012.10

【11】孙桐．传染病防治一本通．北京：中国医药科技出版社．2011.10

【12】湖南省卫生厅．急性传染病防治手册．长沙：湖南科学技术出版社．1961.11

【13】孟昭泉．传染病防治手册．北京：金盾出版社．2014.02

【14】赵敏，王传礼，李进．传染病防治技术临床培训教案．北京：军事医学科学出版社．2014.04

【15】崔力争，王建芬，钟辉，王海森，李彦君．学校传染病防治．北京艺术与科学电子出版社．2013.08

【16】王永怡．实用传染病防治．北京：金盾出版社．2001.08

【17】汪珺修等．传染病防治手册．成都：四川科学技术出版社．2004.09

【18】王全楚，许丽芝．军营传染病防治．北京：人民军医出版社．2011.01

【19】居来提．农村传染病防治．乌鲁木齐：新疆人民出版社．2007.02

【20】王永怡．实用传染病防治．北京：金盾出版社．2009.04